David J. Gawkrodger

Michael. R. Ardern–Jones

Dermatology
An Illustrated Colour Text
Sixth Edition

皮肤病学彩色图解

第 6 版

编　著　〔英〕　大卫·J.杰夫克罗德

麦克尔·R.阿德-琼斯

主　译　项蕾红

U0339742

天津出版传媒集团

天津科技翻译出版有限公司

著作权合同登记号:图字:02-2018-376

图书在版编目(CIP)数据

皮肤病学彩色图解 / (英)大卫·J.杰夫克罗德
(David J. Gawkrodger),(英)麦克尔·R.阿德-琼斯
(Michael R. Ardern-Jones)编著;项蕾红主译.—天
津:天津科技翻译出版有限公司,2019.12
书名原文:Dermatology:An Illustrated Colour Text
ISBN 978-7-5433-3935-4

Ⅰ.①皮… Ⅱ.①大… ②麦… ③项… Ⅲ.①皮肤病
学-图解 Ⅳ.①R751-64

中国版本图书馆 CIP 数据核字(2019)第114890号

Elsevier(Singapore)Pte Ltd.
3 Killiney Road,
#08-01 Winsland House I,
Singapore 239519
Tel:(65)6349-0200;Fax:(65)6733-1817

This translation of Dermatology:An Illustrated Colour Text,6/E by David J. Gawkrodger, Michael R. Ardern-Jones was undertaken by Tianjin Science & Technology Translation & Publishing Co.,Ltd. and is published by arrangement with Elsevier (Singapore) Pte Ltd.

Dermatology:An Illustrated Colour Text,6/E by David J. Gawkrodger, Michael R. Ardern-Jones 由天津科技翻译出版有限公司进行翻译,并根据天津科技翻译出版有限公司与爱思唯尔(新加坡)私人有限公司的协议约定出版。

《皮肤病学彩色图解》(第6版)(项蕾红主译)

ISBN:9787543339354

声明

本译本由天津科技翻译出版有限公司完成。相关从业及研究人员必须凭借其自身经验和知识对文中描述的信息数据、方法策略、搭配组合、实验操作进行评估和使用。由于医学科学发展迅速,临床诊断和给药剂量尤其需要经过独立验证。在法律允许的最大范围内,爱思唯尔、译文的原文作者、原文编辑及原文内容提供者均不对译文或因产品责任、疏忽或其他操作造成的人身及/或财产伤害及/或损失承担责任,亦不对由于使用文中提到的方法、产品、说明或思想而导致的人身及/或财产伤害及/或损失承担责任。

中文简体字版权属天津科技翻译出版有限公司。

授权单位:Elsevier(Singapore)Pte Ltd.

出　　版:天津科技翻译出版有限公司
出 版 人:刘子媛
地　　址:天津市南开区白堤路244号
邮政编码:300192
电　　话:(022)87894896
传　　真:(022)87895650
网　　址:www.tsttpc.com
印　　刷:山东临沂新华印刷物流集团有限责任公司
发　　行:全国新华书店
版本记录:889mm×1194mm 16 开本 13.5 印张 350 千字
　　　　　2019 年 12 月第 1 版 2019 年 12 月第 1 次印刷
　　　　　定价:120.00 元

(如发现印装问题,可与出版社调换)

译校者名单

主　译　项蕾红　(复旦大学附属华山医院)

译　者　(按姓氏汉语拼音排序)

陈　佳　(上海市皮肤病医院)

陈文娟　(上海市皮肤病医院)

高延瑞　(上海市皮肤病医院)

江　龙　(上海市皮肤病医院)

赖永贤　(上海市皮肤病医院)

李　伟　(上海市皮肤病医院)

李　影　(上海市皮肤病医院)

柳小婧　(上海市皮肤病医院)

陆家晴　(上海市皮肤病医院)

罗　浩　(上海市皮肤病医院)

彭　琛　(上海市皮肤病医院)

秦　鸥　(上海市皮肤病医院)

石　磊　(上海市皮肤病医院)

石　梅　(上海市皮肤病医院)

宋　勋　(上海市皮肤病医院)

孙子文　(上海市皮肤病医院)

唐苏为　(上海市皮肤病医院)

拓　江　(上海市皮肤病医院)

汪青良　(上海市皮肤病医院)

王佩茹　(上海市皮肤病医院)

邬宗周　(上海市皮肤病医院)

吴　飞　(上海市皮肤病医院)

严建娜　(上海市皮肤病医院)

杨　扬　(上海市皮肤病医院)

杨德刚　(上海市皮肤病医院)

杨连娟　(上海市皮肤病医院)

杨晓芹　(上海市皮肤病医院)

于　宁　(上海市皮肤病医院)

袁　超　（上海市皮肤病医院）

张玲琳　（上海市皮肤病医院）

张沪祎　（上海市皮肤病医院）

邹　颖　（上海市皮肤病医院）

校　对　(按姓氏汉语拼音排序)

陈　佳　（上海市皮肤病医院）

董达科　（无锡市第二人民医院）

姜　敏　（复旦大学附属华山医院）

杨德刚　（上海市皮肤病医院）

于　宁　（上海市皮肤病医院）

张成锋　（复旦大学附属华山医院）

编者名单

David J. Gawkrodger DSc MD FRCP FRCPE
Professor Emeritus in Dermatology,
University of Sheffield,
Royal Hallamshire Hospital,
Sheffield, U.K.

Michael R. Ardern-Jones BSc MB BS DPhil FRCP
Associate Professor and Consultant Dermatologist,
University of Southampton,
Southampton General Hospital,
Southampton, U.K.

中文版前言

当信息科技革命急速来到数字时代,书籍亦有被电子出版物所取代的趋势。然而,这一本《皮肤病学彩色图解》,却能一版再版,如今竟迎来第6版面世,实属难得。记得1992年,我刚踏入华山医院皮肤科这个医学殿堂,它正巧出了第1版。作为皮肤形态学的经典之作,对我们这些从事皮肤病医学的工作者来说,真可谓善莫大焉,得益良多。

将近30年后的第6版中译本,亦保留了老版本全部优点。全书的基础结构图示清晰,有助于理解与记忆;其阐述的基础理论采用动画释义,通俗易懂;其检测方法内容全面,直观明了;其疾病图谱,依然经典,难以超越。我相信《皮肤病学彩色图解》第6版依然可以为广大皮肤科学临床医生所喜爱,为广大患者造福。

2019年9月

第6版前言

自2011年我们编写了本书的第5版之后，如何更好地出版医学书籍为读者所用又有了重大发展。对于这种类型的书，大多被在线使用。本书第6版的内容和表现形式已根据读者在智能手机时代的使用习惯加以发展。我们的出版商Elsevier在这项工作上给予了很大的帮助，提供了交互式、可搜索和有插图的文本交付平台。

为了充分利用在线出版机遇，我们增加了文本教育水平的灵活性。之前我们的目标是编写一本适用于医学生、全科医师以及吸引皮肤科实习生的书。现在目的仍然如此，目前纸质版本已经全面更新，而线上出版给我们提供了扩大本书范围的机会。我们添加了一些更高层次的材料让选择使用本书的人访问获取，同时通过使用附加插图来增强文本优势。

在线出版允许我们针对每个主题介绍创新。这些包括自我评估问题、教学卡片、皮肤病图谱库和可直接连接其他信息资源和参考文献的网络链接。在整个文本中，新的治疗和皮肤病学紧急事件可以被突出显示。

我们意识到皮肤科专业知识在不断发展中。目前人们比以往任何时候都更加重视皮肤癌的认知和管理，这些在文中内容都有所体现。另外，有些已经发展成为亚专科的其他领域，需要额外描述，包括生殖器皮肤病、精神皮肤病学、美容规程和皮肤科手术的进展。

我们相信本书的目标群体，诸如医学生、家庭医生、医院住院医师、皮肤科或内科专业注册人员，以及专科护士将继续从本书中获得诊断和治疗皮肤病患者的帮助。

大卫·J.杰夫克罗德

麦克尔·R.阿德－琼斯

谢菲尔德和南安普敦

注：Please note that this Chinese translation does not contain the additional electronic material that is available with the English language original edition.
本中文版不包含英文原版配套电子资源。

第1版前言

随着出版技术和书籍呈现方式的发展,现代书籍中所具有的文字表达引人入胜、简明扼要、伴有彩色图示,同时价格合理等特点都对在竞争激烈的图书市场胜出起着至关重要的作用。在撰写本书过程中,我尝试写出一本具有20世纪90年代特色的皮肤病学相关图书,同时使用独创性设计的双页格式,伴有彩色照片的图例、线条、表格、项目符号和"要点"式摘要。创新的形式将每个主题都作为一个教育单元来处理,这使得读者能够更好地接近事实,并比传统教科书更容易进行阅读。

本书除了面向医学生外,也包含足够的细节可供家庭医生、内科医生、皮肤科注册医师或住院医师,以及皮肤科护士使用。本书内容共分为三部分:第一部分为皮肤病的基础理论和临床治疗方法;第二部分详细介绍各个主要的皮肤病情况;第三部分概述一些专题,如光疗和皮肤外科等目前重要的或在其他书中介绍有欠缺的相关内容。

大卫·J.杰夫克罗德

谢菲尔德

致　谢

在本书第 6 版的问世过程中，我们真诚感谢 Elsevier 出版人员的贡献，特别是 Jeremy Bowes、Alisa Laing 和 Kim Benson。我们非常感谢给予本书各方面建议的同行，特别是 Louise Ardern-Jones 博士细致的审校。

我们感谢慷慨地为此版本和以前版本提供图片的同行们，包括爱丁堡的 E.C. Benton 博士，唐卡斯特的 J.E. Bothwell 博士，诺丁汉的 J.S.C English 博士，牛津的 J. Bowling 博士(皮肤镜图像)，已故的邓迪的 S.M. Morley 博士，伯恩利的 M. Shah 博士，索尔福德的 H.S. Ghura 博士、A.J.G. McDonagh 博士、A.G. Messenger 博士、C. Yeoman 博士、D. Dobbs 先生、S.S. Bleehen 教授和谢菲尔德的 C.I. Harrington 博士以及提供自身抗体荧光图像的 Efrem Eren 博士。

我们感谢以下提供建议或插图的人士：R.StC. Barnetson 教授，G.W. Beveridge 博士，Chris Bunker 教授(伦敦大学医院)，P.K. Buxton 博士，G.B. Colver 博士，已故的 F.J.G. Ebling 教授，M.E. Kesseler 博士，Fiona Lewis 博士 (伦敦圣托马斯医院)，C. McGibbon 博士，A. McMillan 博士，E. McVittie 夫人，C. StJ. O'Doherty 博士，Glenda Sobey 博士 (谢菲尔德儿童医院)，M.J. Spencer 小姐，M.D. Talbot 博士和已故的 A.E. Walker 博士。

我们也感谢那些允许展示他们无眼罩遮盖面部的患者。

目　录

本书配有学习交流群

入群指南详见目录后第1页

[使用说明]

欢迎加入本书读者交流群,通过社群一起交流学习心得,群内回复关键词,还有学习资源让您更好地掌握医学理论知识。读者可以根据阅读进度及阅读需要随时扫码换新群。

[入群步骤]

1. ▶ 使用微信扫描本页二维码
2. ▶ 根据提示,选择加入感兴趣的交流群
3. ▶ 群内回复关键词领取学习资源

本书配有
读者交流群

建议配合二维码一起使用本书

微信扫描二维码 加入本书交流群

▼

[群服务说明]

医学理论学习打卡群:
同本书读者一同坚持学习,掌握医学基础理论知识。

医学技术能力提升群:
听专家解读要点,掌握技术提升个人能力。

医学学术交流研讨群:
分享更多医学专著文章,案例交流技术研讨。

第 1 部分　基础理论

第 1 章 皮肤的显微解剖结构

皮肤是人体最大的器官之一：人的体表面积为 1.8m², 其构成体重的 16%。皮肤的功能有很多，最重要的是作为屏障保护人体免受外界因素伤害，并且保持内部系统的完整。

皮肤由 3 层结构组成：表皮、真皮和皮下组织(图 1.1)，表面有微生物群落定居(皮肤微生态)(第 13 页)。

表皮

表皮为复层鳞状上皮，厚度大约为 0.1mm，掌跖部位厚度较大(0.8~1.4mm)。表皮主要起到屏障保护作用，主要细胞是能够产生角蛋白的角质形成细胞。角质形成细胞是一种鳞状上皮细胞，功能与呼吸道、胃肠道表面的上皮细胞相似。角质形成细胞在表皮部分逐层向上分化，其成熟状态(第 7 页)划分为 4 个阶段(层)(图 1.2a)。

基底细胞层(基底层)

表皮的基底层主要由角质形成细胞组成，其中含有少量不断分裂的干细胞。基底细胞含有角蛋白张力丝(第 7 页)并通过半桥粒固定在基底膜上(图 1.2b)。黑素细胞占基底层细胞总数的 5%~10%。黑素细胞能够合成黑色素(第 8 页)并通过树突状结构将黑素小体转移到邻近的角质形成细胞中。

黑素细胞起源于神经嵴，在面部和其他暴露部位最多。基底细胞层还含有 Merkel 细胞，这些细胞虽然数量不多，但与皮神经终末分支相联系，可能具有感觉作用。Merkel 细胞胞浆含有神经肽颗粒、神经丝蛋白和角蛋白。基底细胞可以合成抗菌肽，具有重要的防御细菌感染功能。

棘细胞层(棘层)

基底细胞向上迁移形成棘层，细胞形态转变为多面体结构，细胞之间

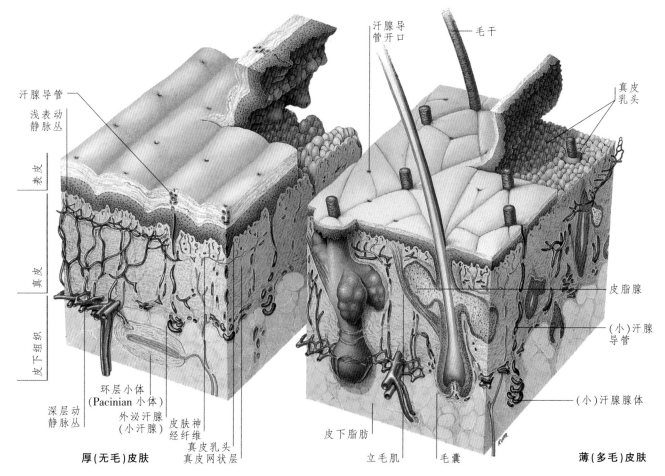

图 1.1 皮肤的结构。图中示出无毛部位的较厚皮肤(掌跖部位)和有毛部位的较薄皮肤的对比。

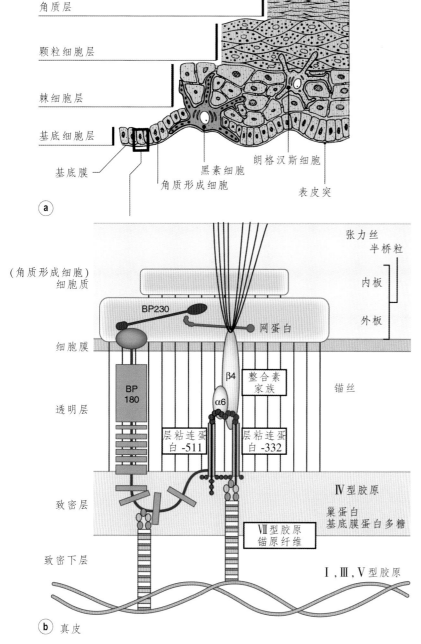

图 1.2 表皮的横断面结构。(a)表皮分层和其他结构。(b)真-表皮交界处基底膜带结构。分为三层:透明层与基底细胞被锚丝连接在致密层,锚丝延伸到真皮乳头。该层是某些大疱性疾病的裂隙位点。本图仅显示了 α6β4 整合素结构,其他如 α3β1、α6β1 也很重要。

通过桥粒相互连接(光镜下的"棘刺状"表现),细胞质中含有更多角蛋白张力丝形成支撑骨架。Langerhans 细胞多见于此层,呈树突状,具有免疫功能(第 13 页中完整描述)。

颗粒细胞层(颗粒层)

　　颗粒层中的细胞变得扁平并且细胞核丢失,细胞质出现透明角质颗粒和被膜颗粒,后者分泌脂质内容物于细胞间隙(译者注:参与皮肤角质屏障功能)。

角质层

　　角质形成细胞在角质层内最终成熟,成为多层重叠、扁平多面体形状、无核已死亡的角化细胞(角质细胞)。掌跖部位角质层较厚,其他部位角质层薄。角质细胞外膜延展变厚,细胞质被角蛋白张力丝和透明角质颗粒来源的致密基质取代。角质细胞间填充源自被膜颗粒分泌的"脂质胶水",起到黏附和屏障作用。

真皮

　　真皮是紧邻表皮下方的结缔组织基质,起到坚韧支持作用,并有一些特殊结构。真皮厚度不一,眼睑处较薄(0.6mm),背部和掌跖部位较厚(≥3mm)。真皮乳头是真皮最上方的薄层组织,位于表皮突下方并与其互相交错排列。真皮内有松散交织的胶原纤维,水平排列的粗大胶原束位于真皮网状层深处。

　　胶原纤维占真皮成分的 70%,赋予皮肤韧性和结构强度。弹性纤维在各个方向上均匀松散排列,赋予皮肤弹性。毛囊和汗腺处胶原纤维富集,而在真皮乳头处较少。真皮的基础物质是一种氨基葡聚糖(GAG)构成的半固态基质,赋予真皮结构一定范围的弹性变化(第 10 页)。

　　真皮含有成纤维细胞(合成胶原蛋白、弹性纤维、其他结缔组织和氨基葡聚糖)、真皮树突状细胞、肥大细胞、巨噬细胞和淋巴细胞等。

皮下组织

　　皮下组织由疏松结缔组织和脂肪(腹部通常为 1~3cm 厚)组成。

皮肤的显微解剖结构

- 皮肤占人体体重的 16%，表面积为 $1.8m^2$。
- 各部位皮肤结构和厚度不一。
- 表皮位于最外层，主要由角质形成细胞组成，分为 4 层：角质层、颗粒层、棘层和基底层。
- 表皮含有黑素细胞、Langerhans 细胞。
- 各部位表皮厚度不一：最薄处为 0.1mm，掌跖部位为 0.8~1.4mm。
- 真皮是支持性结缔组织，主要含有胶原蛋白、弹性蛋白和氨基葡胺聚糖。各部位厚度不一：0.6mm（如眼睑）、3mm（如背部和脚掌）。
- 真皮含有成纤维细胞、合成胶原蛋白、弹力纤维和氨基葡聚糖。真皮还含有树突状细胞和其他免疫活性细胞。

第 **2** 章 ｜ 皮肤附属器

毛发

毛发几乎遍布整个身体表面,除了手掌、脚掌、龟头、阴茎和外阴阴道口的皮肤。面部的毛囊密度最大。胚胎的毛囊来自表皮和真皮,表皮提供基质细胞和毛干,真皮提供带血管和神经的毛乳头。

毛发有 3 种类型:

1. 胎毛细而长,胎儿 20 周龄时形成。出生前通常已脱落,但早产儿可留存。

2. 毳毛短而细,色浅淡,覆盖大部分体表。

3. 终毛较长、较粗且色深,分布于头皮、眉毛、睫毛、耻骨区、腋窝和胡须区。起源于毳毛;在青春期其生长受雄激素调控。

结构

毛囊是表皮的凹陷结构,内含有毛发。毛囊上部皮脂腺导管开口部呈漏斗形。毛干外层包绕角质皮层,在终毛中心还有内髓质(图 2.1)。毛囊内有生发细胞,与之相关的黑素细胞合成色素。人类的立毛肌虽然退化,但寒冷、恐惧和情感等因素仍可刺激毛发竖立,产生"鸡皮疙瘩"。

甲

甲是哺乳动物爪板的进化残留,是坚硬致密的角质堆积。起到保护指尖、协助抓握和促进指腹敏感度的作用。

结构

甲母质含有分化成熟细胞,能够角质化且推进生长形成甲板(图 2.2)。甲板厚度为 0.3~0.5mm,以 0.1mm/24h 的速度生长。趾甲生长更缓慢。甲床产生少量角蛋白黏附于甲板上。相邻的真皮毛细血管使得甲产生粉色外观;白色新月是甲母质的可见部分。甲下皮是由指甲游离缘下方增厚的表皮构成。

皮脂腺

皮脂腺与毛囊有关(图 2.3),特别是头皮、面部、胸部和背部的毛囊,无

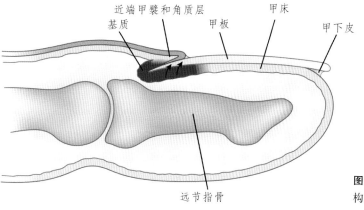

图 2.2　甲的结构。

（图中标注：近端甲襞和角质层、基质、甲板、甲床、甲下皮、远节指骨）

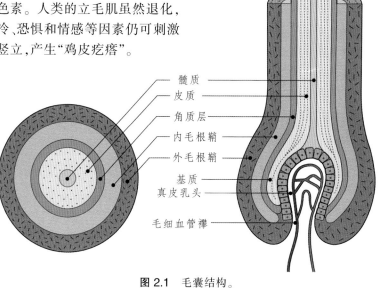

图 2.1　毛囊结构。

（图中标注：髓质、皮质、角质层、内毛根鞘、外毛根鞘、基质、真皮乳头、毛细血管襻）

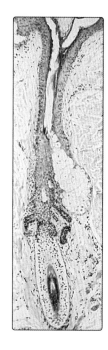

图 2.3　皮脂腺与毛囊的联系。青春期时,腺体分泌活跃。

毛皮肤没有皮脂腺。皮脂腺由表皮来源的细胞分化形成，产生油性皮脂，具有多样功能。儿童期皮脂腺腺体较小，但在青春期变大且功能活跃，对雄性激素敏感。皮脂由全浆分泌形式产生，即细胞解体后释放脂质胞浆。

汗腺

汗腺(图2.4)位于真皮内，内有呈管状结构的卷曲腺体，产生液体分泌物。分为2种类型：外泌汗腺和顶泌汗腺。

小汗腺(外泌汗腺)

小汗腺由表皮下陷的泡状结构发育而来。分泌部分位于真皮网状深部的卷曲结构，排泄管螺旋形向上开口于皮肤表面。估计有250万个汗腺导管开口于皮肤表面。小汗腺分布广泛，但在手掌、脚掌、腋窝和额头最为丰富，这些部位的腺体受心理和温度调控(其他部位仅受温度调控)。小汗腺受交感神经(胆碱能)神经纤维支配。

大汗腺(顶泌汗腺)

顶泌汗腺也起源于表皮，但是开口于毛囊，体积较小，汗腺大。主要位于腋下、会阴及乳晕。分泌物由其腺细胞以"断头"(腺体细胞顶部脱落)方式排出。分泌物刚排出时，并无味道，气味是因为皮肤细菌的作用。顶泌汗腺由交感神经(肾上腺素能)支配，是哺乳动物性气味腺的进化遗迹。

皮肤的其他结构

神经支配

皮肤有丰富的神经支配(图2.5)，在手、脸和生殖器等部位的神经密度最高。所有供应皮肤的神经都有神经元位于背根神经节，有髓和无髓的纤维都存在。神经含有神经肽，例如P物质。

真皮内可见游离的感觉神经末梢，并延伸到表皮，靠近Merkel细胞。这些神经末梢能感知疼痛、瘙痒与温度。专门的受体结构主要分布在真皮内，如环层小体(Pacinian小体，感受压力和振动)；对触觉敏感的Meissne小体，主要在手和足部的真皮乳头层内。

自主神经支配血管、汗腺和立毛肌。神经支配在皮区分布上有一些重叠。

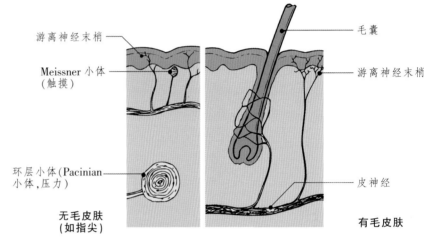

图2.5　皮肤的神经分布。

左图标注：游离神经末梢、Meissner小体(触摸)、环层小体(Pacinian小体，压力)、无毛皮肤(如指尖)
右图标注：毛囊、游离神经末梢、皮神经、有毛皮肤

血管和淋巴管

皮肤也有丰富的可调节的血液供应。皮下组织的小动脉向皮肤表面竖直延伸，于乳头/网状真皮边界形成血管丛。小动脉分支延伸到真皮乳头内(图2.6)，每个真皮乳头都有一组毛细动脉-静脉血管构成的吻合环路——毛细血管襻。静脉回流从毛细血管襻的静脉侧开始，到真皮中层和皮下组织静脉丛。在真皮网状层和真皮乳头内，毛细血管襻受神经支配调节血流量，参与体温调节(第8~9页)。

皮肤的淋巴引流很重要。丰富的淋巴管网起源于真皮乳头层，逐渐汇合成更粗的淋巴管，最终引流至区域淋巴结。

皮肤附属器

● 皮脂腺与毛囊相连，对雄激素敏感。

● 毳毛覆盖大部分体表；终毛分布在头皮、胡须、腋窝和耻骨区。

● 皮肤具有广泛的神经网络分布和特殊功能的神经末梢结构。

● 皮肤有丰富的可调节的血液供应；淋巴液通过淋巴管路引流至区域淋巴结。

● 汗腺由交感神经支配，受环境温度和心理因素影响；人类的大汗腺大部分退化。

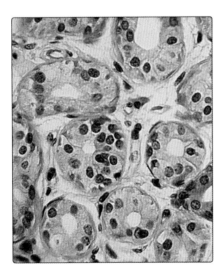

图2.4　汗腺。盘绕的汗腺分泌部，位于真皮深处(横断面)。

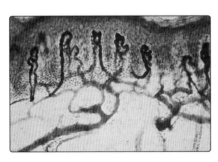

图2.6　浅表皮肤血管。毛细血管襻从浅表血管丛分支发出，延伸进入每一个真皮乳头。

第 **3** 章 | 皮肤生理功能

皮肤是一个具有生命功能的代谢活跃的器官(框 3.1),这些功能包括保护和维持机体的稳态。

角质形成细胞的成熟

角质形成细胞在皮肤中具有独特特征:它从基底细胞分化为无生命的细胞,相应的功能改变非常重要。表皮角质层在防止各种各样的外界入侵者上具有重要意义,包括微生物、水和颗粒物。存在于皮肤表面的抗菌肽,如防御素和杀菌素,具备抗菌和抗病毒的活力。表皮同时也担任预防机体体液丢失的职责。

表皮细胞经历了如下的角化成熟过程(图 3.1):

1.干细胞在基底层持续复制出新的干细胞,同时输出能够倍增复制的角质形成细胞。角质形成细胞经过短暂增殖,进入最后的分化过程。

2.在棘细胞层,细胞的外观从柱状变成了多边形。分化的角质细胞合成角蛋白,可集合形成张力微丝。细胞桥粒连接角质形成细胞,包括钙黏素、桥粒芯蛋白和桥粒胶蛋白等分子

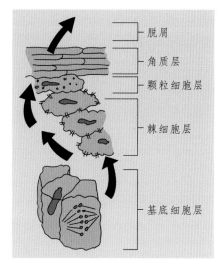

图 3.1 角质形成细胞的成熟过程。

结构。细胞桥粒承载整个表皮层的结构应力,并维持邻近细胞间 20nm 的间距。

3.颗粒细胞层细胞有各种酶,包括降解细胞核和细胞器所需的酶。透明角质颗粒包绕在丝聚蛋白外,提供张力微丝外周的无定型蛋白基质。被膜颗粒黏附在细胞膜上,分泌释放能防水渗漏的脂质黏合剂,对于细胞黏附和角质层屏障功能有重要贡献。

4.在角质层,无生命的扁平角化细胞逐渐堆叠增厚,形成角质化外膜。角质层内含被膜成分,包围在丝聚蛋白交联形成的角蛋白粗纤维外形成基质。角蛋白纤维强有力的二硫键结构提供了角质层强韧的张力。但是角质层结构是动态变化的,吸水后自重会增加 3 倍,脱水变干后(即水分含量减少至 10% 以下),其柔韧性就丧失了。

5.角质形成细胞最终退化降解,失去脂质板层小体和细胞间桥粒连接,碎屑从皮肤表面脱落。

分化成熟周期

动态研究显示:正常皮肤基底层细胞分裂复制过程平均需要 200~400 小时。角质形成细胞从基底层开始逐渐分化成熟,一般需要 52~75 天移行到角质层脱落。表皮更替时间在角化异常的皮肤病中会显著减少,如银屑病。

毛发生长

在大多数哺乳动物中,毛发或皮毛在维持机体生存,特别是保持热量上有着重要作用;但是对于"裸体"的人类,情况则有不同。人类的头发确实可以作为预防紫外线辐照诱发肿瘤的有效保护因子;当然它也抵抗一些小的损害。然而,在人类社会活动中,头发主要充当了性别吸引的重要角色,因此,对化妆品工业生产有重要意义。

毛发生长速度因部位不同而明显不同。如,眉毛生长很快,与头发相比,生长期较短。平均而言,头皮上一共有 100 000 根头发,它们平均生长速度是 0.4mm/24h。毛发生长具有周期性,分为 3 个阶段;并且不同周期在皮肤上是随机分布的,除了在怀孕时可以同步化。毛发生长的 3 个阶段依次是(图 3.2):生长期、退行期和静止期。

1.生长期是毛发的生长阶段。头发生长期持续 3~7 年时间,但眉毛生长期仅有 4 个月。通常情况下,头皮上有 80%~90% 毛发处于生长期,并且每天有 50~100 个毛囊切换到退行期。

2.退行期是毛发的休整阶段,一

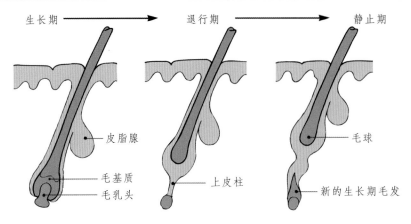

生长期　　　退行期　　　静止期

皮脂腺

毛基质
毛乳头

毛球

上皮柱

新的生长期毛发

图3.2　毛发生长的3个阶段。

一般持续3~4周。此期毛发角蛋白合成停止，毛乳头朝远离皮肤表面的方向回退。通常情况下，头皮上有10%~20%毛发处于退行期。

3. 静止期是毛发的脱落阶段，其特征性改变是毛根变得短小。每天有50~100根头发会脱落，通常情况下，头皮上有不足1%的毛发处于静止期。

黑素细胞功能

黑素细胞位于表皮基底层，内有细长的膜结构细胞器黑素小体，产生黑色素(图3.3)。黑素小体包装形成黑素颗粒，逐步运送到黑素细胞的树突部位，再通过吞噬过程转运到临近的角质形成细胞。在靠近表皮底层的角质形成细胞中，黑素颗粒聚集在细胞核外形成一个保护帽；在角质层内，黑素颗粒均匀分布以阻隔紫外线，使

穿透皮肤的紫外线辐照量有效减少。角质层的增厚也可以阻隔UV照射。

UV照射引发皮肤黑化——主要来源于波长为290~320nm(UVB)。首先通过即刻光氧化作用产生黑素，其次经过数日后还能刺激黑素细胞产生更多的黑素进一步黑化。UV照射同时可诱发角化细胞增殖，导致表皮层的增厚。

种族肤色差异并不是黑素细胞数量决定的，细胞内黑素小体数量和大小才是重要影响因素。红头发人群存在基因多态性，激活MC-1受体的黑素刺激激素信号通路受损，这就导致黑素细胞中真黑素(棕色/黑色)数量减少，从而出现明显的红棕色。

温度调节

身体核心温度恒定维持在

37℃，这对于人类来说是非常有益的，可以允许很多生物化学反应(在恒定温度条件下)持续进行，否则温度变化过大会影响这些反应发生。体温调节依赖于很多因素，包括新陈代谢和运动情况，皮肤在控制皮肤表面的汗液蒸发或热量直接丢失有着重要的作用。

血流

皮肤温度和血流有高度关联。真皮血管扩张或收缩都会导致血流量的改变，每100g皮肤中，手指和前臂皮肤血流量的变化幅度可从1~100mL/min这么大。受控于交感神经的动静脉吻合襻，将血液分流到表浅静脉丛去(图3.4)，从而影响皮肤温度。局部因素也会影响皮肤血流，如化学或物理因素。

出汗

通过蒸发作用，汗液的排出可降低皮肤温度。无感出汗的最小值为0.5L/d。汗液的最大分泌量可达到10L/d，最大产生速度约为2L/h。男性出汗量多于女性。

出汗对于排出废弃代谢物质没有太大意义，但是对于维持皮肤屏障功能具有重要意义。初始汗液和组织液等渗，分泌后经由汗腺导管进行调节，从而维持皮肤表面(稳态)：

- pH值为4~6.8。
- Na$^+$最低浓度为30~70mEq/L；

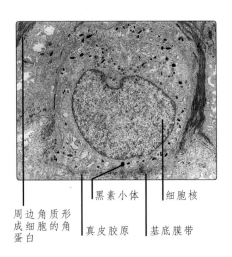

周边角质形成细胞的角蛋白　　真皮胶原　　黑素小体　　细胞核　　基底膜带

图3.3　黑素细胞的电子显微镜照片。

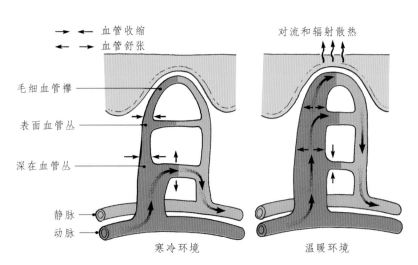

→←血管收缩
←→血管舒张

对流和辐射散热

毛细血管襻

表面血管丛

深在血管丛

静脉
动脉

寒冷环境　　　温暖环境

图3.4　在寒冷和温暖条件下，皮肤的血液供给变化。

Cl⁻最低浓度 30~70 mEq/L。

　　● 浓度的有 K⁺最高浓度为 5mEq/L；乳酸盐为 4~40mEq/L 以及尿素、氨和一些氨基酸。

　　出汗也会因为情绪因素或食用辛辣食物后出现。除了体温调节作用外，出汗还可维持角质层的湿度，并改善掌趾部位的干燥。

皮肤生理功能总结

- 基底细胞复制：每 200~400 小时一次。
- 表皮更替时间：52~75 天。
- 头发生长速度：0.4mm/24h。
- 正常毛发脱落（头发）：50~100 根/24 小时。
- 指甲生长速度：0.1mm/24h（脚趾甲稍慢）。
- 皮肤血流速度受到动静脉分流的影响。
- 无感出汗的最小值：0.5L/24h。

第 **4** 章 | 皮肤生物化学

角蛋白

皮肤合成的重要成分主要包括角蛋白、黑色素、胶原和氨基葡聚糖。

角蛋白是由角质细胞产生的高分子量多肽链(图4.1)。它是角质层、头发和指甲的主要构成成分。角质层由65%的角蛋白构成(其他成分有10%可溶解蛋白,10%的氨基酸,10%脂质和5%细胞膜)。

角蛋白有不同的分子量(40~67kDa)。在角质层不同层面可以发现不同的角蛋白,这取决于角蛋白的分化阶段:表皮角蛋白和头发角蛋白相比,胱氨酸少,甘氨酸多。

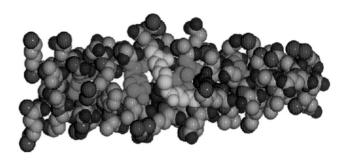

图 4.1 α 角蛋白的分子结构。分子形成螺旋圈,如果伸直,可形成不可逆的 β 螺旋。共价键连接胱氨酸分子,提供额外的连接力。(From J Invest Dermatol 2001; 116:964–969,with permission of Wiley Blackwell.)

黑色素

黑色素由黑素细胞中的酪氨酸产生,有2种形式(图4.2):

• 真黑素,较为常见,呈现棕黑色。

• 褐黑素,数量略少,呈现黄色或红色。

大多数天然黑色素是真黑素和褐黑素的混合物。黑色素作为一个能量吸收装置,也是自由基的清道夫,负责吸收 UV 照射产生的能量。

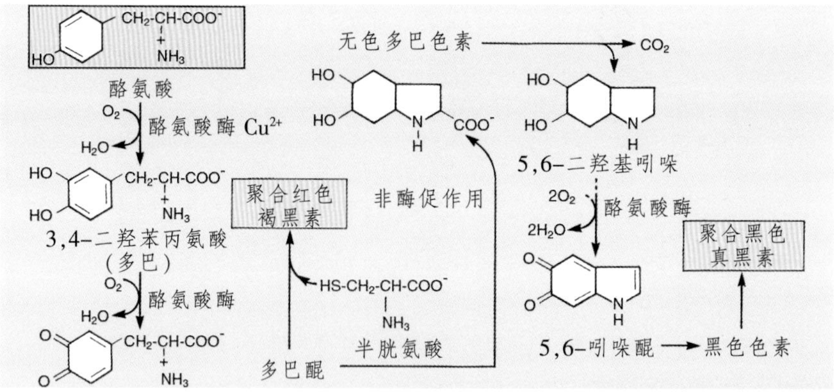

图 4.2 黑色素的生物合成。真黑素是一种高分子聚合物,具有氧化聚合的复杂结构形式;褐黑素由多巴琨和半胱氨酸合成。

胶原

胶原由成纤维细胞合成(图4.3),并且是真皮的主要结构蛋白,占真皮干重的70%~80%。胶原中的主要氨基酸是甘氨酸、脯氨酸和羟脯氨酸。在伤口愈合过程中,胶原可通过胶原酶被分解,其中金属蛋白酶起到非常重要的作用。目前,有超出22种的胶原,其中至少有5种可在皮肤中检测到。

Ⅰ型胶原:存在于真皮网状层。

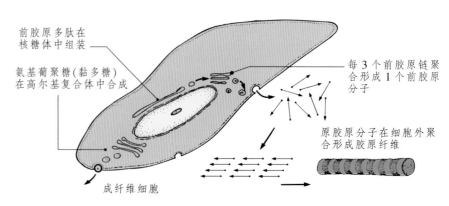

图 4.3 胶原的产生。原胶原蛋白由3种多肽链构成,相互缠绕成三螺旋。组装而成的胶原纤维有100nm宽,在电子显微镜下的横纹差不多有64nm。

Ⅲ型胶原:存在于真皮乳头层。

Ⅳ型胶原和Ⅶ型胶原:存在于基底膜结构。

Ⅷ型胶原:存在于内皮细胞。

氨基葡聚糖(黏多糖)

皮肤内的细胞基质大多是由氨基葡聚糖构成,提供皮肤的黏性和湿度。在真皮内,胶原软骨素是最主要的氨基葡聚糖,其次还有硫酸盐和透明质酸。

氨基葡聚糖以高分子聚合物形式存在,中间有个蛋白核心,被认为是蛋白多糖结构(图 4.4)。

皮肤表面分泌物

皮肤表面呈弱酸性(pH 值为 6~7)。皮脂(表 4.1)、汗液和表皮角质层(包括细胞间脂质)对于维持皮肤表面稳态都有一定作用,经常因皮肤表面微生物增殖而受到干扰。

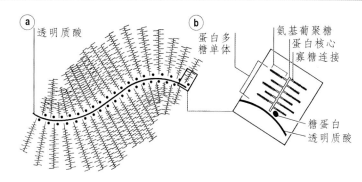

图 4.4 蛋白多糖。(a) 蛋白多糖由中心细丝和外围透明质酸聚合形成;(b)蛋白多糖单体和其蛋白核心的具体结构。

表 4.1 皮脂和表皮脂质构成

成分	皮脂(%)	表皮脂质(%)
甘油酯/游离脂肪酸	58	65
蜡酯	26	0
角鲨烯	12	0
胆固醇酯	3	15
胆固醇	1	20

皮下脂肪

甘油三酯由 α 甘油磷酸盐和酰基辅酶 A (COA)合成而来。甘油三酯通过脂肪酶分解成为游离脂肪酸——是一种能量来源,也是甘油来源之一(图 4.5)。

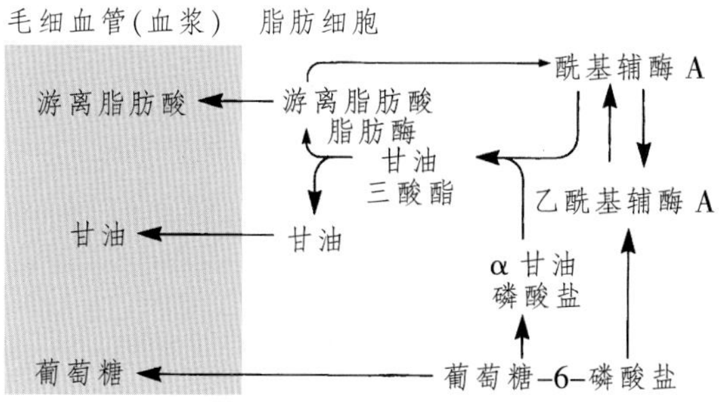

图 4.5 皮下脂肪的代谢。

激素和皮肤

皮肤是产生维生素 D 和表皮生长因子的部位,同时也是其他激素作用的靶器官,经常受到内分泌疾病的影响(表 4.2)。

表 4.2 激素和皮肤

激素	产生部位	作用
维生素 D 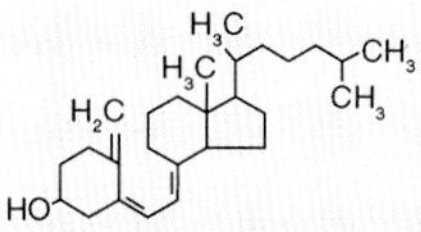	皮肤(真皮)通过 UV 照射产生维生素 D 前体	对于钙的吸收和钙化作用具有重要意义
糖皮质激素	肾上腺皮质	细胞受体有表皮,也有真皮
		产生血管收缩
		减少基底细胞有丝分裂
		通过淋巴细胞抑制磷脂酶 A 起到整体抗炎效果
雄激素	肾上腺皮质性腺	受体位于毛囊和皮脂腺上
		刺激毛发末端生长,同时增加皮脂腺分泌
促黑素	脑垂体(N-促肾上腺皮质激素端肽;ACTH)	刺激黑色素产生
雌激素	肾上腺皮质卵巢	刺激黑色素产生
表皮生长因子	皮肤(可能大多产生于皮肤内,也有在皮肤外产生)	受体可位于角质形成细胞、毛囊、皮脂腺和汗腺导管细胞
		刺激分化
		调整钙代谢
细胞因子、趋化因子和花生酸类引起系统和局部效应	皮肤细胞(角质形成细胞、树枝状细胞、淋巴细胞等)	有效促进皮肤免疫细胞的募集、炎症反应和细胞增殖

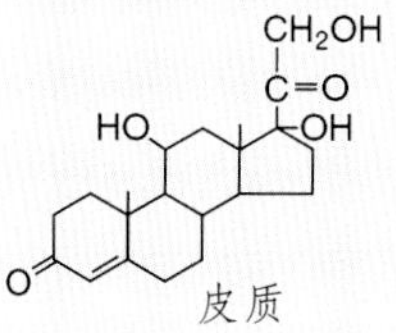

皮肤生物化学

- 角蛋白由多肽螺旋圈经共价键连接构成。它们形成角质层、指甲和毛发。
- 黑色素是从酪氨酸中合成的复杂多聚物。其分为真黑素和褐黑素两种。黑色素吸收自由基和能量,包括紫外线。
- 胶原是多肽聚合物,构成真皮干重的70%~80%。它由成纤维细胞合成。
- 葡糖氨基葡聚糖构成皮肤的基质。它们提供黏度和保湿度,并作为一种高分子聚合物的形式存在。
- 维生素D:皮肤UV激活后产生活性维生素D,从非激活的7-脱氢胆甾醇,到前体维生素D_3。
- 雄激素受体位于毛发和皮脂腺上,这些受体在青春期雄激素剧增的情况下比较敏感。

第 **5** 章 | 皮肤免疫学

炎症反应是维持生物稳态的核心。皮肤固有细胞及免疫细胞间的分子信号或其释放的可溶性介质介导炎症反应发生,从而引起特定的细胞间相互作用。皮肤炎症反应是抵御感染的重要环节(如脓疱病的炎性红斑及分泌物),在免疫低下的个体中,感染风险大大提高(如病毒疣)。此外,目前也认为免疫应答在皮肤肿瘤的防御方面发挥了重要作用:免疫低下的个体中,皮肤鳞状细胞癌及恶性黑色素瘤等皮肤肿瘤的发生率明显增加。然而,在某些情况下,免疫反应也会引起机体损伤,当免疫功能失调,机体对自身抗原或良性环境抗原产生免疫反应,则导致自身免疫性疾病或过敏反应等。

皮肤的免疫系统组成与其他上皮组织相似,都可分为固有免疫和适应性免疫。天然免疫是免疫细胞识别"危险"(因素)后激发的关键性炎症免疫反应,主要由角质形成细胞介导。真皮层的血循环及淋巴循环则构成了免疫细胞迁移及归巢的重要通道,通过这些通道,适应性免疫的激活及免疫记忆的传递得以进行。

皮肤微生态

皮肤微生态由皮肤表面定植的细菌及真菌菌群组成。皮肤微生态中的各种菌群,其密度及比例在身体的不同部位各不相同;观察发现,在不同个体的同一身体部位,皮肤微生物菌群分布较同一个体的不同身体部位相似度高。由此说明,皮肤微生物菌群的分布与其定植区域的环境密切相关,如局部排汗情况、皮脂腺分泌物、皮肤皱褶以及毛发分布等,都会影响局部微生态。目前研究发现,每平方厘米皮肤约有 100 万个细菌定植,并且绝大多数仅存于皮肤表面而无法穿透皮肤。在病理状态下,这些微生物可以激活固有免疫应答;而在生理状态下,这些菌群则在维持皮肤屏障功能中发挥重要作用。

皮肤免疫细胞

角质形成细胞

角质形成细胞合成抗菌肽,分泌炎症介质(尤其是 IL-1),其表面表达是主要组织相容性复合体(MHC)I 类及 II 类分子等免疫活性分子。通过这些物质,角质形成细胞将信号传导至皮肤树突状细胞,并诱导 T 细胞分化。例如,角质形成细胞可分泌胸腺基质淋巴生成素(TSLP),而经 TSLP 作用的树突状细胞(TSLP-DC)则激活初始 T 细胞,促使其向 Th2 表型分化。

专职抗原提呈细胞

表皮朗格汉斯细胞和真皮树突状细胞群是处于细胞免疫系统第一线的"哨兵"(图 5.1)。朗格汉斯细胞呈树突状外观,超微结构特征为胞浆内的棒状细胞器, 即 Birbeck 颗粒。近期研究表明,紫外线辐射可影响皮肤树突状细胞数目及功能,进而引起宿主光相关性免疫抑制。

淋巴细胞

淋巴细胞表面表达包括皮肤白细胞抗原(CLA)、CCR4、CCR6 和 CCR10 在内的多种功能分子,这些功能分子促进 T 淋巴细胞(可能 B 淋巴细胞类似)向正常皮肤迁移并形成循环,从而发挥免疫监视作用。近期研究发现,在健康状态下,大量记忆 T 细胞优先永久驻留在皮肤中(原位记忆 T 细胞), 数量其实高于循环 T 细胞。这些细胞在宿主抵御疱疹病毒等感染中发挥重要作用。感染及炎症诱导上皮细胞发出危险信号,上调皮肤细胞及血管内皮细胞表面归巢受体配体的表达。由此,血循环的淋巴细胞得以在感染及炎症发生时迅速涌入皮肤病灶部位。

皮肤中的 T 淋巴细胞依据功能进行分类:

• CD4+ T 细胞依据其分泌的细胞因子分类为不同亚群(Th1、Th2、Th7 等,图 5.2)。这些细胞因子可以诱导 B 细胞分泌的抗体类别转换,如 Th1 分泌的细胞因子诱导 IgG 生成, 而 Th2 分泌细胞因子诱导 B 细胞抗体类别向 IgE 转换。

• CD8+ T 细胞可分泌细胞因子(根据分泌细胞因子不同可分为 Tc1 及 Tc2 等亚群),并分泌颗粒酶 B 和穿孔素等杀伤靶细胞。

• 其他:NKT 细胞(CD4+或 CD8+

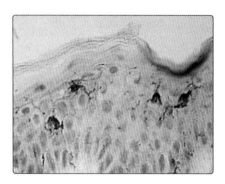

图 5.1　朗格汉斯细胞。树突状的朗格汉斯细胞在表皮内呈网状分布 (HLA-DR 单抗染色)。

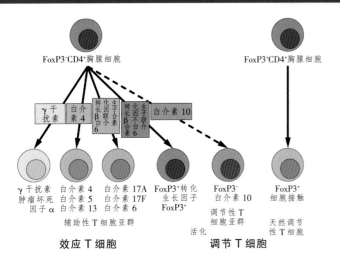

图 5.2　CD4⁺T 细胞亚群。在传统认知中,CD4⁺ T 细胞由细胞因子诱导分化为 Th1/Th2 亚群。目前发现,除 Th1/Th2 外,CD4⁺ T 细胞还可分化出多个亚群。图示细胞因子对 CD4⁺ T 细胞亚群的调节作用和各亚群分泌的效应及调节细胞因子及其缩写,其中,nTreg(天然调节性 T 细胞)通过细胞接触发挥效应。

双阳性或双阴性表达)、固有淋巴细胞(ILC2)、γδT 细胞。

肥大细胞

肥大细胞以脱颗粒释放组胺及其他血管活性分子为主要特征。这些颗粒预先储存在肥大细胞内,因此,这一反应发生非常迅速。致敏细胞表面两个以上 IgE 分子与同一变应原结合使得多个 IgE 受体形成交联复合物,从而启动活化信号,经多重分子信号传递,诱导肥大细胞脱颗粒。此外,肥大细胞也可合成多种细胞因子。实验模型证实,肥大细胞在皮肤免疫反应中起重要作用。肥大细胞是真皮内常见原位定居细胞,对应于血液循环中的嗜碱性粒细胞。当炎症反应发生时,肥大细胞数量增殖明显。

嗜酸性粒细胞

嗜酸性粒细胞富含炎症介质和细胞因子,在调控 Th2 型免疫反应中发挥重要作用。

补体

外源性或内源性物质通过经典或旁路途径的级联反应激活补体,生成一系列免疫活性物质,产生调节介质、溶解细胞、诱导肥大细胞脱颗粒、诱导平滑肌收缩、诱导中性粒细胞和巨噬细胞趋化等强大的免疫学效应。

皮肤超敏反应

超敏反应指在机体受到刺激时,产生组织损伤的异常或过度的特异性免疫应答。在皮肤的免疫反应中,可以见到各种类型的超敏反应。

Ⅰ型(速发型)

机体初次接触变应原产生免疫球蛋白(Ig)E,IgE 吸附于肥大细胞表面。当机体再次接触同类变应原时,肥大细胞表面 IgE 结合变应原,肥大细胞脱颗粒释放组胺等炎症介质。大量的组胺释放可引起系统性过敏反应,而在皮肤上则常表现为荨麻疹。这一反应通常在数分钟内发生,也可表现为迟发相反应的特殊类型。除 IgE 外的其他因素也可以诱导肥大细胞脱颗粒。

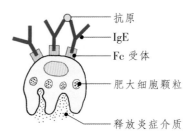

Ⅱ型(抗体依赖细胞毒型)

IgG 抗体与作为靶器官的皮肤细胞或组织上的抗原结合。通过杀伤性 T 细胞或激活补体诱导细胞毒性。例如,天疱疮 IgG 抗体与角质形成细胞表面的桥粒芯蛋白结合,激活补体,趋化效应细胞,松解角质形成细胞,从而形成表皮内水疱。

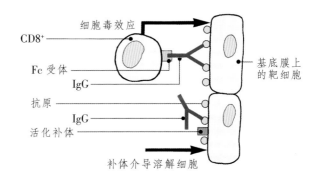

Ⅲ型(免疫复合物型)

血液中的抗原与 IgG 或 IgM 抗体结合形成免疫复合物,并在小血管(尤其是皮肤血管)血管壁上沉积,激活补体,促进血小板聚集和溶酶体释放,从而引起血管损伤,这种白细胞碎裂性血管炎常见于系统性红斑狼疮和皮肌炎,也可见于微生物感染性疾病,如感染性心内膜炎。

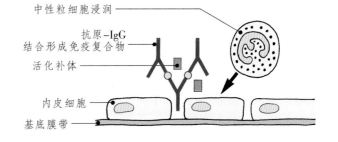

Ⅳ型(细胞介导或迟发型)

抗原或半抗原进入机体后,经皮肤树突状细胞提呈后激活效应部位引流淋巴结中的淋巴细胞,使其增殖形成致敏淋巴细胞并启动对组织的免疫监视功能。当再次接触相同抗原-主要组织相容性复合体,致敏淋巴细胞活化诱导炎症反应和(或)细胞毒性。这一过程通常需要7~14 天。在Ⅳ型超敏反应中,除效应淋巴细胞外,也有记忆细胞分化并长期存在。在再次接触致敏抗原时,记忆细胞快速活化并产生持久的免疫力。常见的Ⅳ型超敏反应主要有变态反应性接触性皮炎和结核菌素型皮肤反应。皮肤感染性疾病,如结核及麻风也引起Ⅳ型超敏变态反应介导的肉芽肿反应。

皮肤免疫学

- 皮肤表面定植的微生物在维持皮肤生物学稳态中发挥重要作用。
- 皮肤形成物理屏障并分泌抗菌肽等物质抵御感染。
- 皮肤中的树突状细胞,包括表皮的朗格汉斯细胞,形成细胞免疫系统的前哨,并向免疫细胞,如 T 淋巴细胞提呈抗原。
- T 细胞在正常皮肤内循环,也可通过黏附分子定位,成为皮肤相关淋巴组织成分。
- 角质形成细胞具有免疫活性。
- 4 种类型的超敏反应均可发生于皮肤。

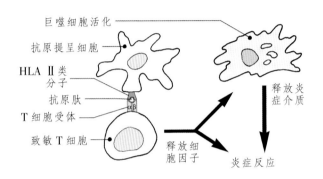

巨噬细胞活化
抗原提呈细胞
HLA Ⅱ类分子
抗原肽
T 细胞受体
致敏 T 细胞
释放炎症介质
释放细胞因子
炎症反应

第6章 | 皮肤分子遗传学

遗传学日新月异的发展已经刷新了人类对皮肤疾病的认知。人类基因组计划目前已绘制出共计约 35 000 个基因的人类基因组全图谱。研究表明,遗传学远比最初认识的孟德尔定律复杂,即使是常见的特应性体质,也被发现源于多个易感基因与环境之间复杂的相互作用。染色体异常的发生率约为 0.5%,单基因遗传病的发病概率则约为 1%,而特应性体质等受遗传信息影响的个体表型发生率则更高。

人类染色体

人类基因组共包括 23 对染色体,根据染色体大小依次编号(图6.1)。染色体包含多个基因,在蛋白质合成中发挥复杂作用。染色体核型则代表常染色体及性染色体的表型特征,例如女性核型为 44 条常染色体及两条 X 性染色体,即 46XX,而男性性染色体则由一条 X 染色体及Y 染色组成,即 46XY。基因表达即形成生物表型,如虹膜颜色及特应性体质等,均由基因表达调控。

基因与DNA

同一群体中的常见 DNA 序列变异被称为遗传多态性,这种现象存在遗传性,并且不被频发突变所维持。这些多态性改变可存在功能性(影响生物学过程),也可能是非功能性(沉默现象)。当 DNA 序列出现新发或遗传性改变并产生疾病,即称为突变。基因与疾病的相关性研究可以自人群/表型水平做下行性研究(即在实验组及对照组中应用统计学分析基因改变与疾病的相关性),或由基因水平上行研究(在疾病家系或人群中对目标基因进行测序并与对照组分析比对)。

分子生物学方法

DNA 序列的变异可以通过聚合酶链反应(PCR)扩增目的片段(图6.2),限制性内切酶加工及序列分析

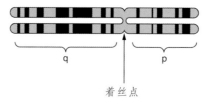

图 6.1 2 号染色体。如图所示,在吉姆萨染色下,染色体由一条长臂(q)和一条短臂(p)借由着丝点相连组成。

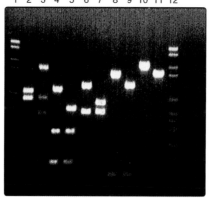

图 6.2 琼脂糖凝胶电泳显示在酶切作用后的 DNA 迁移情况,从而筛选出突变的角蛋白基因。

来确定。近年来,DNA 测序已发展为一种高通量技术,并实现了关于健康与疾病的全基因组测序研究。这项技术功能十分强大,有着数据需求量小的显著优点,并在单基因遗传性皮肤病的致病基因突变识别上取得了巨大进步。

通过基因芯片和高通量测序技术对病变组织中转录后的基因进行详细和定量分析(即转录组学研究),从而进一步发现和研究可能参与疾病发病的分子机制。而转录后的基因

又受 RNA 降解、沉默和抑制的进一步调控,从而影响蛋白的合成。因此,疾病组织中的蛋白表达(即蛋白组学研究)也可成为遗传学的另一个研究层面。

分子生物学技术应用:

● 检测少量 DNA,如皮肤恶性肿瘤内的人乳头瘤病毒。

● 对疾病先证者的可疑致病基因片段进行测序分析,并与家系中其他可能存在基因异常的成员进行序列比对,从而锁定出疾病特定的基因多态性。

● 全基因组测序。

● 对基因进行转录组学研究,从而分析细胞的蛋白表达情况。

遗传方式

个体可分为杂合子和纯合子,杂合子的染色体同一位置上的等位基因互不相同,而纯合子的两个等位基因则完全相同。XY 染色体上的基因通过性连锁遗传,而其他基因则遵循常染色体遗传方式。部分基因存在不完全外显现象,目前基因外显率的调控机制尚未明确。

● 显性遗传:显性遗传病患者的致病基因可表现为杂合子,其父母必有至少一方存在疾病的表现型(新生突变除外)。患者将致病基因遗传至下一代的概率至少为 50%(图 6.3)。

● 隐性遗传:隐性遗传病患者的致病基因型表现为纯合子,而其父母

双方均携带致病基因,当致病基因型为杂合子时,则无疾病的表现型。近亲婚配加大了隐性遗传病的发病风险。隐性遗传病通常病情严重。杂合子的基因携带者将致病基因遗传至下一代的概率为 25%。

• X 染色体隐性遗传:仅男性发病,女性为表现型正常的致病基因携带者。

• X 染色体显性遗传:男女均可发病,并且男性多为较重的表现型,如色素失禁症,男性通常在胎儿期即死亡。

• 嵌合现象:嵌合现象即同一个体包含两种以上不同基因组的细胞系的现象。胚胎时期单个体细胞发生突变,随着生长发育,突变的细胞不断分裂增殖并移行至人体不同部位,从而形成特殊的表现型。这种基因组嵌合细胞移行至皮肤则表现为 Blaschko 线(图 6.4)。某些皮肤病,如表皮痣及色素失禁症(图 6.5),均表现为沿 Blaschko 线分布的线性或涡纹样皮损,这种现象是由突变细胞与正常细胞镶嵌形成。此外,沿皮节分布的皮损可能为神经相关的一种特殊嵌合现象(图 6.6)。

• 遗传印记:遗传印记指来自亲本的等位基因在发育过程被加工修饰,从而使得后代体细胞中两个亲本来源的等位基因出现差异性表达。这种现象可能由 DNA 甲基化引起。

皮肤病的遗传性

银屑病(第 38 页)和特应性湿疹(第 53 页)患者常有家族史,但其具体遗传机制尚不明确。银屑病可能为多基因遗传或常染色体显性遗传伴不完全外显。研究发现,特应性湿疹与位于常染色体 1q21 编码表皮蛋白中丝聚

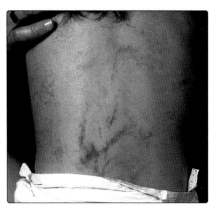

图 6.5 色素失禁症。沿 Blaschko 线分布的线性或涡纹样皮损。

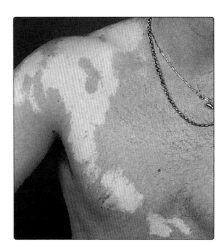

图 6.6 节段型白癜风。皮损沿皮神经节分布,而非 Blaschko 线,提示疾病可能与神经存在相关性。

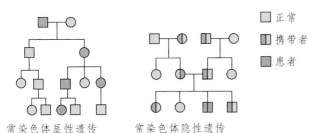

正常
携带者
患者

常染色体显性遗传   常染色体隐性遗传

图 6.3 常染色体显性及隐性遗传模式图。

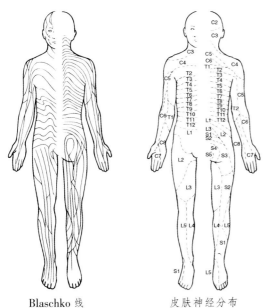

Blaschko 线   皮肤神经分布

图 6.4 左图示皮肤 Blaschko 线,代表胚芽组织发育过程中细胞的移行方向,右图为皮肤神经分布图。

蛋白的基因突变密切相关。就目前而言,罕见病的遗传方式较常见病更为明确(表 6.1)。单纯性大疱性表皮松解及营养不良性大疱性表皮松解症(第 138 页)、卟啉病(第 128 页)、先天性结缔组织发育不全综合征(Ehlers-Danlos 综合征,第 141 页)等疾病,可能是显性或隐性遗传。

部分皮肤病与位于 6 号染色体上的人类白细胞抗原基因复合体(第 13 页)多态性存在一定关联性。这些疾病通常表现为多基因遗传,且与自身免疫相关。

基因治疗

如表 6.1 所示,部分皮肤病的遗传性可通过基于 DNA 的产前诊断明确。单基因隐性遗传病(如大疱性表皮松解症等)的致病基因型表现为纯合子,从而可以通过改变其任一致病性等位基因来达到基因治疗的目的。然而,这一技术手段复杂且昂贵,并且存在潜在的严重并发症风险,如血液系统恶性肿瘤。

表 6.1 部分皮肤病的遗传方式

遗传方式	疾病
常染色体显性遗传	Darier 病(第 138 页)
	发育不良痣综合征(第 150 页)
	寻常型鱼鳞病(第 137 页)
	神经纤维瘤病 NF1 型(第 140 页)
	掌跖角皮症(第 137 页)
	Peutz-Jeghers 综合征(色素沉着–息肉综合征)(第 114 页)
	结节性硬化症(第 140 页)
常染色体隐性遗传	肠病性肢端皮炎(第 129 页)
	非大疱性鱼鳞病样红皮病(第 137 页)
	苯丙酮尿症(第 114 页)
	弹力纤维性假黄瘤(第 141 页)
	着色性干皮病(第 141 页)
X 染色体性连锁隐性遗传	X–连锁鱼鳞病(第 137 页)
X 染色体性连锁遗传	色素失禁症(第 141 页)

皮肤分子遗传学

- 人类基因组共包含 23 对染色体(核型 46XY 或 46XX),目前已绘制出共计约 35 000 个基因的人类基因组全图谱。此外,线粒体共含 37 个基因,编码氧化酶。

- DNA 片段可经 PCR 扩增,通过凝胶电泳筛选。

- 全基因组测序和基因芯片已成为研究疾病发病机制的新型分子技术。

- 目前发现,遗传性皮肤病可显性、隐性及性连锁遗传,但仍有许多疾病的遗传机制尚未明确。

- 嵌合现象是由于胚胎时期的单个体细胞发生突变并不断分裂增殖,从而使得同一个体包含不同基因的细胞系。其皮肤表现即 Blaschko 线。

- 基因治疗可应用于单基因隐性遗传病。

第 7 章 ｜ 基本皮损

　　皮肤病学的专有术语与其他医学专业有所不同,不用皮肤病学术语就难以描述皮肤病(这是皮肤科医生培训课程中的一项重要技能)。皮肤损害(lesion)指的是疾病某个区域的一般描述,通常很小。发疹(eruption)或皮疹(rash)指的范围更为广泛,通常包含多种皮肤损害,可以是原发损害(如丘疹、水疱或者脓疱),也可以是由搔抓或感染引起的继发损害(如结痂、苔藓样变或者溃疡)。下面选取了一些常见的皮肤病术语。在线版提供了更详尽的皮损描述并有更多图例。

斑疹(Macule)(参见白癜风,第 113 页)

　　斑疹指的是局部皮肤的颜色或者纹理改变。可以是色素减退,见于白癜风;可以是色素增加,见于雀斑(a);可以是红斑,见于毛细血管瘤(b)。

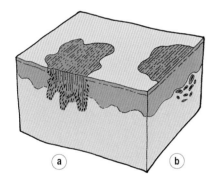

丘疹(Papule)(参见皮肤纤维瘤,第 143~144 页)

　　丘疹指的是皮肤上小的实性突起,通常直径<5mm。可以是平顶的,见于扁平苔藓;可以是圆顶的,见于黄瘤病;可以是棘刺状的,见于毛囊相关性皮损。

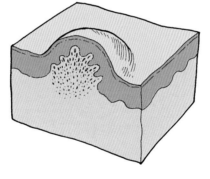

结节(Nodule)(参见鳞状细胞癌,第 154~155 页)

　　结节和丘疹类似,但是结节更大(直径>5mm),结节可以累及皮肤的任何层面,可以是囊性的也可以是实性的。典型例子是皮肤纤维瘤(下图)和继发性的沉积症。

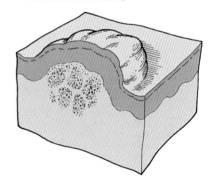

大疱(Bulla)(参见类天疱疮,第 119~120 页)

　　大疱和水疱相似,但是更大,直径>5mm。见于大疱性类天疱疮(a)和寻常型天疱疮(第 119~120 页)。

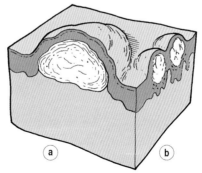

水疱(Vesicle)(参见疱疹样皮炎,第 120 页)

　　水疱就是表皮内或者表皮下包含清亮液体的小疱(直径<5mm)。在疱疹样皮炎(表皮下)可见群集的水疱。表皮内水疱见于(b)。

其他皮肤科术语

- **脓肿**:组织坏死形成局部积脓。
- **斑秃**:正常有毛部位出现毛发缺失。
- **皮肤萎缩**:表皮、真皮或者表真皮全部缺失。萎缩性皮肤表现为皮肤变薄、变透明、出现皱纹,可见皮下清晰的血管。
- **隧道**:由寄生虫引起的皮肤隧道,特别见于疥螨。
- **胼胝**:由于压迫所致的角质层局部增厚,常见于掌跖部位。
- **痈**:皮肤和皮下组织坏死形成的疖肿融合形成。
- **蜂窝织炎**:皮肤和皮下组织的化脓性炎症。

- **粉刺**:在毛囊皮脂腺的扩张开口处形成的脂质和角质物栓子。
- **结痂**:皮肤表面的渗出物(通常为皮脂、血液或脓液)干燥后形成。
- **瘀斑**:皮肤或黏膜部位的黄红色或紫色的出血性斑片,直径>2mm。
- **糜烂**:浅表的表皮破损,不累及真皮,愈合后不留瘢痕。
- **红斑**:由于血管扩张引起的皮肤发红。

- **抓痕**:继发于搔抓的浅表性皮肤剥脱,常呈线性。
- **皲裂**:表皮线性分离,常延伸至真皮。
- **毛囊炎**:毛囊的炎症。
- **雀斑**:由于黑素细胞合成黑素增多引起的色素增加性斑疹。
- **疖**:局限在毛囊部位的化脓性感染。
- **坏疽**:由于血供缺失造成的组织坏死。
- **点滴现象**:像淋浴时产生的小水滴一样的皮肤损害,通常在描述点滴型银屑病时用到。

脓疱(参见痤疮,第98页)

脓疱指疱内可见脓液。脓疱常提示感染(如疖),但也不全是,如银屑病中的脓疱是无菌性的。

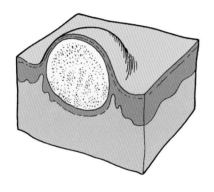

囊肿(参见痤疮,第98页)

囊肿指包含液体或半固态物质的囊腔性损害,囊壁像上皮样排列。图中可见表皮("皮脂腺")囊肿。

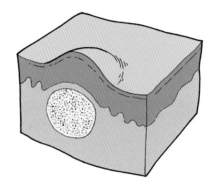

风团(参见荨麻疹,第116页)

风团是由于真皮水肿形成的一过性可触及的丘疹或结节,常呈红色或白色,常见于典型的荨麻疹中。

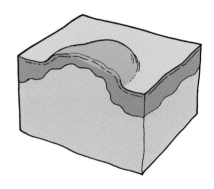
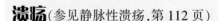

斑块(参见银屑病,第38页)

斑块是皮肤上可触及的平台样隆起性皮疹,直径常>2cm。斑块高度常常不超过5mm,如果超过可认为是大丘疹。银屑病(下图)和蕈样肉芽肿的某些皮损是非常好的例子。

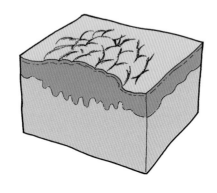

鳞屑(参见银屑病,第38页)

鳞屑指增厚的角质层和皮肤分离形成的片状物。鳞屑常提示表皮的炎症改变和增厚。可以是细鳞屑,如"玫瑰糠疹"的鳞屑;可以是银白色,如银屑病的鳞屑(下图);可以是大片鱼鳞状,如鱼鳞病。

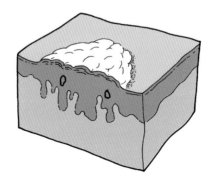

溃疡(参见静脉性溃疡,第112页)

溃疡指的是皮肤从表皮到真皮都累及的圆形缺失。溃疡的成因多为皮肤血供或营养不足,如周围动脉性疾病。

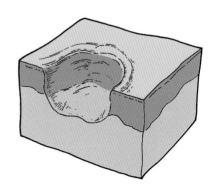

其他皮肤病学术语

- **雄激素型多毛症**:毛发增多的模式和男性类似。
- **非雄激素型多毛症**:毛发增多为非男性毛发分布模式。
- **瘢痕疙瘩**:持续生长增大的瘢痕,无萎缩趋势。
- **角皮症**:皮肤的角质层增厚。
- **角化症**:皮肤棘刺样增厚。
- **苔藓样变**:由于摩擦或搔抓引起的皮肤慢性增厚和纹理增加。
- **粟丘疹**:内含角质物的白色小囊肿。
- **乳头瘤**:皮肤表面乳头样突起。
- **瘀点**:直径为 1~2mm 的出血点。
- **皮肤异色症**:同时存在色素沉着,血管扩张和皮肤萎缩的皮肤损害。

- **紫癜**:血液渗出导致的皮肤和黏膜变红。
- **脓皮病**:任何化脓性的皮肤疾病,如脓液渗出。
- **瘢痕**:在损伤的部位,纤维结缔组织代替正常组织。
- **皮肤硬化**:皮下组织弥漫性或局部变硬,有时累及真皮。
- **萎缩纹**:皮肤上的线状萎缩,颜色为白色、粉色或紫色,常因为结缔组织发生了改变。
- **靶样皮损**:该皮损(直径<3mm)形态上分为 3 层:中央深红或紫红色区域,周边围绕白色水肿带,最外面为环状红斑。
- **毛细血管扩张**:真皮层血管扩张形成肉眼可见的皮损。

第 **8** 章 | # 病史采集

"完美的病史必不可少"这和其他医学亚学科一样,在皮肤科同样适用。诚然,病史采集是医学课程中的核心技能。采集病史所花时间取决于患者主诉是什么,例如,手部寻常疣的病史采集很快,但是如果一个患者全身瘙痒,就需要花点时间来仔细询问病史。

皮肤科的病史采集基本分为 5 大块:现病史、既往史、社会及职业史、家族史和用药史。

现病史

在做出任何诊断前,必须询问患者主要症状出现的时间、地点,以及如何发生的, 初始皮疹是什么样的,病情是如何进展的。对于症状,特别是皮肤科最多的主诉瘙痒,必须记录加重或缓解因素,如日晒。评估皮疹是否对患者的日常生活能力有影响也很重要。对于慢性疾病,需要评估患者生活质量和精神状态。有一些特殊的量表可以评估这些,如皮肤病生活质量评分(Dermatology Life Quality Index) 或银屑病面积严重程度评分量表(Psoriasis Area Severity Index)。

病例 1

男性,银行职员,18 岁,6 个月前出现左肘部的红斑鳞屑性斑块 (图8.1)。皮疹逐渐累及另外的肘部以及双膝,但是皮疹不痒。同时,他伴发头部鳞屑和甲萎缩。他的母亲曾出现过类似皮疹。

诊断:银屑病(第 38 页)。

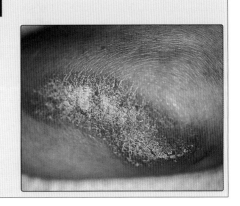

图 8.1 肘部的银屑病斑块。

既往史

既往史的询问必须包含过去的皮肤疾病史和过敏史,如花粉症、哮喘或幼年的湿疹。还要包含可能相关的内科疾病,有些内科病直接累及皮肤,有些则和特定的皮肤病相关。处方用药或自行用药均可引起皮疹。饮食病史有时也很重要,如在某些特应性湿疹的患者(第 53 页),但是饮食常常被误认为是皮肤病的病因。既往过敏史或者过敏体质也需要注明。

病例 2

女性患者,29 岁, 由于诊断为肺部结节病从呼吸科转诊而来。3 周前,她出现了胫部红斑性结节伴随触痛和局部皮温高(图8.2)。她没有用药史。皮肤活检符合临床诊断。

诊断:结节性红斑(第 126 页)。

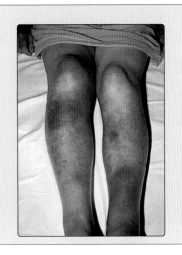

图 8.2 小腿的结节性红斑。(From Weller R,Hunter JAA,Savin J,Dah M,2009,Clinical Dermatology,4th edn. Wiley-Blackwell,with pemission.)

社会及职业史

很多患者皮肤病的发生是由社会因素引起，或者和社会因素相关，甚至皮肤病会影响社会活动。职业暴露可以导致接触性皮炎或其他皮肤病变，因而让患者详细准确地解释自己的工作常常是必要的。如果患者脱离工作，皮疹缓解，那就强烈怀疑职业因素。一些特殊习惯可能和某些物质或化学品接触相关，也会引起接触性皮炎。

了解患者的生活状况和家庭背景，有利于理解患者的问题并帮助制订治疗方案。饮酒史和其他因素也要详细记录，尤其是患者在应用存在肝功能损害能力的药物。在热带地区生活或旅游提示患者有潜在热带和亚热带的感染的可能，极有可能有暴晒史。

病例 3

男性患者，45 岁，职业为打印机工程师，出现手部皮炎 6 个月（图 8.3）。数月前，他工作开始应用三氯乙烯溶剂，斑贴实验显示阴性。换成另外一种溶剂，皮疹有所缓解。

诊断：刺激性接触性皮炎（第 47 页）。

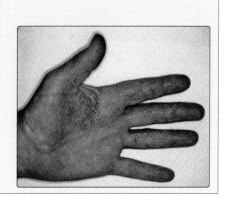

图 8.3 双手掌部的刺激性接触性皮炎。

家族史

全面的家族史采集必不可少。有一些以皮肤表现的疾病是遗传性的，如结节性硬化症。像银屑病、特应性皮炎等其他疾病具有明显的遗传倾向。除了遗传性的症状以外，通过家族史采集会发现其他家庭成员可能近期发生了类似皮疹，这常常提示感染性疾病或者传染病。有时，性接触史也需要采集。

病例 4

一名 18 岁男性学生发生双手、腕部和阴茎的剧烈瘙痒性丘疹（表 8.1）。部分皮疹已经被抓破（图 8.4）。外用强效糖皮质激素无效。他的女朋友近期也出现了瘙痒性皮疹。进一步检查发现了皮肤上的隧道。

诊断：疥疮（第 96 页）。

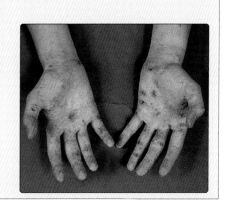

图 8.4 破溃的疥疮皮损。

病例 5

一名 25 岁的女性销售助理主诉为胸背部棕褐色斑片（图 8.5），自幼年出现，数目和面积逐渐增加。青少年时，出现躯干部位的桃红色无痛性结节，部分有蒂。患者父亲后来亦出现少量类似结节，两个兄弟中的一个皮肤有棕褐色斑片。

诊断：神经纤维瘤病（第 140 页）。

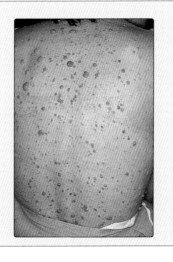

图 8.5 背部多发神经纤维瘤。

表 8.1　瘙痒性皮疹：诊断	
症状	诊断可能
剧烈瘙痒性皮疹	疥疮
	扁平苔藓
	疱疹样皮炎
	荨麻疹
	湿疹
	昆虫叮咬

用药史

处方药和自行用非处方药均可以引起"药疹"。几乎所有患者都会在出现皮疹时,尝试外用非处方药(或者亲朋好友的药膏),而且很多患者的处方治疗也可能不合适,可能引起刺激或者可能过敏。询问患者所有的用药非常重要,包括患者可能认为无关的非处方的药片、药膏。化妆品、清洁纸巾和保湿霜同样可以引起皮炎,因而常常需要特别询问患者怎么用这些东西的。

病例 6

女性,68 岁,前额出现轻微的刺激性皮疹。她用过药店买的抗组胺药膏。24 小时之内,她的脸变得非常肿胀(图 8.6)。后续的斑贴实验证实了该药膏有过敏反应。

诊断:药物性皮炎(第 51 页)。

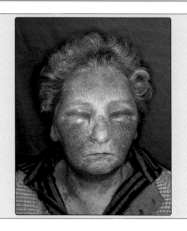

图 8.6 局部外用抗组胺药膏引起的急性接触性过敏性皮炎。

病例 7

女性,18 岁,文秘工作。因为真菌感染口服了灰黄霉素。她服药之后进行了日光浴,12 小时之后就发生了光暴露部位的皮疹(图 8.7)。

诊断:光毒性药物反应(第 131 页)。

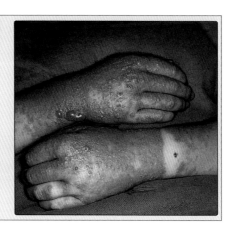

图 8.7 急性光毒性药物反应。

病史采集

- 详细询问皮疹或病变的演变发展经过。
- 询问过敏史、一般用药史、国外旅行史。
- 采集相关社会、职业和家族史——可能和诊疗相关。询问家族中的湿疹或银屑病史。
- 确定疾病对日常生活的影响,包括对工作的影响。
- 记录近期用药史和医疗史,包括外用药。
- 询问化妆品的使用,必要时,采集日光暴露史或紫外线辐射史(如日光浴)。

第 9 章 | 皮肤检查

皮肤检查需在良好的充足自然光照条件下进行。应检查全身皮肤，对于非典型或泛发皮损尤其必要（图9.1）。检查全身皮肤常常发现可提示诊断的皮损，而这些皮损患者未注意到或可能认为无关紧要。对于老年人，全身皮肤检查常常可早期发现未预料到的可治疗的皮肤肿瘤。

皮肤检查对于非皮肤科医生较为困难，新手进行检查时，需遵循一定的模式。应注意以下方面：

- 注意皮损的分布和颜色。
- 检查单个皮损的形态、大小、形状、边缘和与周围的关系；触摸皮损，触诊可以提示皮损的坚实度。
- 检查甲、毛发和黏膜，有时需要联合全身体格检查(如检查淋巴结病变)。
- 检查口腔、生殖器和会阴，或者可能是感染性皮损时，应戴手套。
- 必要时，应用特殊检查方法，如皮肤镜、真菌镜检、Wood(UVA)灯等。

皮肤检查是一项皮肤科医生必备技能，也可体现医生发现线索的能力(参考在线资源)。

皮损的分布

查看患者背后皮损的分布情况（图9.1），是局限性的(肿瘤)或泛发性的(出疹)？若为后者，检查皮损是否对称，若对称，辨别是中央型分布还是外周型分布。注意皮损是否累及屈侧(如特应性皮炎)或伸侧(如银屑病)？是否局限于曝光部位？是否排列呈线状？此外，可观察皮节分布模式，如带状疱疹最常见到这种模式，

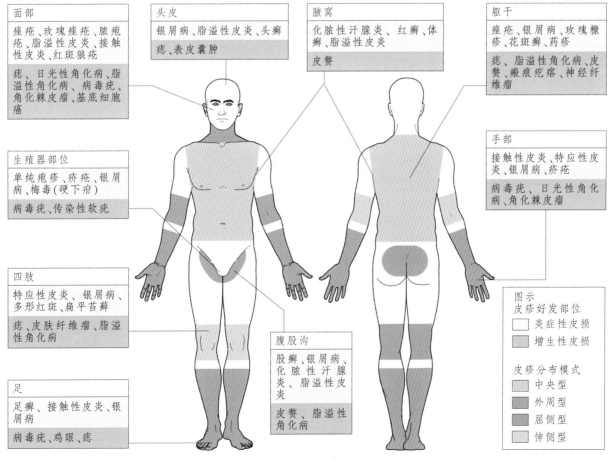

图 9.1 部位皮肤病学。

也有一些痣会沿皮节分布或沿Blaschko线分布(见第17页)。某些特殊部位皮损(见图9.1),如累及腹股沟或腋窝,对于有经验的医生来说,可提示某些特定的疾病,如点滴

8岁女孩,肘窝、腘窝处瘙痒性皮疹12个月(图9.2)。其母年幼时,亦有类似皮疹。皮疹的分布模式和皮损形态具有特征性。

诊断:特应性湿疹(第53页)。

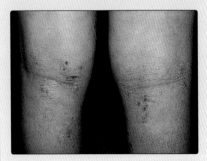

图9.2 腘窝处的特应性皮炎皮损。

25岁男性,6周前沿左下肢内侧出现微痒的线状皮疹(图9.3)。该线状皮损应考虑扁平苔藓、硬斑病、银屑病和线状表皮痣。

诊断:线状苔藓,为一种不明原因的自限性炎症性皮肤病。

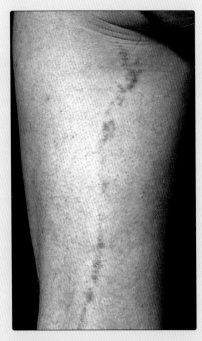

图9.3 左下肢线状苔藓。

型银屑病或花斑癣常见于躯干,而扁平苔藓常见于腕周,接触性皮炎则常见于面部和手足。造成这种分布模式的因素很复杂,可能包括皮肤解剖,如血管、神经、附属器或胚胎发育来源等。环境因素,如腋窝较为潮湿、接触化妆品、衣物或工作中的物质以及日晒等,也会影响皮损分布。

局部皮损的形态

皮肤镜或手持放大镜通常可帮助诊断单个皮损。触诊(常被医生忽略)对于判断皮损的坚实度、深度和质地也十分重要。各种皮损的定义见第19~20页。

皮损可为单一形态的(如点滴型银屑病)或多形的(如水痘)。原发皮损的基础上也可出现继发损害。皮损的局部排列常有助于诊断(表9.1)。应注意观察皮损是群集状、线状或环状,或是存在Koebner现象(第38页),后者指在损伤(如搔抓)的部位出现相同皮损。

甲、毛发和黏膜

甲、头皮和毛发改变常有助于诊断甚至直接确诊(第101~105页)。口腔、生殖器黏膜的改变,如一些异常或不典型皮损,可能具有重要提示意义,如扁平苔藓的口腔Wickham纹,口腔Kaposi肉瘤,外阴硬化性苔藓。

全身体格检查

对于皮肤恶性肿瘤患者,淋巴结

触诊尤为重要。皮肤淋巴瘤患者应进行全面检查,尤其注意有无淋巴结病变和肝(脾)大。下肢溃疡患者应注意触诊足背动脉搏动。

特殊检查和疾病评估

特殊检查方法有助于皮肤疾病的诊断(详见第27页)。留取照片常有助于记录患者当前皮损的状态,利于随访比较。

现代皮肤病的治疗通常需要对疾病严重程度和某些药物的应用或监测进行评分。例如,英国国家卫生和临床示范研究所(NICE)声明银屑病患者根据其皮损面积和严重度评分,必须具有符合规定的严重程度方可使用生物制剂(第44页)。

- 银屑病面积和严重度指数(PASI)。PASI是一个基于皮损面积和皮损表现的银屑病疾病严重程度及活动度的数字化评分。
- 皮肤病生活质量指数(DLQI)。DLQI是评估过去1周内皮肤疾病对患者社交活动、工作和个人生活的影响。
- 特应性皮炎严重程度评分(SCORAD)。SCORAD是针对特应性皮炎患者的严重程度给予数字化评价。

- 检查全身皮肤。
- 在良好照明下应用皮肤镜(第27页)或手持放大镜。
- 检查甲、毛发和黏膜(口腔和生殖器)。
- 观察皮损分布、单个皮损形态和排列。
- 应用指定的评估系统。
- 怀疑有真菌感染时,应刮取样本进行培养。

表9.1	皮损的排列
排列	疾病
线状	银屑病、线状苔藓、线状表皮痣、扁平苔藓、硬斑病
群集状	疱疹样皮炎、昆虫叮咬、单纯疱疹、传染性软疣
环状	体癣、蕈样肉芽肿、荨麻疹、环状肉芽肿、环形红斑
Koebner现象	扁平苔藓、银屑病、病毒疣、传染性软疣、结节病、白癜风

第 10 章 | 临床实用方法

在日常临床实践中,皮肤科医生常使用一些诊断和治疗方法。

诊断方法

选择更好的方法观察皮损,以及合理选取样本进行实验室检测,有助于提高诊断能力。其中斑贴试验及点刺试验见第 50~51 页和第 196 页。

皮肤镜检查

手持放大镜有助于观察小病灶,如毛干上的虱卵(图 10.1)或疥疮隧道。而皮肤镜可以提供更多的信息,尤其对于色素性皮损。皮肤镜采用×10 倍照明镜片系统,在皮肤和镜头之间滴加油或水后,即可观察皮损。皮肤镜可更为清晰地观察表皮结构,尤其是色素网(图 10.2)。皮损分析应考虑以下几方面:

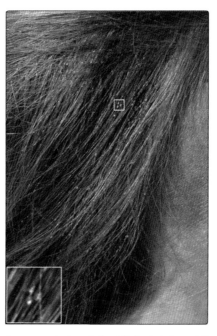

图 10.1 毛干上清晰可见头虱及卵。手持放大镜观察最佳。

- 皮损的对称性。
- 色素模式。
- 色素网中的蓝白结构。

皮肤镜可以对皮损的性质和潜在恶性程度做出初步的判断。

病原学样本

用于细菌和病毒培养的拭子应从脓液或渗液处采样。真菌镜检和培养可采用以下方法:

- 选取皮损的活动性鳞屑性边缘处,使用一次性手术刀片垂直于皮肤采样。
- 甲样本应选取甲远端或指甲下方碎屑,使用指甲刀或手术刀取样。
- 毛发样本应拔除毛发,因毛根常被累及(头皮刮片也是可行的)。

将样本放置在一片黑纸或载玻片上(图 10.3),滴加 20%氢氧化钾溶液后,直接镜检可显示菌丝(图 10.4)。

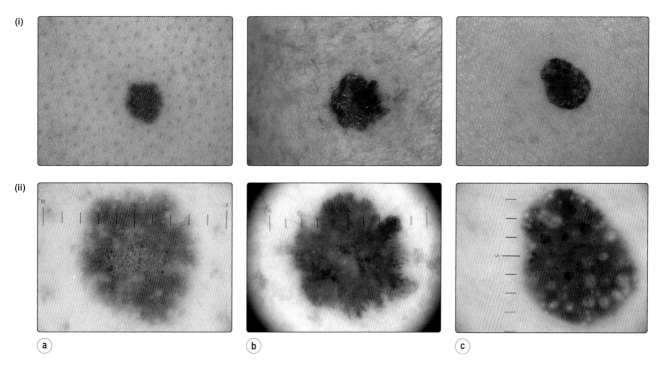

图 10.2 (a)皮肤镜下的良性色素痣;(b)恶性黑素瘤;(c)脂溢性角化病。上图(i)为放大镜下表现,下图(ii)为皮肤镜下表现。

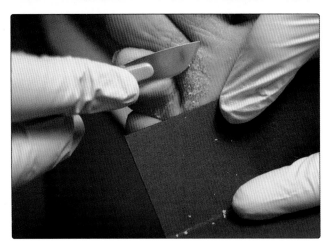

图 10.3 在可疑真菌感染的皮损边缘处用一次性手术刀片刮取皮屑。

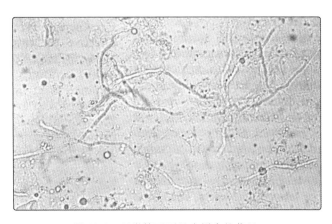

图 10.4 显微镜下可见皮屑中的菌丝。

疥螨检测

皮肤科医生有时需要寻找疥螨以辅助诊断,可采用以下方法:

- 使用小针挑取螨虫(隧道末端的疥螨难以被发现),并将其固定在载玻片上。
- 皮肤镜下疥螨呈深色三角形。
- 用刀片刮取浅表皮屑,通过显微镜检查。

Wood 灯检查

Wood 灯是手持的紫外线 A(UVA)光源,在暗室中照射皮肤,可诊断某些 UV 照射后呈现特殊模式荧光的皮肤疾病。尤其适用于以下疾病的诊断:

- 确定白癜风的程度。
- 显示结节性硬化症的色素减退斑。
- 诊断细菌感染,如红癣(第 74 页)。
- 诊断由小孢子菌属引起的头癣。

皮肤划痕试验

轻擦有症状的皮肤划痕症患者的皮肤,可诱发风团(第 116 页)。将冰块置于皮肤上可诱发寒冷性荨麻疹。

摩擦色素性荨麻疹的皮损部位,可局部诱发风团。

多普勒超声检查

踝肱压指数(ABPI)的测量对于下肢溃疡患者的治疗至关重要(第 110 页)。ABPI 必须>0.8 时,方可采用压迫疗法。

治疗方法

在临床工作中,皮肤科医生会应用一些非外科治疗技术。外科治疗及冷冻治疗将另述(第 167~175 页)。

皮损内注射类固醇

皮损内注射类固醇可用于治疗以下疾病:

- 斑秃。
- 瘢痕疙瘩或增生性瘢痕。
- 痤疮囊肿。
- 环状肉芽肿。
- 肥厚性扁平苔藓。
- 结节性痒疹。
- 银屑病甲。

皮损内注射通常使用曲安奈德(10mg/mL),用有完整针头的胰岛素注射器将 0.1~1.0mL 溶液注入真皮中部或真皮深层(图 10.5)。其主要副作用包括皮肤萎缩、色素减退和毛细血管扩张。偶尔也会在皮损内注射其他物质,如博莱霉素用于病毒疣(第 79 页)。

皮肤削切

使用一次性手术刀削除手足角化过渡区域通常有助于:

- 诊断,因为它可以揭示潜在的病变,如病毒疣的点状毛细血管出血点或表皮内的小血肿(如鞋跟摩擦产生的)。
- 治疗,如通过减少由胼胝产生的压力治疗跖骨下

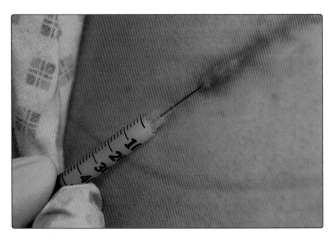

图 10.5 增生性瘢痕皮损内注射类固醇。

的"老茧"。

　　足部胼胝通常由外力和足部异常解剖结构相互作用而形成,所以一个手足病医生或足病医生提出的建议通常很有帮助。

腐蚀剂的应用

　　眼周睑黄瘤(第 129 页)可用干燥棉签小心蘸取30%~50%腐蚀性三氯乙酸溶液处理。操作需由有经验的医生进行,且应非常小心以保护好眼睛。睑黄瘤在酸处理数秒后,即可出现"白霜",几天后治疗处皮肤开始脱落。

皮肤科门诊操作

- 皮肤镜检查有助于确定色素性皮损是否是恶性黑素瘤。
- 使用一次性手术刀片对可疑皮损边缘取样并放置于黑色纸张上,用于皮肤刮片真菌学检测。
- Wood 灯可以显示白癜风的程度或诊断红癣或头癣。
- 病灶内注射曲安奈德是斑秃、瘢痕疙瘩、痤疮囊肿等疾病的有效治疗方法,潜在的副作用为皮肤萎缩。
- 皮肤削切可以揭示潜在皮损,如病毒疣,或是治疗胼胝(老茧)。
- 腐蚀剂的应用:三氯乙酸用于治疗睑黄瘤。

第 **11** 章 | # 药物治疗基础

皮肤病的治疗包括外用药物治疗、系统药物治疗、皮损内治疗、放射和外科手术治疗。具体治疗详述如下。首先是皮肤病治疗的概述。

外用药物治疗

外用药物治疗有经皮直接吸收及减少系统吸收毒副作用的优点。它是由包含活性成分的赋形剂或基质组成的(表11.1)。

赋形剂定义如下。

• 洗剂:一种液体赋形剂,通常是包含盐成分的水溶液或乙醇溶液。振荡剂中含有不溶性的粉末(如炉甘石洗剂)。

• 霜剂:一种水包油的半固体乳剂,其中包含用于稳定性的乳化剂及防止微生物过度生长的防腐剂。

• 凝胶:一种透明的半固体,不油腻的水乳液。

• 软膏:一种半固体的脂肪剂或油剂,无水分或仅有很少的水分,但是有时添加粉末物质。通常不添加防腐剂,其中活性成分悬浮而不是溶解于其中。

• 糊剂:一种含有高比例粉末物质(淀粉或氧化锌)以产生黏稠度大的软膏基质。

赋形剂的治疗特性

洗剂可以蒸发和冷却皮肤,有利于皮肤炎症和渗出状态的恢复。霜剂的水分含量高意味着其蒸发更多,而且不油腻,有利于它的使用和清理。软膏益用于干燥皮肤状态,可以补充水分隔绝外界空气,但是较为油腻难以清洗,较霜剂更难为患者所接受。糊剂是用于界限清楚的表面的理想剂型,如银屑病斑块,但缺点也是难以清除。

药物应用剂量

应用到整个身体的软膏需要15~20g的量,成年人面部或颈部需要1g,躯干(每侧)3g,上肢0.5g,下肢3g和足1g。对患者一个有用的参考是"指尖单位(FTU)",即应用于示指末端指骨的药物或软膏的剂量(图11.1)。一个指尖单位相当于0.5g。一个成年人每天2次使用润肤剂,一周所需要的剂量为250g。医生们通常低估了所需药物的数量。

类固醇激素的最大安全剂量随

表11.1 外用药物概况		
药物	适应证	药理学
糖皮质激素	湿疹、银屑病、扁平苔藓、盘状红斑狼疮、日晒伤、玫瑰痤疮、蕈样肉芽肿、光线性皮肤病、硬化性苔藓	作用方式是通过收缩血管、抗炎、抗增殖效应;药物作用强度不同,需要考虑其副作用
杀菌剂	皮肤脓毒症、下肢溃疡、感染性湿疹	氯己定(洗必泰)、苯扎氯铵(新洁尔灭)、硝酸银、高锰酸钾
抗生素	痤疮、酒渣鼻、毛囊炎、脓疱疮、感染性湿疹	盐酸金霉素、新霉素、杆菌肽、多黏菌素B、retapamulin、夫西地酸、莫匹罗星、耐药性及敏感性是需要考虑的问题
抗真菌药	皮肤真菌感染、白色念珠菌感染	制霉菌素、克霉唑、咪康唑、益康唑、特比萘酚、酮康唑和阿莫罗芬
抗病毒制剂	单纯疱疹、带状疱疹	阿昔洛韦、喷昔洛韦
杀虫药	疥疮、虱子	治疗疥疮的苯甲酸苄酯,除虫菊酯;治疗虱子的马拉息昂,除虫菊酯;可用作洗剂或香波
煤焦油	银屑病、湿疹	用于抗炎、抗增殖作用;可用于乳膏、香波和高绷带
地蒽酚	银屑病	抗增殖作用;可用于乳膏、糊剂和软膏
维生素D衍生物	银屑病	25-二羟基维生素D_3、钙泊三醇和他卡西醇抑制角质形成细胞增殖和促进其分化
角质剥脱剂	痤疮、鳞屑性湿疹	水杨酸、过氧化苯甲酰和维A酸
类视黄醇(维甲酸)	痤疮、银屑病	异维A酸(痤疮)、他扎罗汀(银屑病)
外用药物免疫调节剂(钙调磷酸酶抑制剂)	特异性湿疹(超适应证用药)	他克莫司和吡美莫司

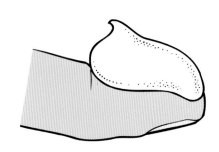

图11.1 指尖单位(FTU)=0.5g。

着其强度、患者的年龄及治疗时间的长短而不同。对于 1% 的氢化可的松，成年人可以使用 150~200g/w，但儿童仅可以使用 60g，婴儿可以使用少于 20g。除了莫米松、氟替卡松和他卡西醇每天使用 1 次，其他乳膏/软膏每天可使用 2 次。

药代动力学

一种药物穿透表皮的能力依赖于几个不同的因素，这些因素包括：

- 药物分子量的大小、结构和脂/水溶性不同。
- 赋形剂的使用，药物的应用是否封闭。
- 身体部位——通过眼睑和生殖器的吸收最大。
- 皮肤是否患病。

润肤剂

润肤剂可以通过重建皮肤脂质层表面、加强表皮的水合状态帮助改善干燥皮肤状态，如湿疹和鱼鳞病。常见的润肤剂，包括乳膏、Aveeno、Diprobase、Doublebase、E45、Epaderm、Hydromol、Ultrabase 和 Unguentum Mcreams。有时，赋形剂包含尿素（Aquadrate，Eucerin Intensive）或者抗生素（Dermol，Eczmol）。在洗澡水中加入润肤油脂也有帮助，如 Aveeno、Balneum、Cetraben、Dermolo、Dipro-bath、Doublebase、E45、Hydromol 和 Oilatum。

敷料剂和入院治疗

许多部门有治疗中心，提供每日换药及紫外线照射治疗。如果门诊管理不成功，可能需要住院治疗。为门诊患者和住院患者提供换药治疗，包括药膏外用于躯干、肢体后穿戴的弹力网纱，必须一天更换 1 次或 2 次。下肢溃疡包扎可以减少更换次数，这取决于使用敷料的类型。

煤焦油浸渍的绷带有时有助于腿部溃疡及湿疹的恢复。许多类型的石蜡纱布、水胶和藻酸盐辅料目前可用于下肢溃疡的治疗（第 110 页）。

外用类固醇

表 11.1 列出了皮质类固醇外用治疗的适应证。常见处方制剂的相对强度比较，如表 11.2 所示。

外用类固醇治疗的副作用

外用类固醇激素具有潜在的有害副作用，这些副作用包括：

- 皮肤萎缩-变薄、红斑、毛细血管扩张、紫癜和细纹。
- 诱导痤疮或口周皮炎的发生，加重玫瑰痤疮。
- 典型的真菌感染（如难辨认癣）；可能加重细菌或病毒感染。
- 由制剂或类固醇本身导致的过敏性接触性皮炎。
- 系统吸收-抑制垂体-肾上腺轴、库欣样表现、生长抑制。
- 快速耐受性——长期使用类固醇后，效应降低。

系统治疗

当外用药物治疗无效，或严重的皮肤病及感染时，采用系统药物治疗，详见表 11.3。

其他治疗

糖皮质激素有时可以直接在皮损局部注射，治疗某些对光疗有疗效的疾病（第 164 页），如瘢痕疙瘩。离子导入是一种治疗手掌过度出汗的方法，通过流动水将直流电导入皮肤。过去，X 线照射可以用来治疗银屑病、痤疮、头癣、皮肤结核和手部湿疹。目前，对于非恶性疾病很少有 X 线治疗的指征，虽然放射疗法对各种类型的皮肤肿瘤具有相当的价值。

冷冻治疗在皮肤科的应用十分广泛（第 168 页），它是用液氮局部作用于皮肤而发挥治疗作用。主要用于良性皮肤肿瘤或癌前病变的治疗。

表 11.2　外用糖皮质激素的相对强度比较		
强度	示例（种类）	专利名称（UK/USA）
弱效	1% 和 2.5% 氢化可的松	氢化可的松、麦迪松（U-Cort USA）
中效	0.05% 双丙酸阿氯米松	双丙酸阿氯美松（Aclovate USA）
	0.05% 丙酸倍他米松	氯倍他松（UK 和 USA）
	0.25% 己酸盐/乙酸盐氟考龙	己酸氟考龙（UK）
	0.0125% 氟氢缩松	Haelan（UK），Cordran（USA）
强效	0.1% 戊酸倍他米松	戊酸倍他米松（（Valisone USA）
	0.05% 二丙酸倍他米松	得宝松（UK 和 USA）
	0.025% 氟轻松	Synalar（UK 和 USA）
	0.05% 醋酸氟轻松	仙乃乐（Lidex USA）
	0.05% 丙酸氟替卡松	克廷肤（UK 和 USA）
	0.1% 丁酸氢化可的松	Locoid（UK 和 USA）
	0.1% 糠酸莫米松	Elocon（UK 和 USA）
超强效	0.05% 丙酸氯倍他索	特美肤（Temovate USA）
	0.3% 戊酸双氟米松	Nerisone Forte（UK 和 Canada）
	0.05% 丙酸卤倍他索	Ultravate（USA）

表 11.3　系统治疗概述

种类	药物名	适应证
糖皮质激素	通常泼尼松龙	大疱性疾病、结缔组织病、血管炎
细胞毒性药物	甲氨蝶呤	银屑病、结节病、湿疹
	羟基脲	银屑病
生物制剂	依那西普、英夫利昔、阿达木、乌司奴	系统药物治疗疗效不佳的银屑病，或其他疾病的超适应证用药(第45~46页)
免疫抑制剂	环孢素	银屑病、特应性湿疹、坏疽性脓皮病
	金	大疱性疾病、系统性红斑狼疮
	硫唑嘌呤、霉酚酸酯	大疱性疾病、慢性光化性皮炎、特应性湿疹
维 A 酸类	阿维 A	银屑病、其他角化性疾病
	异维 A 酸	痤疮
	阿利维 A 酸	手部皮炎
抗真菌药	灰黄霉素、特比萘酚	真菌感染
	酮康唑	真菌感染(包括白色念珠菌)
	伊曲康唑、氟康唑	真菌感染、念珠菌病
抗菌药	各种抗菌药物	皮肤脓毒症、痤疮、玫瑰痤疮
抗病毒药	阿昔洛韦、伐昔洛韦	单纯疱疹、带状疱疹
	泛昔洛韦	带状疱疹、生殖器单纯疱疹
抗组胺药	H1 受体阻滞剂	荨麻疹、湿疹
抗雄激素	醋酸环丙孕酮	痤疮(仅用于女性)
抗疟药	羟氯喹	红斑狼疮、迟发性皮肤卟啉病
抗麻风药	氨苯砜	疱疹样皮炎、麻风、血管炎

药物治疗基础

● 正确诊断是保证合理治疗的根本。

● 当外用糖皮质激素时：
- 使用有效治疗的最低强度激素；
- 注意其副作用，特别是皮肤萎缩；
- 保湿剂可以帮助减少局部糖皮质激素的用量。

● 向患者解释治疗方法，最好提供书面说明，这样可以帮助提高患者的依从性。指尖单位(FTU)是指导患者药膏使用数量的简便方法。

● 尽可能地采用最简单的治疗方法。如果有几种不同的外用药物用于身体的不同部位，患者很容易混淆。

● 医嘱应开足所需要使用的药物。如果患者通常拿到较少的药膏，当用完回到临床复诊时，则会因为没有足够的治疗而没有好转。

第 12 章 | 皮肤病的流行病学

皮肤病十分常见。大约 10% 全科医生(GP)的工作负担和 6% 的专科门诊量可以归因于皮肤问题。皮肤病也有重要的经济意义,它是造成工作时间损失的一个重要原因,是居第 3 位最常见的职业病(第 193 页)。

在流行病学的任何讨论中,首先定义相关术语是重要的:

• 患病率是指在某一特定时间患病的人群占特定人群的比例。

• 发病率是指在规定的时间内(通常是 1 年)发生某种疾病的人群的比例。

皮肤病的类型、患病率及发病率均取决于社会、经济、地域、种族、文化和年龄等相关因素。

一般人群的皮肤病

可靠的人口统计数据是很难获取的,但是在欧洲需要某些药物治疗及护理的皮肤病的患病率约为 20%。湿疹、痤疮和感染性疾病(包括疣)是最常见的主诉(图 12.1)。只有少数人会寻求医疗建议。

社区和专科门诊的皮肤病

在社区背景下(图 12.2)见到的皮肤病的特定比例会随着服务人群的年龄结构、所在区域的工业数量和类型及社会经济因素等而变化。人口统计学研究可能揭示了一种趋势,如在过去的 40 年中,不知何种原因使得特应性湿疹已经变得更常见。

在皮肤科专科门诊中所见到的患者是经过选择的人群(图 12.3)。在一些国家,如英国,家庭医生将会转诊这些患者。而其他国家,患者可能根据医疗保险的可利用性而就诊。根据当地的设施、兴趣及习俗的不同,转诊模式在不同地区之间各不相同。在欧洲,仅有超过 1% 的人群转诊到皮肤专科。在 21 世纪初,1/4 新转诊的患者需要进行外科手术治疗。

社会经济学因素

19 世纪,欧洲工业化使人们的生活水平得到改善,同时带来的是更多感染性疾病的发病率和婴儿致死率的下降。更好的营养、生活条件的改善和医疗保健措施的引进被认为是十分重要的。许多形式的感染性皮肤病包括皮肤感染,在发展中国家较西方国家更常见,而似乎较低的生活水平是导致这种现象的一种原因。

然而,工业化也带来了其自身的问题。在工业化国家职业性皮肤病是相当普遍的,轻度病例通常未报道。西方国家的逐渐成熟意味着患者现在需要对这些疾病采取措施,或者最小化,这些不会困扰过去几代人的疾病。

社会风尚的变化也导致皮肤疾病谱的相应改变。例如,20 世纪 70 年代逐渐流行的太阳浴的习俗,似乎导致了从 20 世纪 80 年代至今恶性肿瘤发病率的增加。

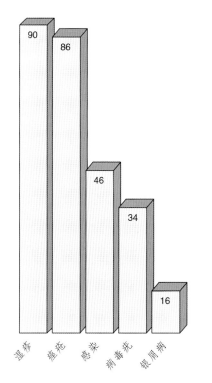

图 12.1 每 1000 人中皮肤病的发病率。

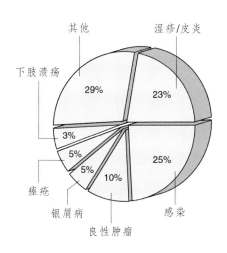

图 12.2 总体上来说皮肤病的比例。

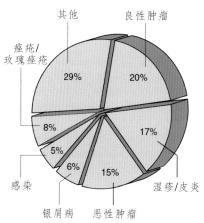

图 12.3 医院皮肤科门诊的皮肤病诊治。

媒体也有一定的影响:许多关于色素痣变化的潜在问题的文章和节目已经使大量担心的患者来就诊,寻求关于他们皮损的医疗保证。

地域因素

热带国家的潮湿环境容易引起真菌、细菌感染和其他的状况,如"痱子"(粟粒疹:由于汗腺导管的闭塞导致的瘙痒性皮疹的爆发)。日光气候的紫外线辐射将会导致日光性损害和非色素性皮肤的恶性改变转移至这些日晒区域。

图12.4比较了不同地理位置一些常见的主诉之间的不同。细菌和真菌感染的发病率显示不同,皮肤癌变在澳大利亚更常见。然而,湿疹/皮炎的数量是十分稳定的。

种族和文化因素

除了肤色的明显差异外,不同种族间皮肤结构也是不同的(第190页)。例如,黑皮肤的非洲人的头发通常是螺旋状的,而黄种人的头发往往是直的。在高加索人种中,头发的结

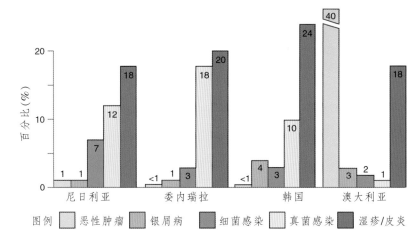

图12.4　部分常见皮肤病住院率的地域差异。

构更多变,可能是直发、螺旋状的或波浪的。白种人发生皮肤肿瘤和日光性损害较黑种人更多见,而黄种人的发病率介于两者之间。瘢痕疙瘩和头发疾病[如假性毛囊炎(第190~191页)]在黑种人更普遍,然而,黄种人的皮肤更容易出现苔藓样变,而痤疮发生的频率相对减少。白癜风似乎在各种族的发病率是相似的,但在肤色较深的人群更明显,可能有更大的精神心理影响。

文化因素也可能带来一些问题。例如,一些非洲黑种人的紧密编织的

头发可能会导致脱发,然而,一些特别的传统油膏及化妆品也可以导致皮炎及色素沉着样改变。

皮肤病的好发年龄及性别

不同的疾病与生命的不同阶段相关(表12.1)。某些疾病在一生中均可以发生,但在特定的年龄段更常见,然而,其他一些疾病在某一特定年龄组的人群中发病。例如,特应性湿疹在婴儿最常见,痤疮主要见于青少年,银屑病的发病高峰在二三十岁。某些疾病好发于中年,如天疱疮和恶性黑色素瘤。在老年人,更容易发生退行性和恶性皮肤症。因此,人群的年龄结构将会影响皮肤病发病的类型。

某些疾病在特定的性别更常见(表12.2)。

表12.1　年龄相关皮肤病的发病

年龄	疾病
儿童期	鲜红斑痣和草莓痣、鱼鳞病、红细胞生成原卟啉病、大疱性表皮松解症、特应性湿疹、婴儿脂溢性皮炎、色素性荨麻疹、病毒疹、传染性软疣、脓疱疮
青春期	黑素细胞痣、痤疮、银屑病(尤其是点滴状)、脂溢性皮炎、白癜风、玫瑰糠疹
成年早期	银屑病、脂溢性皮炎、扁平苔藓、疱疹样皮炎、红斑狼疮、白癜风、花斑癣
中年期	迟发性皮肤卟啉病、扁平苔藓、酒渣鼻、寻常型天疱疮、静脉性溃疡、恶性黑色素瘤、基底细胞癌、蕈样肉芽肿
老年期	乏脂性湿疹、瘙痒症、大疱性类天疱疮、动静脉溃疡、脂溢性角化病、日光性角化病、Campbell-de-Morgan spots(樱桃状血管瘤)、基底细胞癌、鳞状细胞癌、带状疱疹

表12.2　不同性别好发的皮肤病

性别	疾病
女性	掌跖脓疱病、硬化性苔藓、红斑狼疮、系统性硬皮病、硬斑病、玫瑰痤疮、人工性皮炎、静脉溃疡、原位鳞状细胞癌、恶性黑色素瘤
男性	脂溢性皮炎、疱疹样皮炎、迟发性皮肤卟啉病、结节性多动脉炎、肛门瘙痒症、足癣、股癣、蕈样肉芽肿、鳞状细胞癌、日光性角化病

流行病学

- 普通社区最常见的皮肤病是湿疹、痤疮和感染,包括病毒疣。
- 约20%的普通人群患有需要医治的皮肤病。
- 皮肤病占所有常规门诊量的10%。
- 提高生活条件可以减少皮肤感染,而白种人过度的日光照射更易发生皮肤癌。

第 13 章 | 体像、精神和皮肤

患皮肤病的压力

慢性皮肤病的潜在严重的心理影响常常被低估。高达30%的皮肤科门诊患者因其皮肤状态而感到苦恼。对患痤疮的年轻人及一些严重的银屑病或湿疹患者来说，这是可以理解的。这些疾病的患者，因其低估的个人形象可能超出其皮肤问题的客观严重程度。皮肤病可以使患者感到自己是被人们避之不及的人群，感觉他们的社会生活是受限制的，因此，其他人不想融入他们之中。这种心理障碍是培训课程的核心。对生活质量的影响可以通过特定的问卷进行评估，例如皮肤病生活质量指数评估(DLQI)。

患者有时认为自己的疾病是直接由"压力"引起或加重的。这是很难验证的，因为其往往是不能从病因学状态来区分的。许多皮肤科医生认为，精神心理因素可以加重疾病，如湿疹、银屑病等，但是他们更多的倾向这是患者自身的压力状态而为。然而，人们普遍接受精神心理起源的仅仅是少数状态。有鉴于此，心理科医生的管理是会有帮助的。

精神心理性皮肤病

人工性皮炎

不符合自然疾病的奇异形状(通常出现线状或小角状，并很少可触及的部位)的皮损，应该怀疑为人工性皮炎(图13.1)。这种皮损通常表现为溃疡或陈旧性皮损，并且没有按照预期愈合，尽管通过干预它们可以愈合。有时，也可以找到水疱或挫伤。

这种情况往往发生在年轻女性身上。不建议强制劝阻，因为这可能导

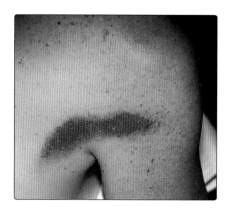
图 13.1　人工性皮炎:线状病变。

致愤怒的拒绝。管理的目的在于排除真性疾病，与患者建立亲密友好关系，温和、渐渐地调查其心理压力的根源，如家庭或工作环境、社会或性关系。

畸形妄想症

患者可能没有客观的皮肤疾病，但仍抱怨，如面部发红及发热等症状，或表现为存在如面部毛发过多的形象问题偏见。这种情况有时被称为躯体变形障碍(先前也称为畸形恐怖)，通常见于女性，尽管也发生在男性，表现为阴囊烧灼感。大多数这种患者是抑郁的，甚至有些可能有精神分裂症的迹象。对于有真正妄想症的患者需要进行精神心理科转诊。

寄生虫妄想症

这种皮肤状态的患者确信他们的皮肤存在寄生虫感染，而且他们通常携带收集的角蛋白及碎片来支持他们的观点。可以看到自身导致的抓痕。这种情况主要发生在大于40岁的女性。大多数患者没有器质性的精神疾患，但是他们通常是强迫性的认为其有单一症状的疑病性精神病。治疗是困难的。排除真正的感染是必要的，使用抗精神病药物，如匹莫齐特、利培酮或奥氮平可能会有帮助，但都有潜在的副作用，需要进行监测。

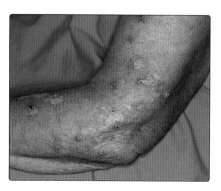
图 13.2　病理性皮肤瘙痒:有些已愈合呈浅白色。

拔毛癖

摩擦、拉扯和扭曲头发在儿童中不少见，这可以导致头皮上的头发稀少，但是也可以自然缓和。当发生于成年人时，头发可用剪刀或剃刀剪短，预后并不是很好。

病理性皮肤搔抓(精神性抓痕)

可触及部位的皮肤，特别是前臂和颈后部是这种情况常累及的部位，表现为各种阶段由溃疡至愈合的瘢痕等各种演变的擦伤性皮疹(图13.2)。损害是由于难以控制的瘙痒引起的，但是没有原发皮损。有效地阻断人为因素有助于皮损愈合。Acné excoriée是一种变异的皮损，见于年轻女性挤压、针挑痤疮皮损导致的一种人工性磨损样的改变。

体像、精神和皮肤

- 心理应激通常和皮肤病相关，患者的心理状态应该进行常规评估。生活质量问卷是有效的方式。
- 某些皮肤病(如湿疹和银屑病)可能在特定的患者应激状态下加重，患者意识到这种情况可能是有益的。
- 少数皮肤病是精神心理起源的。联系精神科医生可能会有帮助。

第 2 部分　疾病

第 **14** 章 | 银屑病——流行病学、病理生理学和临床表现

定义

银屑病是一种慢性、非传染性的炎症性皮肤病,其典型皮损为鳞屑性红斑(图 14.1)。

流行病学

在欧洲和北美洲,银屑病的自然人群发病率为 1.5%~3%,但在非洲、中国和日本却不常见。银屑病的发病无明显性别差异,而且可起病于任何年龄,甚至是老年期也可发病。银屑病发病的两个高峰期分别为 20~30 岁,以及 60 岁。8 岁以下的儿童患有银屑病的并不常见。银屑病与代谢综合征之间的关联是近来颇为重要的一个发现。

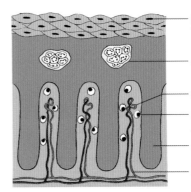

图 14.1 银屑病的组织病理学表现。

角化细胞在角质层保留细胞核
表皮微脓肿
扩张的毛细血管
真皮上层 T 淋巴细胞浸润
表皮突向下延伸
真皮毛细血管

病因与发病机制

遗传因素

银屑病是由遗传因素等多种因素相互作用的多基因遗传病(第 16~17 页)。约有 35% 的患者具有银屑病家族史,而对双胞胎银屑病的发病情况进行研究显示,两者发病特征的一致性为 64%。父母一方有银屑病时,其子女银屑病的发病率为 14% 左右,而父母均为银屑病患者时,其子女银屑病的发病率达 41%。近年来发现,由遗传决定的人类组织相容性抗原(HLA)与银屑病发病密切相关,尤其是 Cw6 位点。目前,外界环境因素被认为是引发易感基因激活而诱发疾病的原因。

表皮动力学和代谢障碍

银屑病是由于皮肤 T 细胞的异常反应而引起的表皮屏障和炎症信号的改变。由于表皮基底层及基底层以上细胞的增生,使角质形成细胞增殖数量增加了 7 倍,但细胞周期时间并没有减少。推测皮损中活化的 T 淋巴细胞释放的细胞因子,尤其是转

化生长因子-α,刺激角质形成细胞增生,使上皮毛细血管神经丛扩张,从而促发并参与银屑病的发生发展。目前研究发现,至少有 9 个确定的银屑病易感基因位点,如染色体 6p 上的 PSOR1 位点。

诱发因素

有许多诱发因素与疾病相关。

• Koebner 现象:对于表皮和真皮的损伤,如擦伤或是手术损伤(第 26 页),可使受损皮肤诱发银屑病样改变(图 14.2)。

• 感染:一般来说,链球菌性咽喉炎可能导致点滴型银屑病。

• 药物:β 受体阻滞剂、锂和抗疟药可诱发或加重银屑病

• 光照:虽然对大多数患者来说,日光会改善银屑病症状,但仍有部分患者暴露在日光下会加重银屑病(其比例约为 6%)。

• 心理压力:压力会导致和加重银屑病。

• 吸烟和酗酒:这些因素会使银屑病加重。

组织病理特征

表皮角质层增厚,角化过度伴角

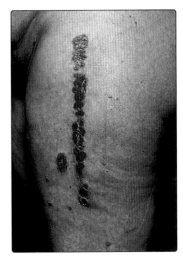

图 14.2 Koebner 现象。由外科手术瘢痕诱发的银屑病。

化不全(图 14.1),在疏松的角化不全细胞间,夹杂着空白间隙。在角质层内或角质层下,可见由中性粒细胞构成的小脓肿(Munro 微脓肿)。颗粒层变薄或消失。棘层增厚,表皮突整齐向下延伸,真皮乳头上方毛细血管扩张充血。早期银屑病皮肤病理见 T 淋巴细胞浸润。

临床表现

各类型银屑病的严重程度以及

危及生命程度均有不同。其表型也可由慢性斑块型银屑病发展成急性泛发性脓疱型银屑病。在某些干扰因素存在的情况下，银屑病的诊断容易发生混淆（表 14.1）。

银屑病主要分为以下几种类型：

- 斑块状银屑病。
- 滴状银屑病。
- 反向型银屑病。
- 局限型银屑病。
- 泛发性脓疱型银屑病。
- 指（趾）甲银屑病。
- 红皮病型银屑病（第 65 页）。

斑块状银屑病

初起皮损为红色丘疹或斑丘疹，逐步扩展成为境界清楚的红色斑块（图 14.3）。皮损可发生于全身各处，但以四肢伸侧，特别是肘部、膝部、头皮和骶尾部最为常见（图 8.1）。红色斑块上常覆有厚层的银白色鳞屑，刮除银白色鳞屑可见淡红色光亮半透明薄膜，剥去薄膜可见点状出血。斑块大小可由直径≤2cm 至数厘米不等，有时有瘙痒症状。

滴状银屑病

滴状银屑病早期是一种以急性对称性的滴状皮疹形态出现，红色丘疹上覆有银白色鳞屑，皮疹通常好发于躯干和四肢。这种类型的银屑病常见于青少年，且发病前常有咽喉部的链球菌感染史（图 14.4）。

反向型银屑病

此类型银屑病可发生于腋窝、乳房下、腹股沟及会阴等部位（图 14.5）。皮损为表面光滑的炎性红斑，可有少量鳞屑或无鳞屑。主要见于老年人群中。

局限型银屑病

银屑病也可以如下局限性的形式出现：

- 掌跖脓疱病的典型皮损是手掌或是足底出现棕黄色的脓疱（图 14.6）。少数患者在身体其他部位可存在典型的斑块状银屑病皮疹。此类型好发于吸烟的中年妇女。

- 轻度肢端皮炎型银屑病是脓疱型银屑病中不常见的一种类型，其皮损累积指（趾）端及指（趾）甲（图 15.2）。

- 头皮银屑病可单独见于头皮（图 15.1）。容易与头皮屑混淆，但头皮银屑病较后者的界限更清晰，鳞屑更厚。

- 黏膜银屑病好发于婴幼儿尿布使用处，但很少有患儿今后会发展成为真正的银屑病（第 176 页）。

泛发性脓疱型银屑病

此类型银屑病较为少见，但一旦发病常较危重，有时甚至危及生命。在原有银屑病皮损或无皮损的正常皮肤上迅速出现针尖至粟粒大小的淡黄色或黄白色的浅在性无菌性小脓疱，常密集分布，可融合成片状脓糊，并迅速发展至全身（图 14.7）。常急性发病，伴全身不适，出现寒战和高热，常需住院治疗。

指（趾）甲银屑病

有 25%~50% 的银屑病患者具有指（趾）甲损害（图 14.8）。最常见的损害是甲板上有顶针样凹陷，甲板不平，同时失去光泽，有时甲板可出现纵嵴、横沟、混浊、肥厚、游离端与甲床剥离或整个甲板畸形或缺如，有时呈甲癣样改变。指（趾）甲改变常于关节病型银屑病伴发，治疗相当困难。

表 14.1　银屑病的鉴别诊断	
各类型银屑病	**与之鉴别的疾病**
斑块状银屑病	银屑病药物疹（由 β 受体阻滞剂诱发）
	肥厚性扁平苔藓
掌跖脓疱病	角化过度的湿疹
	Reiter 病
头皮银屑病	脂溢性皮炎
滴状银屑病	玫瑰糠疹
反向型银屑病	皮肤念珠菌病
指（趾）甲银屑病	甲真菌感染

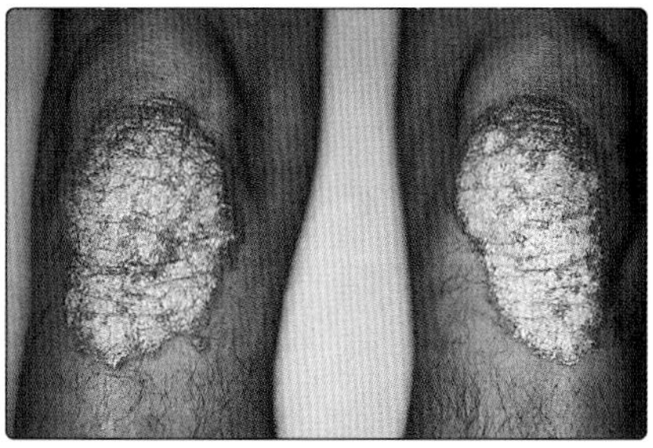

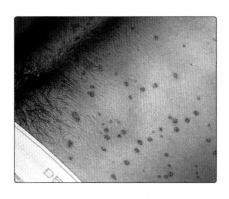

图 14.4　滴状银屑病皮损。

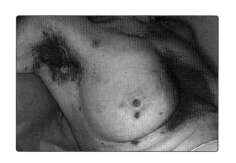

图 14.5　反向型银屑病患者光滑的、无鳞屑的红斑。

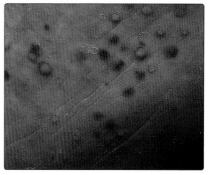

图 14.6　掌跖脓疱病：足底局限性银屑病皮损。

图 14.3　膝盖部位典型的斑块状银屑病。

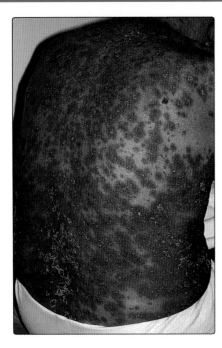

图 14.7 老年泛发性脓疱型银屑病患者。

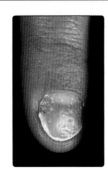 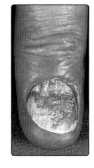

图 14.8 指(趾)甲银屑病:顶针甲(左图)和甲板肥厚伴甲床剥离(右图)。

银屑病

- 银屑病的自然人群发病率占西方人口的 1.5%~3%。
- 银屑病是多基因遗传病:35%的患者具有家族史。
- 通过全基因组扫描确定易感位点,如染色体 6p 上的 PSOR1 位点。
- 银屑病发病的两个高峰期分别为 20~30 岁,以及 50~60 岁。
- 角质形成细胞增殖数量增加了 7 倍,但细胞周期时间并没有减少。
- 慢性斑块型银屑病好发于肘部、膝部和头皮。
- 银屑病的发病诱因,包括链球菌感染、药物、光照、乙醇、香烟和心理压力。
- 有 25%~50%的银屑病患者具有指(趾)甲损害,而且其治疗相当困难。

第 15 章 | 银屑病——治疗方案和并发症

治疗方案

银屑病为非感染性炎症性皮肤病,其治疗的关键在于控制病情并长期治疗。治疗的过程中经常与患者沟通病情,并建立银屑病治疗小组及协会是相当有帮助的(第 42~43 页)。治疗方案是根据患者个体的特殊要求为前提,涉及疾病的类型和轻重程度,以及年龄和社会背景等方面而制订的(表 15.1)。NICE 治疗指南是相当有帮助的。

局部治疗

通常以局部外用药物作为一线治疗。

维生素 D 衍生物

钙泊三醇(卡泊三醇)、他卡西醇和骨化三醇是合成维生素 D 衍生物的组成成分,用于轻中度慢性斑块状银屑病。其能抑制细胞增殖,刺激角质形成细胞分化,改善银屑病的表皮细胞过度增殖情况。由于制剂无色无味,涂抹方便,且不具有类固醇类药物造成局部皮肤萎缩的风险,故患者

可接受度较好。可能部分患者会存在皮肤过敏的现象。但此类药物的功效与局部外用类固醇相当。

如果使用此类药物超过最大剂量,就有可能发生高钙血症。钙泊三醇最高剂量可达 100g/w(相当于每日 2 次,每次用量不超过体表面积的 40%),而他卡西醇最高剂量可达 35g/w(相当于每日 1 次,每次用量不超过体表面积的 20%)。他卡西醇可外用于头面部,而钙泊三醇则容易引起局部刺激。钙泊三醇则可用作头皮制剂。维生素 D 衍生物常与类固醇激素交替外用,并可同时与 UVB 和 PUVA 联合治疗银屑病。

局部外用类固醇皮质激素

局部外用类固醇皮质激素具有清洁、无刺激、易于涂抹的优点。然而,这一切优点必须权衡其产生的副作用,特别是要考虑激素撤用后的银屑病复发。局部外用类固醇皮质激素对于治疗面部、生殖器、屈侧皮损,特别是针对掌跖部位和头皮顽固性斑疗效显著。尽管强效激素对掌跖部位皮损效果非常好,但不应外用于面部。

中效激素往往足以达到治疗效果,但也应慎用。头皮部位皮损常外用洗剂或凝胶,其余部位则外用乳膏。

焦油制剂

焦油制剂近几十年来一直用于治疗银屑病,其安全性非常好,且能抑制疾病相关基因的 DNA 合成。其主要的缺点是气味刺激,涂抹后易产生油腻污垢。焦油制剂联合 UVB 照射对于住院患者的皮损护理方面非常有效。焦油可制成乳膏或洗剂外用于门诊患者的治疗。这些制剂适用于慢性斑块状银屑病或滴状银屑病的急性期。

地蒽酚(蒽林)

蒽林具有抗有丝分裂的作用,对正常皮肤有刺激作用。其不适用于面部或生殖器上,会将皮肤、头皮、亚麻制品、衣物和浴缸染成紫棕色。蒽林常用于住院患者,其本质是水杨酸氧化锌糊。一般用于斑块状银屑病的浓度为 0.1%,根据病情需要可增加至 2%。皮损周围的正常皮肤需用白色软石蜡包被,而用蒽林治疗的皮损区域需用纱布覆盖。每日焦油浴 10 分钟联合 UVB,再涂蒽林糊剂的治疗称为 Ingram 疗法。应用此疗法,大多数患者的银屑病皮损在 3 周内得到明显改善。

另有"高浓度短期疗法",适用于稳定期斑块状银屑病患者,即每天外用蒽林 30 分钟,但在治疗结束时,应清除皮肤上的蒽林。蒽林制剂是非常适合治疗银屑病的,其治疗浓度为 0.1%~2%。

维 A 酸类药物

局部外用的维 A 酸类药物,如他扎罗汀(有 0.05% 和 0.1% 两种浓度,

表 15.1　银屑病治疗指南

银屑病分类	治疗要点
稳定期斑块状银屑病	维生素 D 类衍生物联合类固醇皮质激素
	蒽林(高浓度短期疗法)、焦油制剂、他扎罗汀、窄波 UVB
泛发性斑块状银屑病	窄波 UVB(加局部治疗)
	甲氨蝶呤、环孢素、PUVA 或 Re-PUV 生物制剂
滴状银屑病	局部类固醇皮质激素(弱效/中效)、焦油制剂
	窄波 UVB
面部/反向型银屑病	局部类固醇皮质激素(弱效/中效)、他卡西醇
掌跖部位银屑病	局部类固醇皮质激素(强效)
	阿维 A、PUVA 或 Re-PUVA
泛发性脓疱型银屑病	阿维 A、甲氨蝶呤、环孢素
红皮病型银屑病	生物制剂

为凝胶制剂)适用于慢性斑块状银屑病。具有一定的局部刺激作用,常与局部类固醇皮质激素交替使用。

头皮银屑病和厚角质部位的银屑病治疗

用5%的水杨酸软膏治疗掌跖部位角质层较厚的银屑病皮损。头皮银屑病患者(图15.1)每天或2~3天使用3%水杨酸软膏(有时为3%硫黄软膏),并与含焦油的洗发水结合使用。椰子油混合物(如可可、焦油、水杨酸和硫黄)也有助于头皮鳞屑的清除。

全身治疗

对于可能危及生命,且对局部治疗产生抗药性或不起效的银屑病需要进行全身治疗(图15.2)。但采用此疗法必须权衡利弊。而使用潜在毒性药物的目的在于能将患者病情从危重转为可控状态。光疗和光化学疗法将在第164页阐述。

甲氨蝶呤

甲氨蝶呤是一种叶酸拮抗剂,具有抗炎、调节免疫的作用,用于治疗重度银屑病,疗效尚佳。有每周1次单剂量口服(一般常用剂量为7.5~15mg)、肌内注射或静脉注射等疗法。在用药前,必须确保具有正常的肝、肾和骨髓功能,而且这些功能必须在用药期间进行密切监测。肝脏疾病、酒精性肝炎和急性爆发性肝炎为应用甲氨蝶呤的禁忌证,用药期间不得同时服用以下药物,

如阿司匹林、非甾体消炎药和联合三唑等。一般在用药2~4周内见效。用药期间,一些轻微的副作用(如恶心),是最为常见的,但肝脏纤维化或肝硬化则是长期的用药风险。我们可通过监测血清胶原蛋白Ⅲ来观察肝损害情况。目前,大多数人认为,也可进行肝脏活检来了解肝损害情况,但该方法并不常见。同时甲氨蝶呤也是一种致畸药物。

维A酸类药物

维A酸类药物对于治疗脓疱型银屑病和角化性斑块状银屑病极为有效。小剂量阿维A联合局部外用药物治疗,或联合UVB或PUVA均有良好的效果。大多数患者用药后会有轻微的副作用,如黏膜处干燥、瘙痒或蜕皮等。然而更为严重的并发症为骨肥厚、肝功能异常、高脂血症和致畸性。此外,育龄期妇女禁用阿维A。虽然阿维A的半衰期为50天,但在部分患者中,其代谢需要延长至2年,甚至更久。

环孢素

环孢素以往应用于器官移植的患者,是一种主要作用于细胞免疫的选择性免疫抑制剂,对于治疗重度银屑病有确切的疗效。它通过抑制T淋巴细胞活化继而产生白介素2而起作用。由于服用该药的剂量依赖性而产生的可逆性肾毒性为其副作用,因此,治疗期间,需要密切监测血压和肾功能。服用该药可能还存在患有皮肤癌或淋巴瘤的风险,而且避免与光疗同时进行。

生物制剂和其他系统治疗

其他免疫抑制剂同样可控制银屑病,但均不如甲氨蝶呤疗效显著。羟基脲类药物具有不损害肝脏的优点,但它可发生骨髓抑制。富马酸酯只有在某些情况下是有效的。生物制剂虽非常有效,但价格昂贵(第44页)。

并发症

银屑病可并发关节病、红皮病和Koebner现象(图14.2)。它与代谢综合征和心血管疾病的发病风险增加密切相关。对于疾病的评估需要综合以上几方面。

关节病型银屑病

关节病型银屑病存在于20%~30%的银屑病患者中,其与皮疹的严重程度密切相关。本病男女比例均等,并有以下3种类型。

1.不对称关节炎:此类型累及关节数较少,且少有关节侵蚀现象,关节功能保存良好。

2.对称性多关节型:此类型易出现关节侵蚀、畸形和功能丧失(图15.3)。它和类风湿性关节炎有显著区别,其主要累及远端指间关节,而且类风湿因子检测

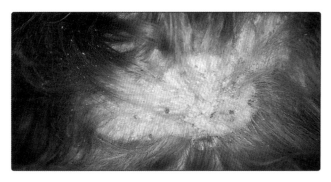

图15.1 头皮斑块状银屑病伴局限性脱发。

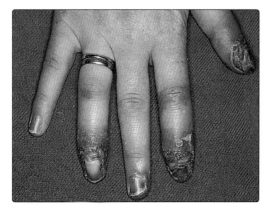

图15.2 连续性肢端型银屑病。3根手指上出现无菌性脓疱。

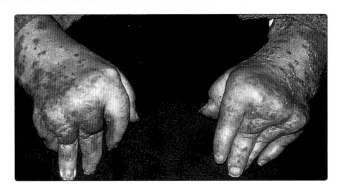

图 15.3　泛发性银屑病伴严重的对称性残毁型关节炎。

为阴性。

　　3.脊柱炎型：尽管此类型独立存在，但其类似于强直性脊柱炎，可伴有周围关节炎。

红皮病型银屑病

　　此类银屑病需要住院治疗，具体系统药物治疗详见第 66 页。

银屑病的治疗

　　首先需要参考 NICE 治疗指南。其次应明白再有效的治疗总是难以避免副作用的产生。

局部治疗常为一线治疗方案

- 类固醇皮质激素：常用且疗效可观，但需留意副作用。
- 维生素 D 类衍生物：体感舒适，疗效可观，但可有刺激反应。
- 焦油制剂：安全，但易产生污垢，并非常用的治疗方式。
- 蒽林：疗效可观，但颇有刺激性，建议家庭疗法使用。
- 角质剥脱剂：与焦油及硫黄制剂联合使用于头皮银屑病。

系统治疗适用于重度银屑病

- PUVA：常用治疗方法，但存在长期副作用并易患皮肤癌。
- 维 A 酸类药物：适用于脓疱型银屑病，但易致畸。
- 甲氨蝶呤：是非常有效的系统药物，但易造成肝脏毒性。
- 环孢素：非常有效，但存在潜在肾脏毒性。
- 生物制剂：疗效明确，但过于昂贵。

第 **16** 章 | 银屑病——生物制剂治疗

生物制剂是中重度银屑病和其他疾病，如类风湿性关节炎和克罗恩病的突破性治疗。生物制剂是基于重组细胞因子，融合蛋白或单克隆抗体（小鼠或人类），与肿瘤坏死因子-α、细胞因子受体或阻断 T 细胞受体结合的（图 16.1）。

科学背景

研究证实，银屑病是一种免疫介导的炎症性疾病，并已鉴制出参与免疫调节的相关基因。对于银屑病的生物学治疗主要是针对其病因而进行的（图 16.2）。包括以下几个方面：阻断肿瘤坏死因子-α、调节细胞因子 IL-12/IL-23 平衡、抑制树突状细胞和 T 淋巴细胞活化等，从而阻止疾病的发生。肿瘤坏死因子-α 由 Th1 细胞分泌，通过启动一系列细胞因子来介导炎症反应。IL-12（来源于树突状细胞）和 IL-23 是辅助性 T 细胞分化的核心因子。

活化的慢性炎症性细胞因子的作用

在重度银屑病中，活化的慢性炎症性细胞因子可能是导致患者心血管疾病发病率较高的原因之一。此外，一些与银屑病相关基因可能会导致心血管疾病和糖尿病。

图 16.2 银屑病发病的免疫机制。这张图展示了分子和细胞层面的变化，从银屑病发病的急性期皮损到慢性斑块性皮损，细胞因子、趋化因子和生长因子的释放，导致疾病加重的恶性循环。生物制剂则可通过抑制 TNF-α、IL-12 和其他因素来阻断炎性反应。

银屑病伴关节病变

在银屑病中，有 20%~30% 的患者伴有关节病变。除了皮肤病变，并非所有的生物制剂都能改善银屑病的关节病变。

生物制剂的种类

最常用的生物制剂是抗肿瘤坏死因子-α 制剂，其包括英夫利昔单抗、依那西普单抗、阿达木单抗和抗 IL-12/IL-23 抗体。生物制剂相比甲氨蝶呤对于银屑病的治疗效果更为可观。可以每 2 周至每 3 个月进行一次静脉输液或皮下注射给药。最常用的生物制剂将逐一详述（具体可上网查询）。

● 依那西普单抗：是一种融合蛋白，能与可溶性肿瘤坏死因子-α 和 β 结合。这是第一个由国家健康和临床医德研究所（NICE）批准的生物技术，用于治疗中重度银屑病患者，而

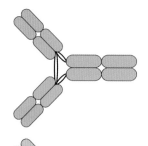
英夫利昔单抗

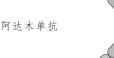
阿达木单抗

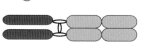
依那西普单抗

■ 人类免疫球蛋白连续区域

■ 小鼠免疫球蛋白可变区域

■ 重组人类免疫球蛋白可变区域

■ 人类免疫球蛋白胞外 TNF 受体

图 16.1 生物制剂结构示意图。英夫利昔单抗和阿达木单抗与正常人体免疫球蛋白结构相似。依那西普单抗包含了与人类免疫球蛋白重链部分融合的胞外 TNF 受体。

疾病初始状态　　　急性期皮损　　　慢性稳定期皮损

角质层细胞增殖

细胞因子、趋化因子和生长因子释放的恶性循环

趋化因子释放树突状细胞（DC）以及 T 细胞的活化和迁移

招募活化的 T 细胞，以及细胞因子的释放，如 TNF-α、IL-12、INF-γ、趋化因子和生长因子

内皮细胞增殖

活化的 DC 和 T 细胞

DC 移动到淋巴结

淋巴结中的初始 T 细胞

皮肤归巢 T 细胞

内皮细胞表达 ICAM-1 和其他信号

活化的 CD8⁺T 细胞聚集

招募变异的中性粒细胞

且并未对其他系统治疗，如环孢素、甲氨蝶呤或 PUVA 等造成冲突。在银屑病中，皮损严重程度由 PASI 评分（第 26 页）来评判，对患者生活治疗的影响程度则由 DLQI 评分（第 26 页）来评判。根据 NICE，在英国国家卫生服务条例中，这两项评分较高的患者均可资助使用生物制剂。其经皮下注射，每周注射 1 次或 2 次（剂量为 25mg 或 50mg）。

• 阿达木单抗：阿达木单抗是一种抗肿瘤坏死因子-α 的全人源性 IgG1 单克隆抗体，经皮下注射，每 2 周注射 1 次（剂量为 40mg）。

• 英夫利昔单抗：是一种联合小鼠和人类的抗肿瘤坏死因子-α 的嵌合单克隆抗体，经静脉输液，每 8 周静脉注射 5mg/kg。根据 NICE 的批注，用于治疗重度银屑病。

• 抗 IL-12/IL-23 抗体：为人源化抗 IL-12/IL-23 单克隆抗体，与人类 IL-12 和 IL-23 的 p40 亚单位结合，抑制 IL-12 和 IL-23 的生物活性。根据 NICE 的批准，用于皮下注射，每 12 周注射 1 次（剂量为 45mg 或对于体重大于 100kg 的注射 90mg）。

治疗前筛选

在开始治疗前，患者被告知生物制剂的潜在副作用（见下文），并对其他危险因素进行筛查，具体如下：

• 详细询问病史，排除既往或目前患有心血管疾病或脱髓鞘疾病和严重感染的患者。

• 注意是否存在可能影响生物制剂选择的共存联合疾病。

• 筛查并排除病毒性肝炎、艾滋病和结核病（后者可通过胸部 X 线片和干扰素释放试验检测）。

• 对于处于育龄期的妇女，要排除怀孕妇女。

生物制剂的疗效

生物制剂在治疗银屑病方面有不同程度的疗效。在接受治疗 10~12 周后，评判疗效的指标可根据 PASI 评分（如 PASI75，即皮损较治疗前得到了 75% 的改善）（图 16.3）。若在治疗 12~16 周后，皮损无明显改善或改善不佳，则需考虑停止用药或更改生物制剂再进行治疗。而且依那西普单抗、阿达木单抗和英夫利昔单抗对银屑病性关节炎的治疗也相当有效。

治疗

在英国，根据 NICE 观点，生物制剂适用于 PASI>10 且 DLQI>10 的患者，以及对于经环孢素、甲氨蝶呤等系统治疗或 PUVA 治疗无效，抑或是不能耐受的患者。经批准，依那西普单抗、阿达木单抗和抗 IL-12/IL-23 抗体均适用于以上情况。而对于重度银屑病患者，英夫利昔单抗则更合适且起效更快。有时，甲氨蝶呤可与依那西普单抗或英夫利昔单抗联合使用。临床上，若对某一种生物制剂治疗不敏感的患者，可选用另一种生物制剂。由于抗 IL-12/IL-23 抗体的起效途径特殊，可用作依那西普单抗或阿达木单抗的替代用药。

生物制剂的副作用

生物制剂的主要副作用是注射部位的输液反应、严重的感染（如诱发潜伏性肺结核）、癌症、脱髓鞘和心血管疾病。有时，生物制剂会导致原先的疾病加重或恶化。相比较其他治疗来说，生物制剂虽昂贵，但耐受性较好。

生物制剂在其他皮肤病中的应用

详见表 16.1。

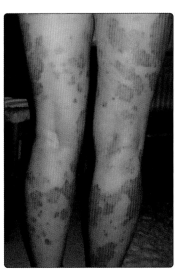
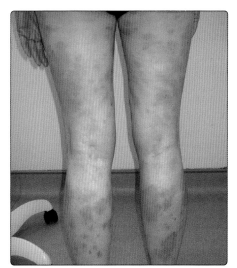
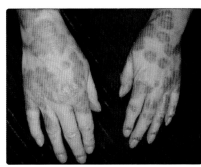
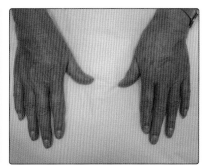

图 16.3　银屑病患者使用生物制剂治疗前后的明显对比。

表 16.1　生物制剂在其他皮肤疾病中的应用		
生物制剂名称	成分	适应证
利妥昔单抗	抗 CD20 的 IgG 嵌合抗体，直接消耗 B 细胞数量 经静脉输注给药	成功应用于 B 细胞恶性肿瘤和自身免疫性疾病，包括系统性红斑狼疮、皮肌炎、系统性硬化症和天疱疮
英夫利昔单抗	一种联合小鼠和人类的抗肿瘤坏死因子-α 的嵌合单克隆抗体	对于治疗化脓性汗腺炎、坏疽性脓皮病、结节病、白塞病和某些类型的血管炎均有效
奥马珠单抗	人类单克隆抗体与 IgE 结合，从而抑制 IgE 与肥大细胞和嗜碱性粒细胞的高亲和性受体结合	对于慢性荨麻疹的适应证正在 NICE 审批中，对特应性湿疹的疗效评价较为复杂

生物制剂治疗

- 新型免疫学活性药物：生物制剂通过抑制发病的分子机制通路从而阻止银屑病的发生。
- 临床试验证实：生物制剂在缓解银屑病皮损严重程度和改善生活质量方面取得良好功效。
- NICE 批准：在英国，根据 PASI 评分和 DLQI 评分，依那西普单抗、阿达木单抗和抗 IL-12/IL-23 抗体适用于中重度银屑病患者。
- 静脉输注英夫利昔单抗：适用于系统治疗无效或无法耐受的重度银屑病患者。
- 用法用量：生物制剂有皮下注射或静脉输注，用药剂量和频率根据具体情况而定，一般可每周 2 次至每 3 个月 1 次不等。
- 英夫利昔单抗治疗其他疾病：据报道，英夫利昔单抗对治疗坏疽性脓皮病、化脓性汗腺炎和结节病均有效。
- 利妥昔单抗：是一种 B 细胞抑制剂，据报道，对天疱疮和一些自身免疫性疾病的治疗有效。
- 异位性湿疹：迄今为止，没有得到使用生物制剂的批准。

第 17 章 | 湿疹——基本原理和刺激性接触性皮炎

定义

湿疹是一种非感染性炎症性皮肤疾病，表现为瘙痒、红斑、丘疹和脱屑。湿疹代表了对多种刺激物的反应模式，其中一些已被人们认识，但还有很多是未知的。湿疹和皮炎意味着相同的东西，可以互换使用。

分类

目前湿疹的分类并不令人满意，因为它是不一致的。然而，很难提供一种合适的分类方法，因为大多数湿疹的病因尚不清楚。不同类型的湿疹可以通过形态、发病部位或原因来识别。其中一种分类方法将湿疹分为内源性（由于内部或体质因素）和外源性（由于外部接触因素）较为方便（表 17.1）。然而，在临床实践中，这些区别往往是模糊的并且常常不能被分类。因此，在很多情况下，根据皮疹形态我们将湿疹进一步划分为急性（图 17.1）和慢性（图 17.2）湿疹。

急性湿疹

在急性湿疹中，表皮水肿（海绵

表 17.1 湿疹的分类	
分型	种类
外源性（接触）	过敏性、刺激性
	光反应
内源性	特应性
	脂溢性
	盘状（钱币状）
	静脉（瘀积、重力）
	汗疱疹
未分类	干性（乏脂性湿疹）
	单纯性苔藓（神经性皮炎）
	青少年足跖皮肤病

状），以及角质形成细胞分离，导致表皮小水疱形成（图 17.3a）。真皮血管扩张，而且炎性细胞侵入真皮和表皮。

慢性湿疹

在慢性湿疹中，可见棘细胞层增厚（棘层增厚）和角质层增厚（角化过度）伴部分角质层细胞内细胞核滞留（角化不全）（图 17.3b）。表皮突延长，真皮血管扩张，炎性单一核细胞浸润皮肤。

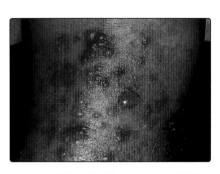

图 17.1 急性皮炎（湿疹）。红斑、水肿，伴丘疹、小水疱，有时有大的水疱。继而渗出、结痂。皮损疼痛、瘙痒。本病例是局部使用霜剂发生接触过敏引起的。

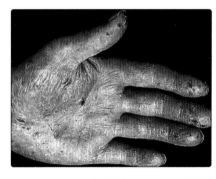

图 17.2 慢性皮炎（湿疹）。由于反复接触刺激物而使手部皮肤苔藓样变、脱屑和皲裂。仅凭外观不能排除过敏性接触性皮炎。

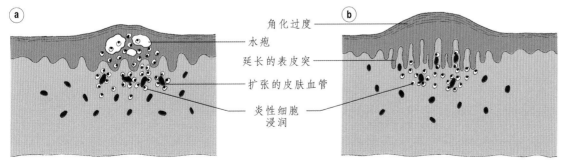

角化过度

水疱

延长的表皮突

扩张的皮肤血管

炎性细胞浸润

图 17.3 (a)急性和 (b)慢性皮炎的组织学特点。

刺激性接触性皮炎

定义

由一种外源性物质（通常是化学物质）引起的皮炎，称为接触性皮炎。这在有小孩的家庭妇女和工人中尤其常见，这是造成工作时间损失的一个主要原因（第 193 页）。接触性皮炎可能是由于刺激物或变应原，或两者的共同作用，通常离不开内源性因素的作用。当怀疑接触性皮炎时，需进行斑贴试验，因为仅凭临床资料很难排除变应性因素(第18章)。皮肤上的非过敏性炎症触发刺激性接触性皮炎。刺激物引起的接触性皮炎多于变应原引起的皮炎,但两者临床表现往往相似。

发病机制

虽然每个人的刺激性反应的阈值似乎不同,但在任何个体,只要对刺激物有充分地暴露,都可以引起刺激反应,不依赖于免疫记忆。进一步区别于过敏反应的事实是,刺激性反应可以在第一次接触时发生(而过敏反应在诱发前需要5~7天)。然而,许多刺激性反应在长时间暴露后才被识别,刺激信号很可能逐渐积累。刺激反应可能是由固有免疫系统介导的,它能感知皮肤的屏障破坏和有害物质。表17.2中描述了最重要的刺激物。

强烈的刺激物可在数小时内引起表皮坏死,但在大多数情况下,反应发生得更慢一些(表17.3)。在数月或数年的时间里,反复、累积地接触水、腐蚀剂和化学物质会导致皮炎,通常是在手上。有特应性湿疹病史的人对刺激物更敏感。

表17.2　职业来源的常见刺激物

职业	来源
建筑工人	水泥、摩擦
清洁工	洗涤剂、溶剂
厨师	肉、蔬菜、肥皂
理发师	洗发剂、漂白剂
医护人员	水、肥皂
金属品制造工	切削油、水
办公室职员	纸、干燥的空气
农民	动物分泌物

(From English J, Aldridge R, Gawkrodger DJ et al. 2009. Clin Exp Dermatol 34:761–769.)

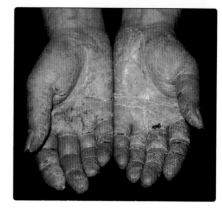

图17.4　手部刺激接触性皮炎,继发于反复接触溶剂。(From Bolognia JL, Jorizzo JL, Schaffer JV 2012 Dermatology, 3rd Edn. Saunders with pemission..)

临床表现

刺激接触性皮炎可发生于身体的任何部位,尽管手是最常见的部位(图17.4)。与变应性接触性皮炎一样,患者的职业、爱好和日常生活习惯有助于识别发病原因。

鉴别诊断

手部刺激性接触皮炎必须与变应性接触性皮炎、内源性湿疹、乳胶接触性荨麻疹(第193页)、银屑病和真菌感染鉴别。

处理

处理刺激性接触性皮炎并不容易,因为它经常需要生活模式发生巨大的改变,以避免潮湿工作。斑贴试验(第51页)是排除过敏因素的关键,特别是对于面部、手和脚的皮炎(图17.5)。为了解决这个问题,需要避免接触可疑刺激物。然而,刺激物通常是不大可能排除的。由于工作性质,某些刺激物可能不可避免地要接触到,但

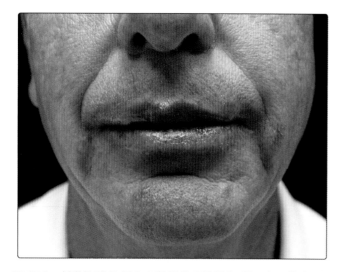

图17.5　刺激性唇炎 因为有舔唇的习惯所致,所以为了排除过敏原因,需要进行斑贴试验。(From Bolognia JL, Jorizzo JL, Schaffer JV 2012 dermatology, 3rd Edn, Saunders, with permission.)

表17.3　常见和几乎无处不在的刺激物

水和其他液体	溶剂、肥皂和洗涤剂
磨蚀剂,即摩擦刺激物	化妆品、个人洗护产品
化学物质,如酸和碱	

表17.4　手部刺激性接触性皮炎的治疗

个人护理	不应使用除臭剂、抗菌肥皂和清洁剂。可以用乙烯基手套来洗发
洗手	避免洗手。只使用温水,避免使用苛性皂/香皂,而用润肤清洁剂(无皂)。在沾水或洗手之前,取下戒指
干燥	轻拍而不是手搓干
润肤剂	清洗后,应使用润肤剂。油膏比霜剂更有效
家务	避免使用家用清洁剂。棉线手套可以用于一般的家务,园艺手套可以用于繁重的工作,以避免需要洗手。洗碗时,要用长柄刷子,不要用抹布,以免沾湿手。建议使用洗碗机代替手洗
温度/出汗	过度加热或冷却会刺激皮肤。手套引起的咬合会引起出汗,同样也会产生刺激。为了尽量减少遮挡,棉线手套可以戴在宽松的橡胶或乙烯基手套内
食物	减少与果汁、水果、蔬菜、生肉、洋葱和大蒜的接触

是可以改善职业环境卫生,如限制与刺激物不必要的接触、防护用具(特别是丁腈手套)和提供足够的洗涤及干燥设备。虽然鼓励个人皮肤护理,但隔离霜很少被使用。局部类固醇(中效或强效)有助于减缓刺激接触性皮炎,但避免措施应占主导地位。表 17.4 总结了防治手部湿疹的标准建议。

刺激性接触性皮炎

- 各种**刺激性因素**引起的接触性皮炎比变应性接触性皮炎多见。
- **刺激接触性皮炎**,仅凭皮损形态不易与变应性接触性皮炎或内源性湿疹相鉴别。
- **特应性**和那些有"敏感皮肤"的人更容易受到刺激物的影响。
- **斑贴测试**有助于排除过敏性接触性皮炎。
- **常见的刺激物**:水、摩擦磨料、化学物质(尤其是碱)、溶剂、油、洗涤剂、肥皂,以及低湿度和极端温度。
- **刺激性皮炎的处理**通常需要显著改变生活方式,特别是避免在水里工作和接触肥皂、洗涤剂和摩擦磨损,如需使用润肤剂,最好使用局部类固醇药膏。

第 18 章 | 湿疹——变应性接触性皮炎和斑贴试验

定义

变应性接触性皮炎是由外源性物质引起的湿疹,通常是一种化学物质,被免疫系统识别为抗原,并导致 T 细胞介导的炎症。通常,刺激物和内源性因素也参与其中。

发病机制

变应性接触性皮炎的易感性存在个体差异。暴露于相似的化妆品、医药产品或环境过敏原,某些人容易产生过敏反应而有些人却不过敏。某些人在低水平暴露后会出现过敏反应,而另一些人则会出现多重过敏症。然而,鲜有证据支持遗传效应在过敏反应中的作用。

过敏反应的诱导是通过皮肤引起的。化学抗原与自身蛋白结合,并经皮肤树突状细胞加工,将其迁移到引流淋巴结,以呈递给初始 CD4+ T 淋巴细胞。5~7 天内或更长时间后,这些特异性效应 T 细胞离开淋巴结并在皮肤归巢分子控制下返回皮肤。当它们再次遇到化学过敏原时,便会引起炎症,产生皮炎。

临床表现

过敏性接触性皮炎可能会影响身体的任何部位,尽管手和脸是常见的部位。特殊部位出现皮炎(图 18.1)可提示与某些物体接触。例如,一个曾经对廉价耳环产生过敏反应的女人手腕上的湿疹,提示对表带扣的镍过敏反应 (图 18.2)。诊断往往不容

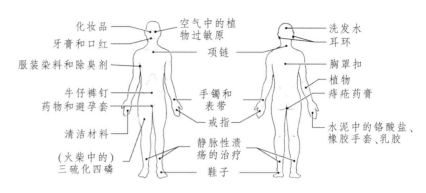

图 18.1 过敏性接触性皮炎的分布。

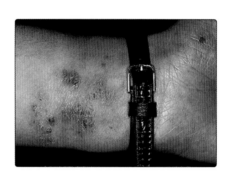

图 18.2 表带扣上的镍引起的过敏性接触性皮炎。

易,因为过敏原暴露史并不总是能信手拈来。了解患者的职业、爱好、既往史、使用化妆品或药物情况、接触家务用品和职业相关暴露,有助于找出可能存在的原因。常见过敏原的环境来源如表 18.1 所示。药物、化妆品、家用物品、植物和工作场所暴露均能引起过敏性和刺激性反应。

过敏性接触性皮炎有时会由继发性"自体致敏"扩散而影响全身。紫外线辐射 (UV) 可使一些外用物质(例如,防晒霜或以前的一些香水)活化,在曝光部位产生光接触反应。

鉴别诊断

变应性接触性皮炎需要与刺激性接触性皮炎鉴别,尽管两者经常共存。内源性湿疹、乳胶接触性荨麻疹、银屑病和真菌感染也需要考虑。面部急性接触性皮炎可类似于血管性水

表 18.1	常见过敏原的来源
过敏原	**来源**
铬酸盐	水泥、鞣革、底漆、防腐剂
钴	颜料、油漆、油墨、珠宝、金属合金
松香	胶水、增塑剂、胶带、清漆、上光剂
环氧树脂	双组分黏合剂、铸造模具
香水	化妆品、护肤霜、肥皂、除臭剂、家居产品、芳香疗法
镍	珠宝、拉链、紧固件、剪刀、仪器
对苯二胺	染发剂、服装染料、鞋子、彩色显影剂
植物	报春花、菊花、大蒜、毒葛/橡木(美国)
防腐剂	化妆品、霜剂和油剂、油漆、冷却剂油
橡胶化学品	手套、衣服、鞋、口罩、轮胎、避孕套

肿或丹毒。

治疗

变应性接触性皮炎的治疗有时并不容易,因为刺激性、过敏性和内源性因素可能重叠存在。明确任何有害的过敏原或刺激物是首要任务。斑贴试验(见下文)将有助于评估接触过敏的致敏原,对面部、手脚的皮炎尤其有用。

一旦证明了相关性,就需要排除环境中的过敏原,如果能够做到这一点,皮炎就可能消除。最常见的过敏原是镍、香精、防腐剂、对苯二胺、橡胶化学物质、树脂和植物(表 18.1)。要完全消除与无处不在的过敏原的接触可能是困难的。

避免过敏原

镍过敏影响 10% 的女性和 1% 的男性。通常,它仅在接触珠宝或金属的部位导致湿疹,造成不便,而在镍电镀工或金属机械师等人群,则可引起工业性皮炎。

香料在现代社会中普遍存在,不仅存在于香水(图 18.3)和除臭剂(图 18.4)等化妆品中,而且还存在于许多家居用品中。同样,防腐剂也用于除个人护理以外的许多产品中。在欧洲,曾发生过流行性防腐剂甲基噻唑啉酮接触过敏,该成分在化妆品(包括肥皂和香波)和工作场所的产品,如油漆和切削油中可见。

橡胶手套中的橡胶化学制品(如秋兰姆)也是常见的过敏原(当患者对橡胶出现反应时,必须考虑乳胶接触性荨麻疹)。家庭和农业用的植物也会引起过敏(和刺激性)接触性皮炎。毒常青藤皮炎(对植物化学成分漆酚接触过敏)在美国是一个主要问题。

斑贴试验

经皮斑贴试验用于检测细胞介导的(IV)型超敏反应。其对接触性皮炎的研究很有帮助。商业制备的过敏原可以用校准浓度进行检测,通常以凡士林(或有时用水)作为稀释剂。流程详见图 18.5。

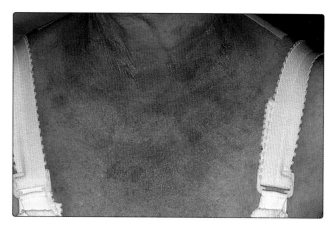

图 18.3　香水引起的颈部过敏性接触性皮炎。

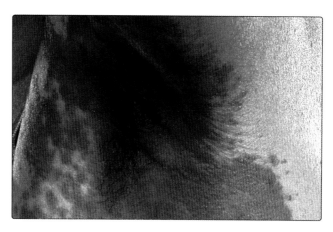

图 18.4　由滚珠型除臭剂的某种成分引起的腋窝的过敏性接触性皮炎。

过敏性接触性皮炎

- **由特异性致敏 T 细胞的过敏原激活**,启动了局部炎症的级联反应,出现过敏性皮炎的临床表现。
- **诊断过敏性接触性皮炎的指征**包括湿疹的特定部位和潜在的过敏原接触史。
- **过敏性皮炎中刺激性和内源性因素常共存。**
- **过敏性接触性皮炎通常发生在过敏原接触部位**,虽然可能出现继发湿疹蔓延的现象。
- **斑贴试验**有助于确认过敏性接触性皮炎,特别是面部、手和脚。可能还需要特异性免疫球蛋白(Ig)E 检测或点刺试验,以确认乳胶过敏。
- **常见过敏原**:包括镍、橡胶化学品、芳香剂、铬酸盐、钴、松香、防腐剂、植物过敏原和对苯二胺。
- **消除和避免过敏原**或其替代品,是有用的,但最好预防初始敏化。可能需要立法来控制对某些环境过敏原的暴露。

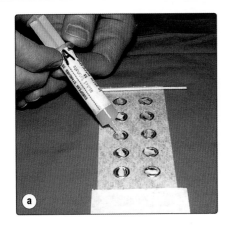

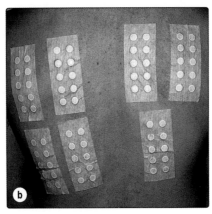

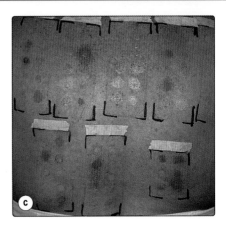

图 18.5 斑贴试验方法。

(a)斑贴试验准备。

将少量的测试物质置于用于斑贴试验的胶黏带上的8mm直径铝盘内(芬恩室)。检测物质的准确选择取决于详细的病史,包括临床问题、皮炎的部位、环境接触(注意所使用化妆品或工作场所的成分标签)和患者的职业。

(b)进行斑贴试验。

标准系列的41种物质适用于每一个患者,必要时,使用额外的过敏原。填写并保存好记录表。这些贴片固定在上背部,保留2天,然后用胶带或记号笔在每条的顶部边缘做标记。

(c)读取斑贴试验结果。

图示多个过敏反应阳性的斑贴试验位点。阳性过敏反应表现为局部湿疹反应,根据以下约定评分:

?+ 可疑反应:只有轻微红斑。

+ 弱阳性反应:红斑,可有少量丘疹。

++ 强阳性反应:出现水疱,浸润。

+++ 极强阳性反应:出现大疱。

IR 刺激物(各种类型,但常表现为釉面样的局限性区域。通常伴随着皮肤斑纹增多的现象)。

4天后,在测试部位做第2次观察,因为迟发性反应一般不会在此前出现。结果要结合临床来解释:阳性反应并不总是与当前的皮肤问题有关。若之前患者暴露的产品中含有斑贴试验中发生过敏的过敏原,方可证明其相关性。常见的过敏原及其来源见表18.1。

第 19 章 | 湿疹——特应性湿疹

定义

特应性湿疹(AE)是一种主要发生于儿童时期,可以导致界限不清炎性丘疹的慢性瘙痒性皮肤病。瘙痒显著,难以控制。大多数情况下,病情随着年龄的增长得以改善,但也有 50% 的儿童症状持续到进入成年期。诊断标准参见框 19.1。"特应性"是指一种容易罹患哮喘、过敏性鼻炎、结膜炎或特应性湿疹等疾病的遗传倾向,在人群中占 15%~25%。通常吸入性过敏原(如屋尘螨)引发的 AE 患者循环免疫球蛋白抗体(IgE)水平升高,但并不是有典型 AE 表现的所有患者 IgE 都升高,因此,IgE 水平不在 AE 的诊断标准里。

病因及发病机制

皮肤屏障

AE 患者皮肤屏障受损,使得水

框 19.1 特应性皮炎的诊断标准

有明确的皮肤瘙痒症状或是父母观察到的搔抓摩擦情况,同时包含以下三项或以上的表现:
- 皮肤纹理紊乱
- 患儿(4 岁以下)或者患儿的近亲属有哮喘或是花粉热的病史
- 皮肤干燥超过一年
- 2 岁以下发病(2~4 岁不常见)
- 皱褶部位有可见皮疹(4 岁以下的患儿还要包括面部)

Adapted from Williams HC, Burney PG, Pembroke AC, Hay RJ. 1994. The U.K. Working Party's Diagnostic Criteria for Atopic Dermatitis. III. Independent hospital validation. Br J Dermatol 131(3):406 - 416.

分过度丢失而皮肤干燥,以及外源性刺激和过敏原更容易穿透皮肤而诱导炎症。有发现表明,丝聚蛋白基因功能失活突变与皮肤屏障受损密切相关,这是一种在表皮外层中表达的皮肤屏障蛋白。而对 AE 患者的研究显示,表皮功能对 AE 的发展至关重要。

免疫学机制

AE 对外源环境性过敏原的免疫应答异常,表现为偏向于诱导特异性 IgE 抗体产生的 Th2 反应。这些免疫缺陷的基本原理尚不清楚。不过,有 20% 的 AE 患者的血清 IgE 水平是正常的。

发病率

有 20%~30% 的英国婴儿受累。通常在 6 月龄前发病,60% 在 1 岁以内发展为 AE。2/3 的患者有家族遗传过敏史。40%~60% 的患者在 10~20 年内出现缓解,但部分患者会复发。

临床表现

AE 随患者的年龄不同而表现不一。

婴儿期

婴儿期多在面部、头部和手部出现水疱、渗出伴瘙痒的湿疹表现,多伴有继发感染。约有一半的患儿湿疹会迁延反复,超过 18 个月。

儿童期

18 个月后,皮疹多累及皱褶部位(肘弯和腘窝、颈、手腕和脚踝)(图 19.2 和图 19.3)。面部通常表现为红斑和眶下褶痕。常见苔藓样变、脱屑、皮肤干燥(图 19.4),同时掌纹增加。肤色

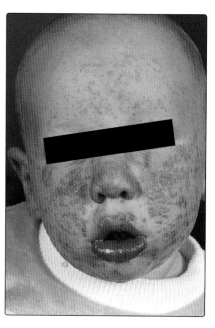

图 19.1 婴儿特应性湿疹。有继发性细菌感染表现。

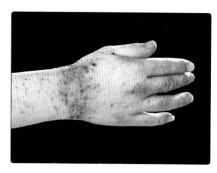

图 19.2 儿童的特应性湿疹,手腕部搔抓过度并有苔藓样改变。

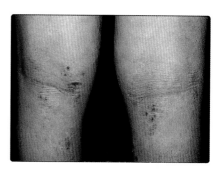

图 19.3 特应性湿疹累及患儿腘窝。

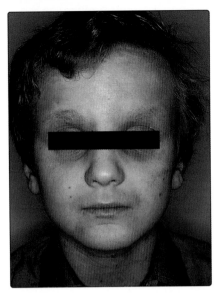

图 19.4 一例表现为"干燥性"瘙痒的特应性湿疹,由于经常摩擦面部导致眉毛缺失。

黑者容易发生炎症后色素沉着。抓挠和摩擦会导致大部分临床症状,特别是夜间会干扰睡眠,是个问题。患儿可出现行为障碍,并对家庭生活产生不利影响。偶尔也可以看到反转型的湿疹表现,皮疹累及肘膝部伸侧。

成年期

有 AE 病史的患者成人期最常见的表现是手部皮炎,刺激后加重。不过,少数成人 AE 患者表现为慢性泛发性苔藓化的严重形态(图 19.5),这可能会对他们的就业和社会活动

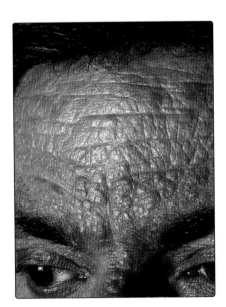

图 19.5 成人面部的特应性湿疹,表现为结节和苔藓化。

造成影响。应激状况(如遇到考试或婚姻问题)通常容易诱发加重。

鉴别诊断

应排除疥疮。AD 的鉴别诊断包括潜在的免疫缺陷性疾病。一般不需要进行调查,但是在某些情况下可能是有用的。

对标准疗法治疗无效,或是具有变应性接触性皮炎可能,如界限分明的湿疹,以及手部或面部湿疹的患者,斑贴试验是重要的检查手段。

并发症

• 细菌感染。大多数 AE 患者有金黄色葡萄球菌定植,而且侵袭性感染是本病发作加重的常见原因。

• 病毒感染。如疱疹性湿疹,有发生泛发性单纯疱疹的倾向(图 19.6)。患者对传染性软疣的易感性也增加。

• 酵母菌感染。糠秕马拉色菌过度生长是常见现象,部分患者外用或口服咪唑类药物有效。

• 白内障。一种特殊的白内障形式,偶见于严重过敏性湿疹的年轻患者。

• 生长迟缓。患有严重 AE 的孩子可能身材矮小。但与局部类固醇治疗无关。

治疗措施

一般措施包括向患者及其家长就疾病及其处理方案进行解释,强调

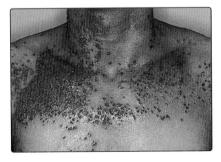

图 19.6 疱疹性湿疹,伴有单纯疱疹感染的特应性湿疹。

该病通常预后良好。指甲应保持剪短,清除屋尘螨(虽然这很困难)。避免潮湿环境下工作的职业(如护士、美容美发师、清洁工),以及接触刺激性油类物质的职业。一些患者可获得国家湿疹协会等团体的资助。

表 19.1 总结了 AE 的具体治疗措施。

局部治疗

洗涤和润肤剂治疗

润肤剂是最重要的治疗,应该尽可能品种多样化来提高患者依从性,并且充分向患者说明如何使用它们。润肤剂可以滋润干燥的皮肤,降低患者搔抓的欲望,减少局部类固醇的使用。油性的润肤剂(软膏)能更有效地修复皮肤的屏障,效果更好。含有杀菌剂,如氯己定的洗面奶、浴油也可能有所帮助。皮肤应常规使用润肤剂。避免肥皂和"发泡类"洗涤用品。

局部类固醇和钙调磷酸酶抑制剂

儿童患者使用 1%氢化可的松药膏每天一次就足够了(药膏通常是首选湿疹用油膏剂)。对于顽固性湿疹患儿,可短期使用中等强度的类固醇,而对成人,使用时间可以久一些。对于伴有感染的湿疹,类固醇联合局部抗生素应该会有帮助。他克莫司软膏(0.03%浓度适用于儿童,0.1%浓度适用于成人)或吡美莫司可以替代

表 19.1 AE 的治疗

治疗措施	适应证
润肤剂	绝大多数湿疹、鱼鳞病
局部外用激素	绝大多数类型湿疹
局部外用他克莫司	激素抵抗型的湿疹
煤焦油封包	苔藓样变、搔抓过度的湿疹
口服抗组胺药	瘙痒
口服抗生素	细菌重叠感染
饮食控制	食物过敏或不耐受的湿疹
UVB、甲氨蝶呤、环孢素、霉酚酸酯、硫唑嘌呤	对激素治疗效果不佳的顽固性和重度湿疹

类固醇,尤其是针对面部和手部湿疹。

治疗性封包/衣物

苔藓样变、搔抓过度的湿疹可以用煤焦油或鱼石脂糊绷带封包过夜,疗效良好。渗出性湿疹需要短时间湿裹或干裹治疗。弹性或丝绸质地衣物耐受性良好,适用于儿童,羊毛类衣物有刺激性,应避免穿着。

系统性治疗

抗组胺药主要是通过镇静功效发挥作用,大多晚间给药。频繁感染而加重湿疹的患者需要间断口服抗葡萄球菌的抗生素。疱疹性湿疹应紧急评估并给予阿昔洛韦治疗。病情严重或常规治疗抵抗的患者可予窄谱 UVB、甲氨蝶呤、硫唑嘌呤、霉酚酸酯或环孢素治疗。一些新的疗法也开始崭露头角,如前景广阔的抗白介素-4RA 生物制剂。

饮食控制

进食后出现的荨麻疹或血管性水肿等症状,应该由过敏性疾病方面的专家进行排查,常规特异性 IgE 检测难以对可能加重湿疹的食物进行可靠的预测。口周或肛周湿疹、胃肠道症状和生长发育不良提示与湿疹相关的食物过敏。营养师监督制订限制性饮食是对少数标准治疗无效患者的保留方案。

特应性湿疹

- 英国婴幼儿发病率为 20%~30%;其中 60% 的病例是 1 岁以内发病。
- 皮肤屏障功能缺失:丝聚蛋白突变是主要发病机制。
- 经典的婴儿湿疹发于面部,其次是腘窝和肘弯。
- 瘙痒-搔抓循环往复引发皮肤苔藓样改变。
- 病情加重多半与感染有关,尤其是葡萄球菌感染。
- 治疗措施包括润肤剂、外用激素和他克莫司、合适的衣着、系统应用抗组胺药及抗生素。

第 **20** 章 | 湿疹——其他类型

其他类型的皮炎主要有脂溢性皮炎、手部湿疹、汗疱疹、钱币状湿疹、瘀积性湿疹和乏皮脂性湿疹。

脂溢性皮炎

脂溢性皮炎主要表现为鳞屑性皮疹,通常累及头皮和眉部。还有其他一些类型。其瘙痒程度一般比 AE 要轻,但有时候门诊鉴别起来比较困难。治疗采取局部温和皮质类固醇外用以及抗酵母菌治疗(第 31 章)。

手部皮炎

手部皮炎是一种常见疾病,表现为从急性期水疱到慢性期的角化皲裂的周期性改变。诱因多种多样,通常是多因素共同引发。儿童手部皮炎的主要原因是 AE 所致。特应性倾向体质往往是成人手部皮炎发病的基础,尤其是那些反复接触各种刺激物的群体。

大部分手部皮炎成年患者需要做斑贴实验,以排除过敏原(第 18 章)。

真菌显微镜镜检以及培养可以排除真菌感染,特别是单侧发病的手部皮炎患者。足部也需要检查,因为足癣能够激发手部皮炎,如癣菌疹。内源性复发性手部皮炎患者的主要特征性表现是西米状的水疱,多见于手指侧面、手掌和足底。

临床表现

手部皮炎通常表现为慢性湿疹,但也可能会出现水疱暴发,称为汗疱疹(见下文)。AE 或接触性皮炎中常见水疱,但是汗疱疹通常无相关疾病。

治疗

大多数手部皮炎至少部分与接触刺激有关,所以减少刺激性接触(如肥皂、洗涤剂和潮湿环境下的工作)和使用润肤剂往往是必要的。框 20.1 汇总了对手部皮炎患者的一些建议。局部治疗疗效不佳时,可以适当地选择手 PUVA 疗法。近期阿利维 A 酸已被许可用于对强效糖皮质激素局部治疗无效的严重慢性手部皮炎。

框 20.1　手部皮炎的护理要点
洗手
用温水和无香型肥皂洗手,不宜用纸巾或是热烘干机来代替棉毛巾擦手。
防护
尽可能避免水洗类工作,或是在聚乙烯或是腈纶手套内,再戴一双棉质手套;在寒冷天气里以及做比较脏的工作时,戴手套。
药物
全天定期涂抹润肤剂,每天两次外用激素软膏。
避免接触
洗发水、护发用品、洗涤剂、化学溶剂、抛光剂、某些蔬菜(如西红柿、土豆)、剥水果皮(如橘子)以及剁生肉。

汗疱疹

汗疱疹一般在手足部发疹,剧烈瘙痒,多与 AE 有关(图 20.1)。

临床表现

患者通常主诉周期性手指侧面出现针尖大小的瘙痒性水疱,随后结痂并出现间断性的皲裂,具有明显特征性,这就是汗疱疹的疾病特点。发生于手足部的小水疱,偶尔融合成大疱,最多见于手指侧面,可诊断汗疱疹。瘙痒剧烈,表皮剥脱进一步加重炎性反应。水疱在表皮里由内向外移行,过程持续数周,1~2 周后形成痂屑。患处通常会形成轻度的角化过度,在皮肤皱褶部位可能会引起皲裂。不同寻常的是,这种情况经常是周期性的,而且往往是每月 1 次。严重病例并不罕见。多见于年轻人,特别是在温暖的天气,常反复发作。长期以来汗疱疹被认为与多汗有关,而且少数患者应用止汗

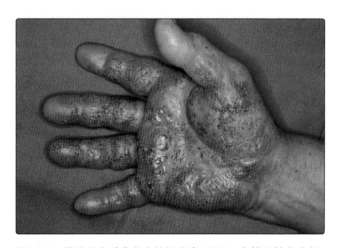

图 20.1　累及整个手掌的急性汗疱疹,见于一名镍过敏的女性。

处理后有所缓解。水疱可仅仅局限于手指,也可以广泛累及整个手。部分患者对镍过敏。

治疗

急性汗疱疹需要对大疱进行抽疱,并每天 1~2 次的湿敷(如 0.01% 高锰酸钾溶液或 0.65% 水醋酸铝 Burow 溶液)。有细菌感染时,给予口服抗生素治疗。一些皮肤科医生会系统给予皮质类固醇治疗,但一般来说,这并无必要。急性期时,可使用强效或超强效皮质类固醇溶液或油剂和棉线手套。对于慢性或是亚急性汗疱疹患者,激素软膏和润肤剂效果良好。

钱币状湿疹

钱币状湿疹病因不明,外形类似硬币是其特征,多发于四肢,中老年人好发(图 20.2)。年轻患者,尤其是肤色较深者,多半有 AE 病史。

临床表现

钱币状湿疹通常对称分布,瘙痒

剧烈。可以出现水疱,也可以出现慢性苔藓样改变。数周后可以消退,但是有复发倾向。常继发细菌感染。

治疗

本病容易与体癣和接触性皮炎混淆。强效或超强效的激素与抗菌剂或抗生素联合应用效果良好。

瘀积性皮炎

瘀积性皮炎多发生于小腿(图 20.3),并与静脉相关的基础疾病有关(第 110 页)。深静脉的功能不全使得真皮毛细血管的静脉压上升。毛细血管周围纤维素沉积,氧弥散受阻引发临床改变。

临床表现

本病多发于中年或老年女性。早期表现为脚踝周围小静脉曲张和含铁血黄素沉积,随着病情进展,可出现真皮和皮下组织的纤维化(脂性硬皮病)以及溃疡形成。若对外用药物接触过敏,则可使得临床皮损表现更

加复杂化。

治疗

润肤剂单独应用或是与弱效或中效激素乳膏联合使用,煤焦油每周封包 1~2 次效果良好,尤其是并发溃疡的时候。静脉疾病或是溃疡宜对症处理。

乏皮脂性湿疹(裂纹性湿疹)

乏皮脂性湿疹是一种伴有皮肤裂纹或是皱裂的干性湿疹,好发于老年人的四肢(图 20.4)。此类在老年人皮肤萎缩基础上发生的湿疹与过度洗浴、冬季气候干燥、甲状腺功能减退以及利尿剂应用有关。表现为躯干四肢皮肤发红、干燥伴瘙痒,以及铺路石样的细小裂纹。平时和浴后,皮肤应用润肤剂可以改善病情,不过有时候也需要应用弱效激素软膏。

其他湿疹

有时可见其他类型的湿疹,包括慢性单纯性苔藓、线状苔藓、青少年足底皮炎、尿布疹。

慢性单纯性苔藓(神经性皮炎)

神经性皮炎表现为局部呈苔藓样改变的皮炎,由于反复搔抓刺激引起,多为习惯性行为或与压力有关。常表现为单个的斑块,好发于小腿、颈后和外阴(外阴/肛门瘙痒症)。皮纹增粗,可出现色素沉着。亚洲人和中国人尤其容易罹患。有时候,在胫

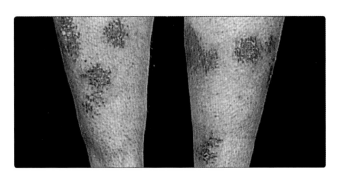

图 20.2 小腿的钱币状湿疹。

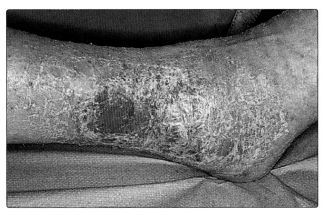

图 20.3 瘀积性湿疹。

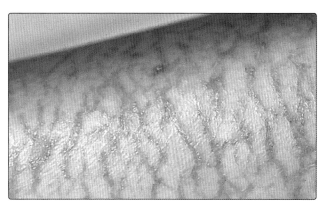

图 20.4 乏皮脂性湿疹。

前和前臂会出现类似结节性痒疹一样的结节化苔藓样改变。主要治疗手段包括润肤剂、强效激素制剂、弱效焦油糊剂或是绷带。

线状苔藓

线状苔藓是一种少见的自限性条带状皮炎，单个肢体发病，好发于青少年(见图 9.3)。

湿疹

- 脂溢性皮炎：通常累及头皮和面部，氢化可的松软膏联合抗菌治疗有效。
- 手部皮炎：多种因素共同致病，可用排除法确定病因。
- 汗疱疹：以手指侧面周期性复发的小水疱为特征性表现。
- 钱币状湿疹：好发于中老年人，多累及四肢，外形类似钱币状，外用中等强度激素制剂可改善。
- 瘀积性湿疹：多与静脉病变有关，润肤剂和弱中效激素制剂有效。
- 乏皮脂性湿疹：年长者皮肤好发的裂纹性湿疹，可以润肤剂和弱效激素制剂对症处理。
- 慢性单纯性苔藓：一种因反复搔抓引发的局限性苔藓样改变的皮炎，好发于后颈部及小腿。
- 线状苔藓：一种罕见的带状皮炎。

第 **21** 章 | 苔藓样疹

本章介绍扁平苔藓及其他具有光泽性平顶丘疹这一苔藓样表现的疾病。

扁平苔藓

扁平苔藓是一种发生在屈侧皮肤、黏膜和外生殖器的相对常见的瘙痒性丘疹性皮肤病。

扁平苔藓病因未知，但是其免疫机制可能是皮肤 T 细胞的浸润，在真皮表皮接合处还发现了 IgM，苔藓样发疹是移植物抗宿主反应的一部分而且和一些自身免疫病相关。

病理学

扁平苔藓表现为颗粒层增厚、基底细胞液化变性和真皮浅层淋巴细胞带状浸润(图 21.1)。

临床表现

2/3 的病例发生于 30~60 岁，儿童和老人不常见，无性别差异。扁平苔藓常始发于四肢，可在 4 周内迅速波及全身，而局限型更常见，进展较慢。典型皮损表现为瘙痒明显的平顶状多角形丘疹，直径数毫米，可见白色网状条纹(Wickham 纹)。丘疹最初为红色，随后变为紫红色(图 21.2)。

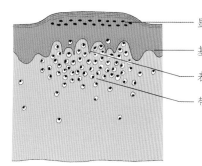

图 21.1　扁平苔藓组织病理像。

显著的颗粒层
基底细胞变性
表皮突呈锯齿状
带状淋巴细胞浸润

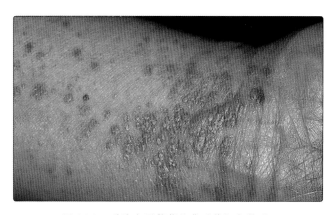

图 21.2　手腕扁平苔藓的典型紫红色外观。

皮损分布对称，常位于：
- 前臂和手腕。
- 小腿和大腿。
- 外生殖器、黏膜。
- 掌跖。

黏膜可受累，尤其是颊黏膜，约占 2/3，可无皮损(图 21.3)。扁平苔藓也可发生同形现象，可解释某些线状分布的皮损。尚有滤泡型和其他亚型(见下文)。大多数病例丘疹于几个月后消退并留有色素沉着，但也有变肥厚者。半数患者在 9 个月内消退，而 15% 的患者症状持续长达 18 个月以上。高达 20% 的患者有进一步发展。扁平苔藓可与其他疾病混淆，如表 21.1 所示。

扁平苔藓的类型

扁平苔藓有多种类型。
- 环型：约占 10%，多位于龟头。
- 萎缩型：罕见，可与肥厚型伴发。
- 大疱型：水疱在扁平苔藓中很少见。
- 滤泡型：可与典型的扁平苔藓同时出现，也可只侵犯头皮(瘢痕性脱发；102 页)。
- 肥厚型：疣状斑块累及小腿和手臂(图 21.4)，可迁延多年不愈。
- 黏膜型：任何黏膜表面都可能

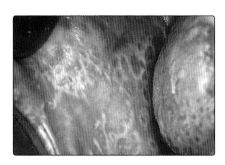

图 21.3　颊黏膜白色网状 Wickham 纹。

表 21.1　鉴别诊断：扁平苔藓	
扁平苔藓分型	**鉴别诊断**
普通型	苔藓样药疹
	点滴状银屑病
	非典型玫瑰糠疹
生殖器型	银屑病、疥疮
	硬化性苔藓
肥厚型	单纯苔藓

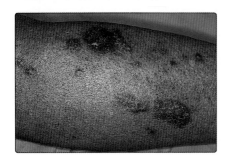

图 21.4 肥厚型扁平苔藓的色素沉着。

发生,伴或不伴其他部位皮损。

在口腔中,可能由于对汞合金填充物中的汞接触性过敏(见图 21.3)。

并发症

扁平苔藓可能存在以下并发症。

- 甲受累:占 10%。呈可逆的甲纵裂,但是营养不良/萎缩型病变可能产生瘢痕或者永久的甲缺损。扁平苔藓能严重侵害甲并造成甲的广泛损伤。
- 头皮损伤:可能为滤泡型,但是假性斑秃样永久的瘢痕性脱发更常见。
- 恶变:非常罕见。

治疗

扁平苔藓在大多数患者中表现为自限性。局部使用弱效至中效糖皮质激素一般均能改善症状。口腔的病变可使用糖皮质激素糊剂(如曲安奈德丙酮 0.1%牙膏) 或者外用他克莫司。肥厚型扁平苔藓可能需要局部使用强效糖皮质激素,有时候用封闭疗法, 或者局部糖皮质激素皮损内注射。病变广泛,溃疡性黏膜病变或者潜在的瘢痕性甲营养不良患者需口服泼尼松 1~3 个月(10~20mg/d)。长期系统使用糖皮质激素并不合理。阿维 A 或补骨脂素光化学疗法(PUVA)可能对耐药者有帮助。

硬化性苔藓

硬化性苔藓较少见,其特点为生殖器的白色苔藓样萎缩性病变。尽管和自身免疫性疾病有关,但病因不明。

病理学

表皮可增厚,变薄或角化过度。真皮浅层水肿,伴少量细胞浸润;胶原玻璃样变。真皮深层淋巴细胞浸润。

临床表现

硬化性苔藓在女性中的发病率是男性的 10 倍。最常见于中年,也可发生于儿童期(预后更好)。好发于生殖器,也有发生于躯干和手臂者。单个皮损直径为数毫米,呈瓷白色且轻微萎缩, 可聚合成皱纹状斑块 (图 21.5)。角化过度, 毛细血管扩张,紫癜,甚至可发生水疱。外阴和肛周的皮损可引起瘙痒及疼痛。男性表现为尿道狭窄和包茎 (干燥闭塞性龟头炎)。病变偶尔会发生于口腔。硬化性苔藓在成人是慢性疾病, 通常迁延不愈。儿童患者常在青春期自发性消退。

鉴别诊断

女性生殖器病变与慢性单纯性苔藓、Bowen 病和 乳房外 Paget 病相仿。男性生殖器病变类似于扁平苔藓、银屑病,以及一些罕见的炎症及癌前病变的龟头炎。

并发症

女性多发生外阴萎缩和性交困难。男性出现复发性龟头炎和龟头溃疡。不管是男性还是女性,长期病变发展为鳞状细胞癌的情况并不常见。

治疗

非生殖器病变无须治疗。女性生殖器病变中,中强效的类固醇乳膏能减轻瘙痒且防止瘢痕形成。一般情况下禁止行外阴切除术。

男性生殖器病变治疗和女性类似,但若出现包茎,则行包皮环切术。患者需长期随访,对任何可疑部分应进行病理检查。

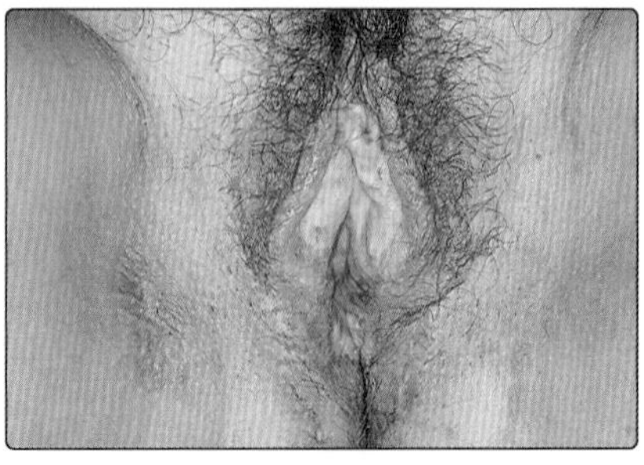

光泽苔藓

光泽苔藓是一种不常见的形态单一的肉色丘疹。病因学尚未明了。组织学显示淋巴细胞浸润,使单个真皮乳头增宽。

临床表现和治疗

发疹无征兆,常在无意间发现,多发生于儿童和青年人。皮损呈均一性针尖大小的丘疹,可成群分布于前臂、阴茎、腹部和臀部。主要的鉴别诊断包括扁平苔藓(可能与之共存)和毛周角化病(138 页)。

通常不需治疗。光泽苔藓可在数周内消退,亦可持续存在。

扁平苔藓样药疹

在使用药物后发疹,病变和扁平苔藓类似。

临床表现

人们对金制剂和阿地平治疗后出现的扁平苔藓样发疹已认识多年。发疹较严重,与真性扁平苔藓相比,更像银屑病,色素沉着更为明显(图 21.6),而在组织学上可见大量的嗜酸性粒细胞。停药后,皮疹消退较缓慢。表 21.2 列出了一些治疗药物。

图 21.5 外阴硬化性苔藓。

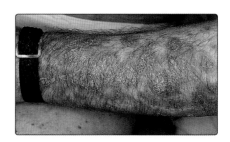

图 21.6 由奎宁引起的扁平苔藓样药疹的特征性改变。

表 21.2　药物导致的扁平苔藓样皮疹

药物类型	药物名称
抗关节炎药	金制剂、青霉胺、非甾体消炎药
糖尿病药	甲苯磺胺丁脲 v 氯磺丙脲
抗感染药	酮康唑、四环素
降压药	卡托普利、依那普利，β受体阻滞剂、硝苯地平
抗疟药	氯喹、阿的平、奎宁
抗精神病药	吩噻嗪、锂
抗结核药	异烟肼、乙胺丁醇、链霉素
生物制剂	英利昔单抗、依那西普、阿达木单抗
利尿剂	噻嗪类、呋塞米
新药	伊马替尼、米索前列醇
他汀类	辛伐他汀、普伐他汀

藓样疹

- 扁平苔藓：是一种相对常见的瘙痒性丘疹，大部分患者在 18 个月内皮损消退。
- 苔藓样药疹：同扁平苔藓相似，但是持续时间更久；可见于某些药物，如金制剂、氯喹和噻嗪类药物。
- 光泽苔藓：少见，表现为腹部、手臂和阴茎的无症状丘疹，皮疹细小，形态单一。
- 硬化性苔藓：在女性最常见，好发于生殖器。可能发生外阴的闭锁。局部糖皮质激素有效。有恶变的风险。

第 **22** 章 | 鳞屑性丘疹

鳞屑性丘疹的特点为凸起,有鳞屑,边界分明,包括银屑病、扁平苔藓等和表22.1所列的病变。湿疹一般无明显分界,所以不包括在内。这些疾病病因并不相关。有些以细小的鳞屑为特征,称之以"糠疹",意思是"麸皮般的鳞片"。

玫瑰糠疹

玫瑰糠疹是一种急性,自限性疾病,可能由感染引起,皮损特点为鳞屑性椭圆状丘疹和斑块,好发于躯干。

临床表现

在大多数患者中,起病初期单发的直径为2~5cm的皮疹,称为"前驱斑"(图22.1)。数天过后,在躯干、上臂和大腿出现很多较小的斑块。呈椭圆形,粉红色,外周有细小的"领圈样"脱屑。斑疹的分布和肋骨平行,远离脊柱向外辐射,伴有轻中度瘙痒。斑疹在4~8周自发消退。此病好发于青少年。病因不明,但是主要的流行病学证据倾向于感染性病因。

鉴别诊断和治疗

点滴状银屑病、花斑糠疹和二期梅毒可能与玫瑰糠疹混淆。可疑的患者应进行梅毒血清学检测。该病为自限性,局部中效糖皮质激素能缓解瘙痒,但并不能缩短病程。

花斑糠疹

花斑糠疹呈慢性,通常无自觉症状,以色素改变和躯干多发为特征,为真菌感染性疾病。详见89页。

Reiter 病

Reiter病是以多发性关节病、尿道炎、虹膜炎和银屑病样皮疹为表现的一种综合征。

临床表现和治疗

Reiter病几乎都发生于20~40岁拥有HLA-B27基因型的男性,并伴有泌尿生殖器和肠道感染。关节

和眼部表现常较严重。皮损包括龟头炎、脚部红色鳞屑性脓疱性银屑病样斑块,也称为"脓溢性皮肤角化病"(图22.2)。对严重的皮损局部治疗无效,常需口服甲氨蝶呤或阿维A。

苔藓样糠疹

苔藓样糠疹多发于儿童和青年。该病有两种类型且都不常见。最近的研究表明,苔藓样糠疹为T细胞增生性疾病。

临床表现

急性型以对称性椭圆形或圆形粉红色斑疹和丘疹为特点,直径为2~3mm,成群发作,有时病灶蔓延全身,但是大多数患者在躯干以及大腿

表 22.1 鳞屑性丘疹
慢性浅表性皮炎
药疹
扁平苔藓
毛发红糠疹
花斑糠疹
白色糠疹
苔藓性糠疹
玫瑰糠疹
银屑病
Reiter 病
二期梅毒
癣感染

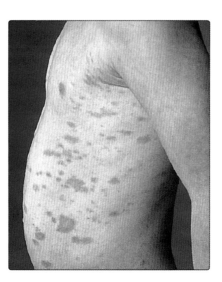

图 22.1 儿童玫瑰糠疹,显示下腹部一枚前驱斑及鳞屑性椭圆状斑块。

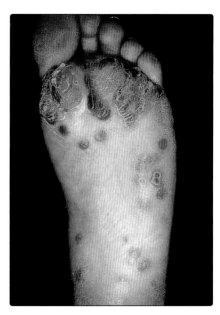

图 22.2 Reiter病,显示脓溢性皮肤角化病特点。(From Callen JP, Jorizzo JL, Bolognia JL, Piette WW, Zone JJ 2003 Dermatological Signs of Internal Disease, 4th edition. Saunders, with permission.)

和上臂屈侧更为明显(图 22.3)。丘疹常发展为多种形态,包括水痘、坏死,有时出现紫癜,伴细小痂屑,愈后留瘢痕。偶有年轻男性患者出现急性发热和溃疡,伴全身不适。

慢性型皮损的分布与急性型类似。典型皮损表现为坚实的苔藓样丘疹,直径为 3~10mm,呈红棕色,顶端有特征性"云母状"痂屑。皮损逐渐演变,约 1 个月左右,遗留褐色斑疹。随着新皮疹在数周内反复成批出现,皮损新旧交替,呈现多种形态。大部分患者皮损在 6 个月内消退,但可复发。

鉴别诊断

急性型需要与水痘、血管炎和淋巴瘤样丘疹病相鉴别,慢性型则要和点滴型银屑病和扁平苔藓进行鉴别。

治疗

光疗和局部糖皮质激素能缓解症状。急进型则需给予免疫抑制剂。

慢性浅表性皮炎

早先称之为副银屑病,但该名称最好避免使用。这是一种不太常见的慢性皮炎,皮损为鳞屑性粉红棕色圆形或椭圆形斑块,主要位于躯干部。大斑块型可发展为蕈样肉芽肿(皮肤 T 细胞淋巴瘤)或一开始就是蕈样肉芽肿的起病阶段。

临床表现

在慢性浅表性皮炎患者中,鳞屑斑通常发生于背部、腹部、臀部或大腿(图 22.4)。中青年起病,斑块呈惰性。疾病的演变需要经过很多年,很难预测哪些患者会发展为蕈样肉芽肿。但是"良性"病变多较小且呈指状,而"癌前"病变斑块更大,不对称,萎缩,而且与皮肤异色症(网状色素沉着,毛细血管扩张和萎缩)相关。活组织检查是必要的,以便于及时发现蕈样肉芽肿的出现,而对任何有变化的区域进一步检查也是需要的。该病常呈惰性并持续数年。

鉴别诊断和治疗

需与银屑病、盘状湿疹和体癣进行鉴别,但慢性浅表性皮炎的斑块是固定的,可以此鉴别。

一线治疗为中效局部糖皮质激素,有时有效。中波紫外线(UVB)或补骨脂素光化学疗法(PUVA)常用于大斑块型治疗。建议长期随访。

其他糠疹

其他类型糠疹包括如下:

● 毛发红糠疹。罕见,鳞屑毛囊性皮疹,可进展为红皮病。

● 白色糠疹。好发于儿童和青年,特点为面部和手臂细小的鳞屑性白色斑片。为湿疹的一型,常见于特应性患者。

● 石棉状糠疹。表现为黏附头发的厚层灰白色鳞屑,有时可见于银屑病或脂溢性皮炎患者。

二期梅毒

定义

二期梅毒是由梅毒螺旋体传播引起的皮肤和黏膜的炎症反应。近年来,梅毒又死灰复燃。

临床表现

二期梅毒发生于典型的一期硬下疳后的 4~12 周,表现为皮疹、淋巴肿大和其他多种不适。 粉色或铜棕色斑疹,后发展成丘疹,对称分布于躯干、四肢且无痒感(图 22.5)。环状皮损并不少见,掌跖受累有特征性。其他表现为在肛门和生殖器的湿润疣状损害(扁平湿疣),口腔糜烂可以是弧形的(蜗牛爬行样溃疡),以及弥漫性斑片状脱发。黏膜病变具有传染性。若不治疗,二期梅毒疹可于 1~3 个月自然消退。

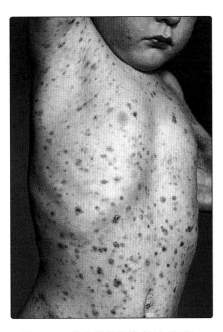

图 22.3 儿童苔藓样糠疹(急性型)。

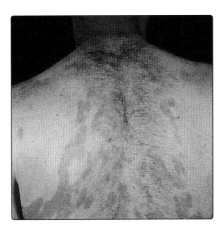

图 22.4 中年男性患者后背部慢性浅表性皮炎的斑块。

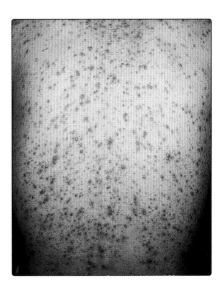

图 22.5 二期梅毒。躯干部有明显的铜红色斑疹和丘疹。

鉴别诊断和治疗

需排除玫瑰糠疹、银屑病、药疹、传染性单核细胞增多症、风疹和麻疹。二期梅毒螺旋体血清学阳性。治疗可肌内注射苄星青霉素。梅毒患者最好由熟悉泌尿生殖道感染治疗的医生进行治疗。

鳞屑性丘疹

- **玫瑰糠疹**为好发于青年躯干部的相对常见的自限性出疹疾病。前驱斑后出现有鳞的椭圆状斑疹。在起病初期有感染性。
- **花斑糠疹**是由嗜脂性酵母菌马拉色菌引起的青年人常见的躯干部发疹性疾病。常发生于夏天临近晒黑的皮肤处。
- **Reiter 综合征**好发于年轻男性且合并泌尿系和肠道感染。角化性皮损常伴眼睛和关节改变。
- **慢性浅表性皮炎**见于中青年,为不常见的躯干部的发疹性疾病。大斑块型可表现出早期的 T 淋巴细胞瘤。
- **苔藓样糠疹**是罕见的慢性发疹性疾病,为躯干和四肢部位鳞屑性丘疹。急性型可能留有瘢痕。
- **二期梅毒**为感染梅毒螺旋体后发于躯干部的对称性无瘙痒性皮疹,合并黏膜、手掌和脚掌的损害。

第 23 章 | 红皮病

定义

红皮病或称泛发性剥脱性皮炎，是指皮损累及全身几乎所有皮肤的任何炎症性皮肤病(或者定义为受累皮肤达到体表面积的 90% 以上)。这是一种继发性皮肤病，代表某种皮肤病或系统性疾病在皮肤上的大面积泛发。

病理

组织病理学表现主要取决于炎症所处病期和严重程度，而受原始病因影响较小。急性发作时，表皮和真皮水肿明显，并有炎性浸润。大部分慢性病变显示表皮增厚和表皮突延长。继发于淋巴瘤者，最终可出现明显的异常淋巴细胞，继发于银屑病、鱼鳞病样红皮病或毛发红糠疹者。取典型皮损进行活检，可见到特征性改变。

临床表现

红皮病是一种少见但很重要的皮肤急症，因其系统性影响具有潜在的致命性。女性发病率是男性的 2 倍，多见于中年人和老年人。起病突然，尤其是与白血病或湿疹相关的红皮病。

全身症状

通常从一处红色斑片开始，12~48 小时迅速蔓延到全身，可伴有发热、寒战和全身不适。2~6 天之后，皮肤就会出现脱屑，此时皮温升高，皮肤又红又干，明显增厚。患者会感觉皮肤刺痒、紧绷以及畏寒症状。可有大量连续的鳞屑剥脱表现。当红皮病持续几周后，会出现头发和体毛脱

落。指甲变厚，甚至脱落。在有色人种中，会发生皮肤色素减退。具体状况与患者一般情况和原发病因有关。红皮病的最常见的原因是湿疹、银屑病和淋巴瘤(表 23.1)。也可能与其他皮肤病有关，包括药疹、毛发红糠疹。多次(处)皮肤活组织检查有助于明确诊断。

湿疹

特应性湿疹可在任何年龄发展成为红皮病。红皮病继发于各种湿疹，最常见于中老年人。瘙痒剧烈。

银屑病

起初，皮损与一般银屑病类似，但是当发展成红皮病时，这些特点就不复存在了(图 23.1)。局部强效糖皮质激素停用、系统性糖皮质激素撤退或并发药疹，可诱发成为红皮病型银屑病。针头大小的无菌脓疱有时会发展为泛发性脓疱型银屑病。

淋巴瘤/ Sézary 综合征

早期活检可能无明显特异性，从而延误诊断，皮损泛发，有浸润感，瘙痒显著有助于明确诊断。淋巴结肿大常较明显，但淋巴瘤并不总是有淋巴结肿大。Sézary 综合征(图 23.2)通常

表 23.1 红皮病的病因和相对发生率	
病因	发生率(%)
湿疹(接触性皮炎/特应性皮炎/脂溢性皮炎/未明确的皮炎)	40
银屑病	25
淋巴瘤/白血病/ Sézary 综合征	15
药疹	10
毛发红糠疹/鱼鳞病样红皮病	1
其他皮肤病	1
未明确病因	8

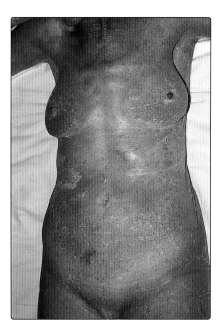

图 23.1 红皮病型银屑病。

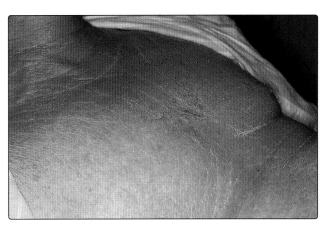

图 23.2 Sézary 综合征累及皮肤引起的红皮病。

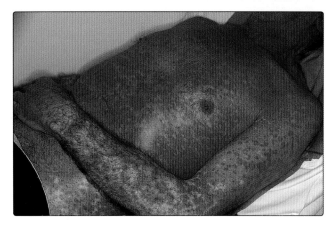

图 23.3　一种抗炎药物诱发的红皮病型药疹。

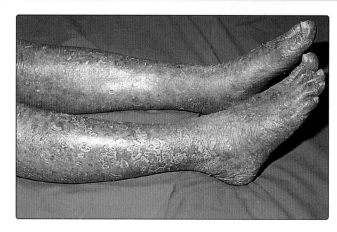

图 23.4　毛发红糠疹的腿部表现。

发生在老年男性,其特征是在血液和皮肤组织中存在着细胞核大而怪异的异常 T 淋巴细胞(Sézary 细胞)。患者可能多年稳定,然后迅速恶化。

药疹

急性药疹,通常为药物超敏综合征型,可能成为红皮病型(图 23.3)。卡马西平、苯妥英钠、地尔硫卓、西咪替丁、金属金、别嘌呤醇和磺胺类药物是最常见的原因。

毛发红糠疹

毛发红糠疹(PRP)是一种病因不明的红斑鳞屑性皮肤病,从头皮开始出现鳞屑性红斑,发展至四肢和躯干皮肤(图 23.4)。皮疹以毛囊为基础,特征性表现为大面积红斑中有正常皮岛和掌跖黄色角化增厚(图 23.5)。可以选择阿维 A 治疗。1~3 年后,可自行缓解。有复发性儿童类型的报道。

其他皮肤病

鱼鳞病样红皮病是一种遗传性鱼鳞病,从出生或婴儿早期发病。急性移植物抗宿主病、严重的疥疮或泛发的天疱疮也可引起红皮病,后两者非常少见。

约 10% 的红皮病患者找不到原发原因。这些病例都需要排除淋巴瘤的可能。

并发症

红皮病有着复杂的生理和代谢改变(表 23.2)。出现心力衰竭和体温

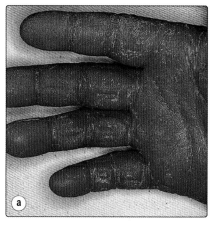
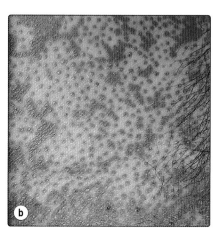

图 23.5　毛发红糠疹。(a)手掌黄色的角化过度;(b)典型的毛囊性皮损。

降低是危险因素,尤其是老年人,还可发生皮肤或呼吸道感染。皮肤水肿几乎始终存在,因此不能视作判断是否心力衰竭的标志。脉搏率通常会增加。心力衰竭和感染通常较难诊断。血液培养容易受到皮肤菌群的污染。常见

表 23.2　红皮病的病理生理

临床并发症	病理生理
心衰	皮肤血流速度加快
	血容量增加
皮肤水肿	毛细血管通透性增加
	血容量增加
	低蛋白血症
低蛋白血症	血容量增加
	白蛋白合成减少,代谢加快
	表皮脱屑加速蛋白丢失
脱水	经表皮失水增加
	毛细血管通透性增加
体温调节功能受损	过度的热量丢失
	出汗不良
皮肤淋巴结增大	皮肤的炎症和感染

淋巴结肿大,并不一定都是淋巴瘤。在临床使用糖皮质激素前,1/3 的红皮病是致命的,多死于心脏衰竭或感染。

治疗

如果起病缓慢,不需要系统药物治疗时,可以避免住院。而对于急性病例,必须予以住院治疗和专业的护理。将患者安置在舒适温暖的房间里,温度恒定(最好为 30°C~32°C),并定期监测脉搏、血压、体温和水电解质平衡。必要时,使用压力缓解床垫,予以舒缓润肤霜和弱效至中效的外用糖皮质激素局部支持治疗就足以控制病情。病情严重需要挽救生命时,可系统使用糖皮质激素。对于重症患者,维持血流动力学稳定、注意电解质平衡和充分的营养支持(特别是在减少蛋白质损失方面)至关重要。必须积极治疗心脏衰竭和并发感染。

红皮病

- 一种少见但可能致命的急症,通常是突然发作,表现为几乎全身皮肤受累。
- 常见原因:湿疹、银屑病、淋巴瘤和药疹。
- 以热、红、水肿、干燥和表皮的剥脱为特征。
- 并发症包括心力衰竭、体温过低、感染和淋巴结肿大。
- 必要时,予以住院治疗和密切监督。
- 治疗最初使用温和的润肤剂和外用糖皮质激素制剂。危及生命的病例可能需要系统性应用糖皮质激素和完全支持性治疗。

第 **24** 章 | 光皮肤病

特发性光线性皮肤病

多形性日光疹

多形性日光疹易错误地称为"痱子"(不同的皮肤病),前者有其特征性的瘙痒性丘疹、斑块,有时有水疱,皮疹在曝光部位持续数天。

临床表现

这是最常见的光线性皮肤病,女性的发病率是男性的 2 倍。通常在太阳光或人工紫外线(UV)照射 24 小时后,在曝光部位皮肤上形成瘙痒性的荨麻疹样丘疹、斑块和水疱(图24.1)。春天发病,可能会持续至整个夏天。严重程度不一。

鉴别诊断和治疗

多形性日光疹需要与光变应性接触性皮炎、药物诱导的光敏状态、红斑狼疮进行鉴别。

一线治疗是使用防晒霜和光防护措施。在春末予以患者一个短期的紫外线(UVB 或 PUVA)治疗能强化皮肤对光线的耐受,使得患者在夏天不发病。急性发作期予以口服糖皮质激素治疗有效,口服羟氯喹可以作为一种预防性的措施。

慢性光化性皮炎(光线性类网状细胞增多症)

慢性光化性皮炎是一种少见的紫外线诱导的疾病,原因不明。主要发生于中年或老年男性,表现为皮肤光暴露部位形成肥厚性斑块。

组织学上,表现为皮肤致密的淋巴细胞浸润。有些淋巴细胞可能不典型,提示为淋巴瘤(因此命名光线性类网状细胞增多症)。

临床表现

临床表现为长期反复的慢性皮炎,逐渐演变成慢性光化性皮炎,或从一开始就是光变应性接触性皮炎。光暴露部位及周边苔藓样斑块形成,夏季加重,皮损有常年持续存在的趋势(图 24.2)。患者对 UVA、UVB 和可见光敏感。患者也可能有对植物倍半萜内酯(空气传播过敏原)或某些化妆品成分接触敏感或光接触敏感,但是这在整个发病过程中起什么作用尚不明确。

鉴别诊断和治疗

需要与空气传播性接触性皮炎、药物诱导的光敏感相鉴别。通常对该疾病的诊断没有争议。做光敏试验有助于明确诊断。

避光、外用遮光剂和局部糖皮质激素治疗是慢性光化性皮炎的一线治疗方案。其次,必要时系统使用硫唑嘌呤、环孢素、霉酚酸酯或糖皮质激素。

日光性荨麻疹和光线性痒疹

日光性荨麻疹和光线性痒疹是罕见的皮肤病。日光性荨麻疹表现为皮肤暴露于阳光下数分钟内出现风团。特别是儿童发病者,需要与红细胞生成原卟啉病相鉴别(见下文)。光线性痒疹在儿童期就开始发病,在光暴露部位有其特征性的丘疹和抓痕。光线性痒疹与 HLA-DRB1 * 0401 或 HLA-DRB1 * 0407 密切相关。

光照性皮肤病其他原因

遗传疾病

某些罕见的遗传性疾病具有光敏性。患者可能有染色体不稳定(如 Bloom 综合征)或有 DNA 修复缺陷(如着色性干皮病,第 141 页)。

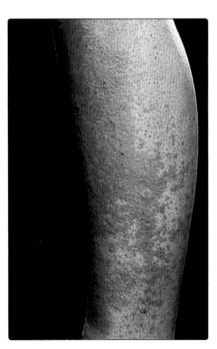

图 24.1 小腿的多形性日光疹。

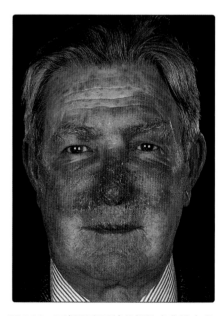

图 24.2 面部曝光区域的慢性光化性皮炎。

代谢性疾病

卟啉症

卟啉是血红蛋白、肌红蛋白和细胞色素合成的重要原料。卟啉症是罕见的代谢紊乱性疾病,大多是遗传性的,由于卟啉生物合成途径的酶缺陷,导致中间代谢产物的蓄积。蓄积的代谢产物可在尿液、粪便和血液中检出,有神经系统毒性,并引起皮肤光敏反应。

皮肤卟啉症主要有以下几种:

• 红细胞生成性原卟啉症。常染色体显性遗传,儿童期发病,表现为疼痛性的红色水疱。愈后在鼻子和手部留下线状的瘢痕。通过使用合成 α-促黑素(MSH)使皮肤变黑,从而产生光防护的新疗法正在试验中。

• 迟发性皮肤卟啉症。这是最常见的卟啉症,患者往往伴有肝病,多与饮酒相关。日晒可引起脸和手部皮肤出现表皮下水疱(图 24.3),皮肤脆弱易剥离,瘢痕形成,多毛。必须戒酒和停用诱发加重药物(如雌激素)。放血疗法或低剂量氯喹可用于临床治疗。

• 变异性卟啉症。常染色体显性遗传,常见于南非,皮肤症状同迟发性皮肤卟啉症。而急性发作时伴发的腹痛和神经精神症状类似于急性间歇性卟啉症,后者没有皮肤症状。

糙皮病

饮食中,维生素 B_3(烟酸)缺乏,通常发生在营养不良或酗酒者,可伴有光敏性皮炎、腹泻和痴呆。

药物或化学物质引起

药物

有几种药物可能通过光毒性(剂量依赖)或光变态反应机制在光暴露区域诱发皮疹。形态可以是湿疹样、水疱(如灰黄霉素)、色素沉着(如胺碘酮)或重度晒伤。亦可出现少见的光甲剥离发生(如四环素)。常见的光敏药物在框 24.1 示出。

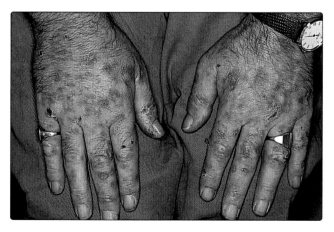

图 24.3 迟发型卟啉症。手背的改变。

胺碘酮、血管紧张素转换酶抑制剂、环丙沙星、呋塞米、异维 A 酸、非甾体消炎药、硝苯地平、吩噻嗪类、四环素类抗生素、噻嗪类。

局部应用的化学品

最常见的局部光敏剂(即过敏原)是防晒剂(如苯甲酮)、非甾体消炎药(NSAID)、煤焦油衍生物和芳香剂。局部光毒性(与刺激反应有关)通常是由于植物源性的补骨脂素,如在胡萝卜、芹菜、茴香、防风草、普通芸香和大猪草中发现的。

植物日光性皮炎,是由于皮肤接触了植物补骨脂素引起局部光敏反应的一种光接触性皮炎(图 24.4)。在化妆品皮炎中,常在颈部侧面出现条状色素沉着,这是由于使用了含补骨脂素的香水,常见的有佛手柑油。

日光可好转或加重的皮肤病

紫外线可以使得一些皮肤病获得一定的缓解(表 24.1),故太阳光、紫外线或 PUVA 被作为一种治疗手段。但是,并不是每一位患者都能从中获益,如紫外线可以

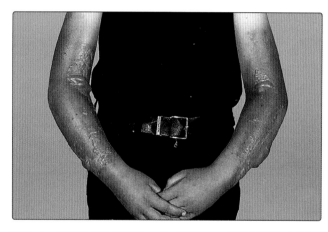

图 24.4 常见的植物日光性皮炎。患者一直在阳光照射下采集植物,皮肤产生重度的大疱反应。这种机制是光毒性,即刺激性的,而不是变态反应性的。

表 24.1 日光可成转或加重的皮肤病

可改善	可加重
痤疮	特异性皮炎(约 30%)
特应性皮炎	单纯疱疹
蕈样肉芽肿	红斑狼疮
玫瑰糠疹	卟啉症
银屑病	玫瑰痤疮
尿毒症性瘙痒症	白癜风

使某个患者的银屑病或特应性湿疹病情加重。日光甚至可能导致银屑病发生。日光也可能加重其他一些皮肤病（见表24.1）。

光照性皮肤病

- 在正常皮肤，日光会造成晒黑、晒伤、光老化和皮肤癌（第53章）。
- 重要的特发性光线性皮肤病，包括多形性日光疹、慢性光化性皮炎和日光性荨麻疹。
- 日光会加重的皮肤病，包括湿疹、单纯疱疹、红斑狼疮、皮肤卟啉症、玫瑰痤疮和白癜风。
- 日光可缓解的皮肤病，包括痤疮、湿疹、蕈样肉芽肿、玫瑰糠疹、银屑病和肾衰竭的瘙痒症。
- 诱发光敏感的药物，包括四环素类、吩噻嗪类药物、血管紧张素转换酶（ACE）抑制剂、非甾体消炎药（NSAID）、呋塞米和利尿药。

第 **25** 章 | 细菌感染——葡萄球菌及链球菌

皮肤是感染的屏障,但如果其防御系统被穿透或分解,许多微生物就会引起疾病(表 25.1)

正常皮肤菌群

正常的皮肤常驻菌通常是一群无害的微生物,包括细菌、酵母菌和螨虫(见第 5 章)。最近的研究,利用新的培养独立分析发现,最主要的是棒状杆菌属(22.8%;白喉)、丙酸杆菌(23%)和金黄色葡萄球菌(16.8%)。有趣的是,不同个体的同一解剖部位比同一个体的不同解剖部位,其微生物多态性的相似程度更高。例如微球菌,在腋窝部的分布有 500 000 个/cm²,而在前臂只有 60 个/cm²。有些人是高携带者。

葡萄球菌感染

1/3 的人会在鼻子,偶尔在腋下或会阴间歇性携带金黄色葡萄球菌,如湿疹或银屑病的皮肤会直接或间接受到葡萄球菌的感染。

脓疱疮

脓疱疮是由葡萄球菌或(和)链球菌引起的传染性浅表皮肤感染。

临床表现

在英国,由于社会条件的改善,脓疱疮现在相对少见,但本病在发展中国家还普遍存在。一般为儿童发病,皮损表现为:薄壁、易破裂的疱,经常发生在面部,留下渗出性黄色结痂(图 25.1)。病变迅速传播并具有传染性。大疱型(图 25.2)水疱直径为 1~2cm,在各年龄段均可见。特应性皮肤、疥疮、单纯疱疹、虱子滋生都会形成脓疱疮。脓疱疮容易与单纯疱疹、真菌感染混淆。

治疗

大多数局限性病例用生理盐水浸泡去除痂皮并局部应用抗生素(如莫匹罗星、夫西地酸或新霉素、杆菌肽)治疗有效。泛发性感染可系统性给予氟氯西林、红霉素治疗。化脓性链球菌引起的脓疱疮可能导致肾小球肾炎这一严重并发症。随着抗生素的广泛使用,耐甲氧西

表 25.1　皮肤的细菌性疾病	
微生物	**感染**
共生菌	红癣、窝状角质松解、腋毛癣
金黄色葡萄球菌	脓疱病、臁疮、毛囊炎、继发感染
链球菌	丹毒、蜂窝织炎、脓疱病、臁疮、坏死性筋膜炎
革兰阴性菌	继发性感染、毛囊炎、蜂窝织炎
分枝杆菌	结核病(寻常狼疮、疣状结核、瘰疬性皮肤结核)、鱼缸肉芽肿、布鲁溃疡、麻风
螺旋体	梅毒(如一期、二期)、莱姆病(慢性游走性红斑)
奈瑟菌	淋病(脓疱)、脑膜炎球菌血症(紫癜)
其他	炭疽(脓疱)、类丹毒(脓疱)

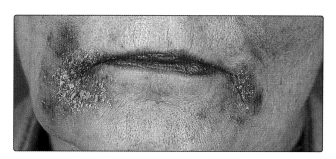

图 25.1　金黄色葡萄球菌感染导致的面部脓疱疮。

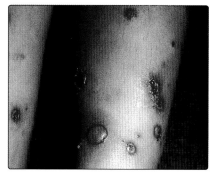

图 25.2 由葡萄球菌毒素导致的大疱性脓疱疮。(From James WD, Berger TG, Elston DM 2011 Andrews' Diseases of the Skin, 11th edition. Saunders, with permisssion.)

林金黄色葡萄球菌(MRSA)的携带(感染)也增加了。

臁疮

臁疮的皮损是局限性的溃烂和结痂的感染病灶,形成瘢痕性愈合。昆虫咬伤或易被忽视的轻微损伤都可能会感染葡萄球菌和(或)链球菌。臁疮多发生在腿部(图 25.3),可见于吸毒者或虚弱患者。采用系统和局部抗生素治疗。

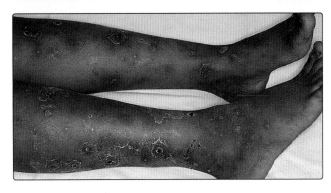

图 25.3 链球菌感染导致的小腿臁疮。

毛囊炎及相关疾病

感染可以影响毛囊。毛囊炎是一种毛囊的多发性急性脓疱性感染;疖肿是邻近毛囊形成的急性脓肿;痈是由一组毛囊形成的疼痛性化脓性的深部脓肿团块。

临床表现

毛囊脓疱可见于毛发分布区域,如腿部、头皮或面部。男性的毛囊炎会累及胡须部位(须疮)。女性的腿部在采用刀刮或石蜡脱毛后,可能发生毛囊炎。以上疾病通常由金黄色葡萄球菌引起,但非尽然。携带毒力因子Panton-Valentine 杀白细胞素(PVL)的菌株与更严重的疾病有关。革兰阴性毛囊炎的发生(如假单胞菌)可能与长期抗生素治疗痤疮有关。糠秕孢子菌毛囊炎是一种独立的疾病,由共生酵母菌导致。

疖表现为淡红色的脓疱、流脓,愈后留有瘢痕。常发生于面部、颈部、头皮、腋窝、会阴部位。部分患者会在腋下或会阴反复发生葡萄球菌感染的疖。由金黄色葡萄球菌导致的大的化脓性痈(图 25.4)会引起全身不适。本病与化脓性汗腺炎的鉴别诊断很重要(见第 99 页)。

治疗

用棉签拭子从鼻、腋窝和腹股沟等病灶和带菌部位采样进行细菌培养。肥胖、糖尿病和衣服遮挡是易感因素。急性葡萄球菌感染用抗生素治疗,如系统治疗采用氟氯西林或红霉素,局部治疗采用夫西地酸、莫匹罗星或新霉素/杆菌肽。慢性和复发性病例治疗比较困难。如鼻子这样的带菌部位,需使用如莫匹罗星这样的局部抗生素治疗。改善卫生、定期洗澡或淋浴,以及在沐浴液和皮肤上使用防腐剂(如氯己定)。这些一般性的措施都有助于治疗,但口服抗生素治疗是必要的。痈需要迅速采用手术引流治疗。面部感染有时会导致罕见的并发症,海绵状窦内血栓。

葡萄球菌性烫伤皮肤综合征

葡萄球菌性烫伤皮肤综合征是一种常发生于婴儿的急性中毒性疾病,在皮肤或其他地方发生局部葡萄球菌感染相关的表皮脱落。浅层表皮大片脱落,似烫伤,留下裸露的红色区域。葡萄球菌释放表皮内毒素到血液中,破坏外层表皮的桥粒芯糖蛋白 1,导致表皮分裂。在落叶型天疱中也可以看到由于自身免疫性抗体靶向相同的蛋白,而出现相同水平的表皮分裂。

虽然病情严重需要住院治疗,但系统使用氟氯西林或红霉素治疗后,预后良好。

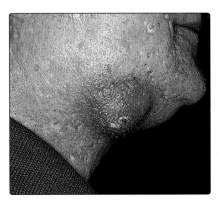

图 25.4 痈需要外科引流。该患者先前有葡萄球菌感染。

链球菌性感染

链球菌是人类皮肤病的主要原体,有时存在于喉咙处,并可能在感染后持续存留。有时链球菌会被带进鼻腔,引起污染并在皮损处繁殖。

丹毒

丹毒是一种由链球菌引起的真皮急性感染。表现为边界清楚的红斑、水肿和皮肤压痛。

临床表现

皮肤发病前可能出现发热、不适和"流感样"症状。皮肤红斑通常会发生于脸部(可以是双侧)或小腿,自觉红肿热痛(图 25.5)。皮损边界清楚,可有水疱。本病可能并发蜂窝织炎。链球菌一般通过如耳后或趾间足癣这样的裂口侵入皮肤。

鉴别诊断和并发症

面部丹毒可能与血管性水肿或过敏性接触性皮炎混淆,但通常不难鉴别,因为丹毒会有局部压痛和全身不适。同一部位反复发作可能发生由淋巴损伤导致的淋巴水肿。

严重体虚患者会发生致命的链球菌性败血症。链球菌感染后可能会引起点滴状银屑病和急性肾小球性

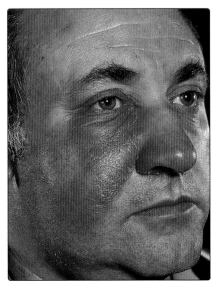

图 25.5 由链球菌感染的右脸颊丹毒。

肾炎。

治疗

如能及时治疗愈后良好。本病不适合采用局部治疗,应使用青霉素系统治疗。化脓性链球菌几乎都是敏感的。严重感染首先需静脉注射治疗,通常先使用苄青霉素大约 2 天,然后可以口服 7~14 天青霉素 V。病情不严重时,口服青霉素 V 即可。若对青霉素过敏,可用红霉素。复发性丹毒,即在同一部位复发超过 2 次,需要预防性长期使用青霉素 V(250~500mg,每天 1~2 次),注意潜在皮肤破口处消毒卫生。

坏死性筋膜炎

坏死性筋膜炎是一种严重的急性感染。常发生于仅受轻度创伤后的健康患者。通常在头部或四肢有一个不明显的红斑,伴高热,皮损很快就发生坏死。早期手术治疗和全身抗生素必不可少。

葡萄球菌和链球菌感染

- 正常皮肤微生物菌群包括棒状杆菌、丙酸杆菌和葡萄球菌,约 50 万个/cm²。有些个体可携带更多。
- 皮肤病中以葡萄球菌感染为主的病,如脓疱疮、臁疮或毛囊炎;或继发葡萄球菌感染的皮肤病,如严重感染的湿疹、银屑病或腿部溃疡。
- 皮肤病中以链球菌感染为主的病,如丹毒、蜂窝织炎;或继发链球菌感染的皮肤病,如皮肤感染或腿部溃疡。

第 **26** 章 | 其他细菌感染性皮肤病

共生菌过度生长的皮肤病

有时候,"正常"共生体可能导致疾病。其中最常见的有如下几种:

- 窝状角质松解症。能定植微生物过度生长,消化角蛋白;发生于不透气鞋袜和汗脚(图 26.1)。有恶臭的点状糜烂和穿孔,色素减退。讲究卫生,局部外用新霉素或用 0.01% 高锰酸钾溶液或 3% 甲醛溶液浸泡有助于治疗。

- 红癣。发生于身体的褶皱部位,皮损干燥,红褐色,有轻微鳞屑,通常无症状(图 26.2)。伍德灯下呈珊瑚粉色荧光,由棒状杆菌产生的卟啉形成。咪唑乳膏、局部夫西地酸或口服红霉素均有效。

- 腋毛癣。棒状杆菌增殖在腋毛上形成黄色聚结。局部抗菌剂治疗通常有效。

分枝杆菌感染

结核分枝杆菌和麻风杆菌是人类疾病中最重要的分枝杆菌,虽然其他菌种也会引起感染。在西方国家,

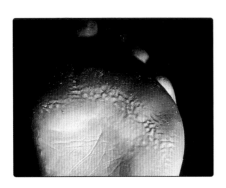

图 26.1 由于定植微生物的过度生长导致窝状角质松解症。

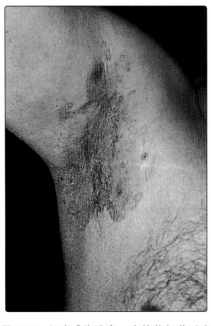

图 26.2 红癣感染腋窝。由棒状杆菌过度生长导致。

结核病最近呈现复苏趋势,这与移民和艾滋病毒的合并感染有关。在发展中国家,50% 的艾滋病毒感染者伴有结核病。接受抗 TNF 生物制剂(如银屑病)治疗的患者,在治疗前应特别注意风险和潜在的结核病。结核病可表现为多种皮损(框 26.1)。

诊断

皮肤分枝杆菌感染的诊断需通过皮肤组织微生物培养检查来确诊。这需要特定的培养基。因此,应向实验室工作人员提供清楚的临床资料。培养的结果通常是非常延迟的,可能

框 26.1 皮肤结核的表现

寻常狼疮:红褐色斑块,如在脖子上。
瘰疬性皮肤结核:从下方的淋巴结累及皮肤。
疣状结核:疣状的斑块,如在臀部上。
结核疹:皮肤过敏反应。

需要 8~12 周。根据培养的结果,对分枝杆菌 DNA 的 PCR 分析有助于鉴别其亚型,还可以为分析其治疗抵抗提供线索,但需要在样本中有很高的分枝杆菌负载才能获得阳性结果,而且对诊断测试不总是有用。皮肤组织学可以用 Ziehl-Neelsen 染色法快速识别杆菌,但这种方法并不可靠。T 细胞干扰素释放((IGRA)检验对结核分枝杆菌抗原具有高度特异性(针对目前或潜伏性感染)和敏感性,并在很大程度上取代了其他测试。虽然 IGRA 对分枝杆菌能显示阳性,而结核杆菌则不行,但这个诊断结果是不稳定的。最常用的干扰素释放试验是:

- QuantiFERON®-TB Gold in-tube test(QFT-GIT)。
- T-SPOT®. TB test(T-Spot)。

寻常狼疮

寻常狼疮的特点是通常发生在头部或颈部的红棕色斑块。这是最常见的结核分枝杆菌的皮肤感染。

临床表现

寻常狼疮在初次接种后,发生于具有一定免疫力的个体。开始是无痛的红棕色结节,慢慢地扩大形成斑块(图 26.3),留下瘢痕,有时会破坏诸如软骨等深层组织。老年患者的临床

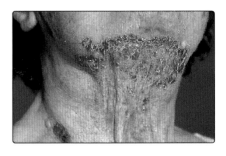

图 26.3 寻常狼疮,由结核分枝杆菌导致。

表现通常是由于对既存疾病未充分治疗而引起的再活化。

鉴别诊断和并发症

典型的狼疮结节是在用玻璃片压诊时呈现出一种"苹果酱"颜色。活检病理检查会发现少量结核性肉芽肿。结核菌素皮内试验结果阳性。有时还需与以下疾病鉴别：

- 基底细胞癌。
- 结节病或麻风病。
- 盘状红斑狼疮。
- 皮肤真菌感染(癣)。

瘰疬性皮肤结核

淋巴结结核或关节结核可直接侵及上覆皮肤，常发生于颈部和儿童身上。愈后，留有皮肤瘘管和瘢痕。

疣状结核

皮损为常发于手、膝盖及臀部的红色或棕色斑块，是由结核杆菌接种到经感染而产生免疫的人皮肤所致。本病在西方国家很少见，但在发展中国家的皮肤结核中常见。

结核疹

鳞状细胞癌可能由长期瘢痕性病变形成。结核分枝杆菌存在于在身体某处所引起皮肤反应被称为"结核疹"。结节性红斑是最佳例子。还有硬红斑，为发生于女性小腿的疼痛性溃疡结节，是一种结核变态反应。

治疗

最初 8 周内常用 4 种药物，利福平、异烟肼、吡嗪酰胺和乙胺丁醇。臀后用异烟肼和利福平完成 6 个月的疗程。如果患者服药依从性有问题，用直接观察患者服药的治疗方法，有助于提高治愈率。对结核病药物的不良反应很常见。

其他皮肤分枝杆菌感染

鱼缸肉芽肿

经典皮损是发于养热带鱼的人的手或上肢部位，红色、有少量鳞屑的皮损。本病由海分枝杆菌感染引起，也能感染鱼类。在游泳池、海水和淡水中都可找到。感染常通过肢体远端上的某一门静脉侵入(如擦伤的手指)，并引起难愈性的慢性创口。随后经淋巴向肢体近端扩散出现结节。海分枝杆菌培养通常为阴性，可能需要根据临床表现进行诊断。口服克拉霉素一般有效。

螺旋体感染

螺旋体是一种细长的螺旋状生物。由梅毒螺旋体导致的梅毒是已知的最著名的螺旋体病，而其他的螺旋体病，如布氏疏螺旋体也可以致病。

非性病梅毒螺旋体感染

非性病梅毒螺旋体感染为热带和亚热带地区生活极端贫困条件的人们所特有。他们由与梅毒螺旋体非常相似的螺旋体引起，梅毒血清学检查阳性。长效青霉素对下列 3 种疾病有效。

- 雅司病发生在非洲中部、中美洲和东南亚。发生于儿童，密螺旋体经擦伤创面侵入皮肤，几周后，出现溃疡状的乳头状瘤而瘢痕愈合。随后有继发病变，在疾病后期，形成骨骼畸形。

- 比杰尔(流行梅毒)发现于生活条件不卫生的中东地区的部落中，与雅司病相似，但从口腔开始发病。本病经皮肤接触传播。

- 平塔局限于中美洲和南美洲。本病可致关节伸侧角化过度皮肤的色沉或过度色沉。

莱姆病

莱姆病是一种皮肤和全身的感染，由布氏疏螺旋体引起，由蜱虫叮咬传播。大多数病例报道来自美国和欧洲。在蜱虫叮咬处，通常一个肢体呈现缓慢扩大离心红斑(慢性游走性红斑)(图 26.4)。可继发关节炎、神经和心脏病。高剂量阿莫西林或强力霉素对本病有效。

继发性细菌感染

革兰阴性菌感染

比如绿脓杆菌这样的杆菌可感染皮肤伤口，尤其是腿部溃疡。这些杆菌也可能导致毛囊炎、蜂窝织炎。

蜂窝织炎

蜂窝织炎是皮下组织的感染。本病通常由链球菌导致，但组织损伤比丹毒更深，范围更广。主要表现为局部红肿热痛，伴全身不适与发热。腿部常受累(图 26.5)。致病菌可以通过脚趾之间的裂隙或腿部溃疡侵入机体。常发生淋巴管炎，且可导致淋巴损伤。通常需要住院治疗，尤其发于腿部时。可直接给予抗链球菌抗生素治疗。然而，腿部溃疡引起的蜂窝织炎用广谱抗生素治疗，因为选择性针对某种致病菌需要担负责任。血培养和溃疡拭子有一定的指导作用。最近有临床试验(PATCH Ⅰ 和 Ⅱ)数据表明，对于第一次发作者，支持预防性

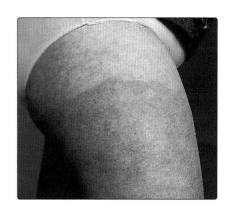

图 26.4　莱姆病患者慢性游走性红斑。

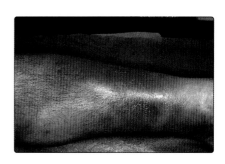

图 26.5　下肢蜂窝织炎。

使用青霉素 V 250mg，每天 2 次，连续 6 个月；对复发性蜂窝织炎，连续使用 12 个月。

其他细菌感染

- 共生生物的过度生长可能导致轻微的皮肤"疾病"。
- 皮肤分枝杆菌感染主要由结核分枝杆菌导致，但有时也有非典型的分枝杆菌致病,如海分枝杆菌。
- 结核分枝杆菌的潜伏或活动性感染可通过干扰素-γ 释放试验诊断(干扰素释放)。
- 莱姆病是一种与布氏疏螺旋体相关的蜱传染病；皮肤症状常与关节炎或神经系统疾病相关。
- 蜂窝织炎常腿部受累,经由链球菌感染引起,但也有其他微生物参与。

第27章 | 病毒感染——疣及其他病毒感染

与细菌和真菌不同,病毒不是皮肤表面上的共生生物。但是,却有研究在病毒疣患者疣旁正常皮肤的表皮细胞中发现了病毒 DNA。

病毒疣

疣是人乳头瘤病毒(HPV)感染表皮细胞导致的常见良性皮肤肿瘤。

发病机制与病理学

HPV 有 100 多种 DNA 亚型。病毒通过直接接种感染、接触、性生活以及游泳池均可传播病毒。不同的 HPV 亚型常对应不同的临床表现,例如,2、27 和 57 型常见于手部寻常疣;1、2、4、27 和 57 型常见于跖疣;3 和 10 型常见于扁平疣;6 和 11 型常见于肛门生殖器疣。感染肛门生殖器部位的 HPV 亚型(如 16 和 18 型)可引起子宫颈、阴茎和肛周区域出现细胞不典型增生,导致癌前病变。免疫功能低下的患者,如器官移植者,对病毒疣格外易感。被疣病毒感染后,可出现表皮增厚、角化过度、颗粒层角质细胞空泡化。

临床表现

可分为以下几种常见的临床分型。

• 寻常疣。 表现为圆拱形的丘疹或者结节,表面呈乳头状。通常多发,最常见于儿童的手部(图 27.1)或足部,但也可发生于面部或生殖器部位。病灶表面皮纹中断。一些面部的疣可表现为细小的丝状突起。

• 扁平疣。 表现为表面光滑、扁平突起的丘疹,常为淡棕色,最好发于面部(图 27.2)和手背。通常多发,对治疗不敏感,但往往出现红肿炎性反应后,最终自愈。皮损可有同形反应。

• 跖疣。 皮损发于儿童和青少年的足底,压迫导致皮损长入真皮。皮损被胼胝覆盖伴有疼痛,削去胼胝后,可见黑色小点(毛细血管血栓)。镶嵌疣是于足底由多个独立疣组成的斑块。

• 肛门生殖器疣。 在男性中,皮损发于阴茎和男同性恋的肛周区域。在女性中,好发于外阴、阴道和肛周(图 27.3)。疣体可能很小,也可能融合成大片的菜花状"尖锐湿疣"。患者需要进行直肠镜(如果发现肛周疣)

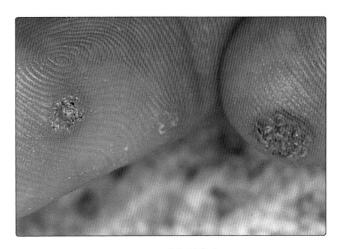

图 27.1 手部寻常疣。

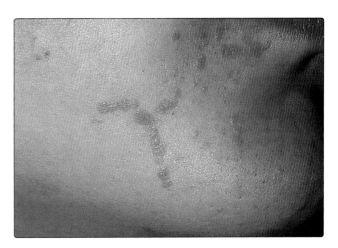

图 27.2 面部扁平疣,呈线状分布。

和阴道镜(女性生殖器疣)检查以进一步诊治肛门、子宫颈上皮内瘤变或浸润性癌。性伴侣也需要进行检查。

鉴别诊断和并发症

病毒性疣诊断通常较为容易。偶尔会与掌跖部位的鸡眼和其他部位的传染性软疣相混淆。指(趾)下方的甲疣要与无色素性黑色素瘤、甲周纤维瘤(结节性硬化症)和甲下外生性骨疣相鉴别。生殖器疣与梅毒的扁平湿疣类似。外阴、阴茎和肛门的上皮内瘤变(部位为"鲍恩样丘疹病")也需要与病毒疣或脂溢性角化病相鉴别。器官移植患者发生 HPV 感染有诱发皮肤癌的可能。

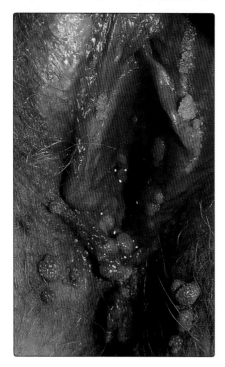

图 27.3　外阴病毒疣。

表 27.1　病毒疣治疗

方法	具体	适应证	禁忌证/副作用
局部外涂药物	水杨酸和乳酸(如 Duofilm,Occlusal、Salactol, Salatac)	手足疣	面部/生殖器疣,特应性湿疹,棉胶制备过程中松香接触性过敏
	戊二醛(如 Glutarol)	手足疣	面部/生殖器疣,特应性湿疹
	甲醛(如 Veracur)	跖疣	面部/生殖器疣,特应性湿疹
	鬼白毒素(0.15%)乳膏	生殖器疣	妊娠(致畸)
	咪喹莫特乳膏	生殖器疣	妊娠;局部反应
冷冻	每 3~4 周一次	手足、生殖器疣	疼痛;导致水疱
刮除和腐蚀	局部麻醉(如果面积大,侧全身麻醉)	单个丝状疣,尤其位于面部大的生殖器疣	因为可能留疤,所以不推荐用于手足疣;可能复发
其他	皮损内注射博来霉素	难治性手/足疣	注射过程疼痛
	激光手术	任何疣	术后疼痛;瘢痕
	干扰素-β 或 γ	难治性(生殖器)疣	系统性副作用

表 27.2　其他病毒感染性疾病

疾病	致病源	临床表现	病程及治疗
传染性红斑	红斑病毒(人类细小病毒)B19	扇脸征,手足躯干可见花边状红斑,有时可伴关节痛	2~10 岁儿童间小范围爆发;11 天后消退;治疗不是必须
Gianotti-Crosti 综合征	乙型肝炎病毒等	面部、臀部和四肢的小片红色苔状丘疹	感染婴幼儿童(主要为 1~12 岁);2~8 周后消退
手足口病	柯萨奇 A16 等	口腔水疱、溃疡,手/足带有红晕的疱疹,低热(图 27.5)	在年轻儿童中流行;1 周后消退;一般无须治疗
川崎病	未知微生物? 细菌超抗原反应	广泛性红斑,手/足蜕皮,草莓舌,发热,心肌炎,淋巴结病,冠状动脉瘤	感染年幼儿童;2 周后消退;研究采用静脉内注射高剂量免疫球蛋白和阿司匹林治疗心脏受累
麻疹	RNA 麻疹病毒	颊黏膜 Koplik 斑;麻疹样疹;合并系统性疾病可能	潜伏期 10 天,出现前驱症状;6~10 后皮疹消退

治疗

30%~50%的儿童跖疣可以在 6 个月内自行消退。手足疣应该采用手术刀或磨砂剥除,这样治疗可以去除角化的皮肤,而且方便易行。表 27.1 列出各种治疗方法。免疫功能障碍患者,尤其是那些器官移植患者更容易感染病毒疣。这类患者需要特殊管理,如移植前应该检测有无病毒疣,并在术前给予治疗。HPV 疫苗可用于年轻女性预防生殖道肿瘤,尤其宫颈癌。

其他病毒感染

其他病毒感染性疾病包括传染性软疣、羊痘、HIV 以及表 27.2 所列的疾病。

传染性软疣

传染性软疣是 DNA 痘病毒感染所致的散在分布的、粉红色珍珠样丘疹,丘疹中央带有脐凹。传染性软疣主要影响儿童和青年人。通过性传播、毛巾接触等方式传播。丘疹呈圆拱形,直径为几个毫米,中央有脐凹,如果受挤压,会有干酪样物质流出。病灶常成群多发,有时伴有局限性湿疹。常见于面颈部和躯干部(图 27.4)。

如果自愈过程缓慢,可使用咪喹莫特乳膏治疗。成人或年长儿童采用局麻后,刮除或冷冻治疗比较适合。这些方法对于年幼的儿童耐受性差,可以考虑指导父母在儿童洗澡后小心地摘除那些成熟病灶。

羊痘

羊痘常为单发丘疹,生长迅速,

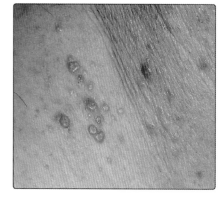

图 27.4　颈部传染性软疣。

好发于手部。羊痘病毒在羊群中流行,引起腔口周围的脓疱疹。人类感染多见于郊区农村,好发于牧羊人、兽医,尤其曾经用奶瓶喂养过幼羊的人。

通常在 6 天潜伏期后,手部出现一个孤立的红色丘疹(图 27.5)。逐渐增大至 1cm 大小,发展为疼痛性的紫色脓疱,中央伴有脐凹状坏死。可并发多形红斑和淋巴管炎。自愈常需要 2~4 周时间。继发感染则需给予局部或系统抗生素治疗。

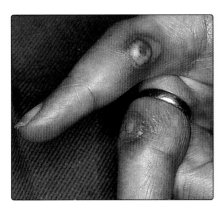

图 27.5　一位农民手部的羊痘。

疣及其他病毒感染

病毒疣

- 手足疣 2 年内的自愈率常超过 65%。
- 扁平疣表现为面部和手背部光滑扁平丘疹。
- 手足疣尝试外涂药物治疗无效后,再考虑冷冻治疗。先用局部药物外涂,若疗效不佳,再冷冻治疗供参考。
- 生殖器疣患者需要筛查有无其他生殖器感染疾病。
- HPV 相关性生殖器部位皮肤上皮内瘤变可能进展为侵袭性肿瘤。

传染性软疣

- 痘病毒感染导致,治疗可以采用咪喹莫特乳膏、刮除或冷冻。
- 未治疗皮损也有自愈可能,但往往需要数月。

羊痘

- 见于农村,好发于农民和兽医。在羊群中流行传播。
- 诊断常较容易,但需要对继发感染进行治疗,并警惕继发多形红斑的可能。

第 28 章 | 病毒感染——单纯疱疹和带状疱疹

单纯疱疹

单纯疱疹是一种非常常见的、急性的、自限性的水疱疹，由感染人类单纯疱疹病毒所致。

发病机制与病理

单纯疱疹病毒具有高度传染性，并通过与受感染者直接接触传播。病毒穿透表皮或黏膜上皮，在上皮细胞内进行复制。在原发性感染后，不再复制的病毒主要潜伏于神经节背侧根，它可以被重新激活，侵入皮肤并引起复发性病变。单纯疱疹病毒有两型。1 型病变通常发生在面部或生殖器以外的部位，2 型病变通常发生在生殖器部位，但这种区别不是绝对的。由疱疹病毒引起的表皮细胞破坏，导致了表皮内的水疱和多核巨细胞的病理变化。受感染的细胞可能会形成核内包涵体。

临床特征

1 型原发性感染常发生在儿童时期，通常临床症状不明显。急性龈口炎症是常见的临床表现。嘴唇出现小疱、黏膜快速受累并且伴有疼痛。有时角膜也会受累。通常伴有发烧、不适和局部淋巴结肿痛，持续时间大约为 2 周。

疱疹性瘭疽是另一种表现（图28.1）。在一个手指上会发现一个疼痛的小疱或脓疱，如护士或牙医在护理携带疱疹病毒患者的所见。类似的直接接种有时也会出现在运动员身上，如摔跤手（"格斗性疱疹"）。

2 型原发性感染通常发生在青壮年的性接触后，其会出现急性外阴阴道炎或阴茎、肛门周围的病变。在临近分娩时，产妇生殖器疱疹病毒培养阳性，是剖宫产的指针，因为新生儿感染是致命的。

复发是单纯疱疹病毒感染的特征；它每次出现在一个相似的部位，通常发生在嘴唇、面部（图28.2）或生殖器部位（图28.3）。极少的，单纯疱疹病毒可能出现在带状疱疹病毒的

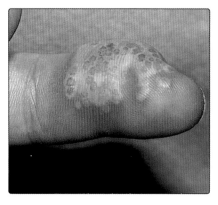

图 28.1 疱疹性瘭疽：发生于手指上的原发性单纯性疱疹。

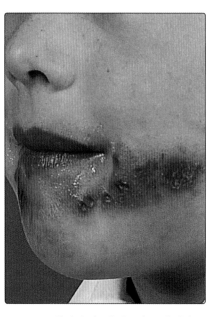

图 28.2 单纯疱疹：小孩面颊上的皮损。

分布区域中。成群小水疱的爆发通常会在几小时内出现刺痛或灼烧感。24~48 小时内形成结痂，感染在一周后消退。复发可能是由呼吸道感染（即"冷"疮）、阳光或局部创伤引起的。

鉴别诊断

单纯疱疹病毒偶尔可能会与脓疱病混淆，但在复发性疾病中，复发性通常明确了诊断。如有必要，可通过免疫荧光测试培养或检测该病毒。

并发症

并发症罕见，但可能是严重的。包括以下几个：

• 继发性细菌感染。这通常是由金黄色葡萄球菌引起的。

• 疱疹性湿疹。患有特应性湿疹或毛囊角化病的患者，广泛的单纯疱疹病毒感染是一种严重的、潜在的致命并发症。

• 播散性单纯疱疹。在新生儿或免疫抑制患者中可能出现广泛的疱疹性小泡。

• 慢性单纯性疱疹。在感染艾滋病毒的患者中，可以看到非典型和慢性病变。

• 疱疹脑炎。这是单纯疱疹的

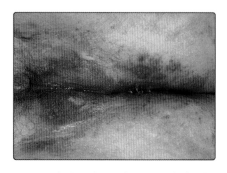

图 28.3 复发性单纯疱疹：生殖器部位皮损。

严重并发症,但不一定伴有皮肤损伤。

• 宫颈癌。这在血清型有 2 型单纯疱疹病毒感染证据的妇女中更为常见,这可能是一种诱发因素。

• 多形红斑。单纯性疱疹是复发性多形红斑的最常见起因。

治疗

轻微的疱疹性病变可能不需要任何药物治疗。对复发性轻微的面部疱疹或生殖器疱疹的首选治疗方法是外涂阿昔洛韦乳膏(Zovirax)(每天 5 次,连续 5 天),最好在复发型疱疹出现前驱症状时开始治疗,可以减少病毒排除时间,缩短疾病发作持续时间。更严重的发作需要口服阿昔洛韦进行治疗(每次 200mg,每天 5 次,连续 5 天)来缩短病程。频繁复发的患者长期口服药物是有益的。在免疫抑制和疱疹性湿疹的婴儿中,静脉注射阿昔洛韦可挽救其生命。生殖器疱疹也可以通过口服泛昔洛韦或伐昔洛韦治疗。 对于患有生殖器疱疹的患者,在性交时,应采用屏障避孕法;在症状发作时,应避免性交。

带状疱疹

带状疱疹是一种急性、自限性、沿皮节区域分布的,以小水疱为特征的疾病,它由水痘-带状疱疹病毒的再激活引起。

发病机制与病理

带状疱疹几乎总是发生在之前患有水痘的患者身上。水痘-带状疱疹病毒潜伏在脊髓的感觉根神经节中,当重新激活时,病毒会复制并沿着神经迁移到皮肤,产生疼痛,最终导致带状疱疹的皮肤损伤。病毒血症是时常发生的,可见播散性受累。病理变化与单纯疱疹相同。

临床特征

皮肤的疼痛、敏感或感觉异常可能会在皮疹爆发前 3~5 天出现。红斑和簇集小水疱散在分布在皮节区域内(图 28.4)。小水疱会变成脓疱,然后形成结痂,在 2~3 周后,结痂脱落留下瘢痕。可发生继发性细菌感染。带状疱疹通常是单侧的,可能累及邻近的皮肤。在 50% 的病例中,胸部皮区都受到影响,在老年人中,三叉神经眼支受累尤为常见(图 28.5)。2/3 的带状疱疹患者年龄超过 50 岁,其在儿童患者中并不常见。皮损处会产生病毒,之前未感染过水痘-带状疱疹病毒者与之接触可能会发生水痘。

一些小水疱分布在原发皮肤区域外并不少见,但播散性水疱或不寻常的出血小水疱增加了免疫抑制或潜在恶性肿瘤的可能性。局部淋巴

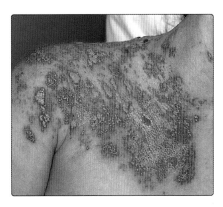

图 28.4　带状疱疹:C4 皮节区。

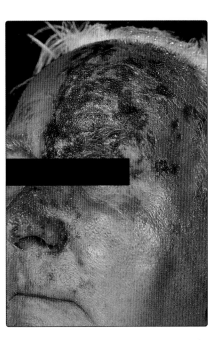

图 28.5　带状疱疹:侵犯到三叉神经眼支。

结肿大是正常的,也有不同程度的感觉障碍,包括疼痛、麻木和感觉异常。带状疱疹有 5% 的复发率。

鉴别诊断

带状疱疹的前期疼痛酷似心脏或胸膜疼痛,或者急腹症。虽然单纯疱疹可能很少出现在皮节区范围,一旦皮疹爆发,诊断通常是显而易见的。有时需要进行病毒培养。

并发症

带状疱疹可能会出现严重的并发症。包括以下几种:

• 眼科疾病。角膜溃疡和瘢痕形成可能是由病毒侵犯三叉神经第一分支引起的。必需求助眼科。

• 运动麻痹。很少见,病毒的参与可能会从脊髓的后角传播到前角,并导致运动失调。可能出现颅神经麻痹或横膈膜或其他肌肉组织的瘫痪。

• 播散性带状疱疹。免疫抑制的患者,尤其是霍奇金病患者,可以发展为出血、融合,甚至扩散变成坏死或坏疽。水痘性肺炎或脑炎可能是致命的。

• 带状疱疹后遗神经痛。在 40 岁以下的患者中,神经痛并不常见,但在 60 岁以上的患者中,有 1/3 的人存在神经痛。大多数患者疼痛要在 12 个月内减轻。

治疗

在轻微的带状疱疹中,治疗原则为对症、休息、镇痛和收敛,如外用炉甘石洗剂。继发性细菌感染可能需要局部使用抗菌剂或抗生素。更严重的患者需要口服阿昔洛韦(每次 800mg,每天 5 次,连续 7 天)或泛昔洛韦(每次 750mg,每天 1 次,连续 7 天),如果在发病后 48 小时内治疗,可以缩短病程,减少病毒脱落时间,降低带状疱疹后遗神经痛的发生。免疫抑制患者通常需要静脉注射阿昔洛韦。在带状疱疹发病早期 14 天内,口服泼尼松可以减少带状疱疹后遗神经痛的发生率,但如果患者免疫抑

制,则不能使用。带状疱疹后遗神经痛可能会对局部使用辣椒素(Axsain)产生反应。高效的活水痘-带状疱疹疫苗(Zostavax)有助于预防 50 岁以上的人患带状疱疹。

单纯疱疹与带状疱疹

单纯疱疹

● 1 型原发性感染:口面部,儿童发病,水疱形成表浅溃疡。

● 2 型感染:主要发生于生殖器部位,成人发病。

● 在同一部位反复发作。

● 使用阿昔洛韦局部治疗或全身治疗是有效的。

带状疱疹

● 休眠的水痘-带状疱疹病毒再发作,簇集性小水疱、结痂。

● 皮节分布,尤其是胸区和三叉神经区域。

● 神经痛可能会使病情复杂化,主要发生于老年人。

● 播散性带状疱疹提示有潜在恶性肿瘤的可能。

第 29 章 | 人类免疫缺陷病毒疾病和免疫缺陷综合征

免疫缺陷是由于免疫系统的单个或多个分子缺失或功能异常所致。它可以是获得性的,如获得性免疫缺陷综合征(AIDS)或者是遗传性的,如慢性皮肤黏膜念珠菌病。

人类免疫缺陷病毒(HIV)疾病

HIV 感染是一个进展性过程,最终大多发展为 AIDS。

发病机制

HIV1 型和 HIV2 型(后者主要在西非发现)是反转录病毒,包括反转录酶,把病毒转入细胞的 DNA 中。病毒感染并消耗辅助/诱导 CD4 T 淋巴细胞,导致细胞免疫障碍和机会性感染,如肺孢子虫、分枝杆菌或球菌感染。HIV 是由体液传播的,如血液或精液。高危 HIV 感染人群包括与男性有性行为的男性,静脉注射毒品者和接受血制品治疗的血友病患者。

临床表现

急性感染可能是无症状的,但是在部分病例中,血清转化时,可见非特异性腺热不适伴躯干斑丘疹。虽然大部分感染者最终会出现症状,但 HIV 感染者也可以很多年内没有症状。在有症状出现的感染早期,可见皮肤改变、疲劳、体重减轻、全身淋巴结肿大、腹泻和发烧,但暂无 AIDS 特有的机会致病性感染。机会致病微生物包括鸟分枝杆菌复合体、新生隐球菌、弓形虫和巨细胞病毒。

随着疾病的发展,CD4⁺ T 细胞数量逐渐减少,到 HIV 感染(AIDS)的晚期阶段,血液 CD4⁺T 细胞计数低于 50 个/mL,可出现鸟分枝杆菌复合体感染、淋巴瘤和脑部疾病。如果未经治疗, 在病毒感染和病程发展至 AIDS 之间的平均潜伏期为 10 年(表 29.1)。皮肤表现如下:

- 皮肤干燥。早期常见乏脂性湿疹、脂溢性皮炎。其严重程度随着病程进展而增加。
- 真菌和乳头瘤病毒感染。早期病程可见皮肤癣菌感染、肛周疣和寻常疣。
- 痤疮和毛囊炎。常在疾病早中期加重。
- 其他感染。疾病晚期可见口腔念珠菌病、口腔毛状白斑(既往认为与 Epstein-Barr 病毒相关;图 29.1),而且单纯疱疹、带状疱疹、传染性软疣和金黄色葡萄球菌感染概率增加。
- 其他皮肤病。药疹、色素沉着,以及基底细胞癌发病率增加;银屑病病情加重,并有合并梅毒的可能。
- 卡波西肉瘤。约 1/3 的 AIDS 或 AIDS 相关复合症患者可见卡波西肉瘤,它是一种血管内皮的多中心肿瘤,尤其多见于男同性恋者。它主

表 29.1　皮肤科医生在 HIV 感染中的作用和 HIV 检测指征	
血清学转换综合征(通常为多个特征综合)	发疹(常伴口腔溃疡)
	发烧
	肌痛
	咽喉炎
	头痛/无菌性脑膜炎
早期皮肤表现	脂溢性皮炎——顽固性/重型
	带状疱疹感染——严重,多个皮节受累或反复发作
	口腔毛状白斑(舌)
	口腔念珠菌病
	成人传染性软疣
	结痂型疥疮
	严重的痒疹,如结节性痒疹
	单纯疱疹病毒溃疡
晚期皮肤表现	嗜酸性毛囊炎
	肛周上皮内瘤变
	杆菌性血管瘤病
AIDS 特征性皮肤黏膜表现	卡波西肉瘤
	隐球菌/皮肤组织胞浆菌病(系统性感染)
抗反转录病毒疗法的副作用	Stevens-Johnson 综合征、中毒性表皮坏死松解症
	脂肪代谢障碍

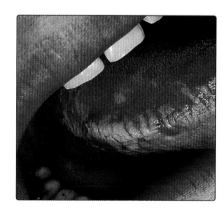

图 29.1　口腔毛状白斑,见于晚期 HIV 感染(艾滋病)。

要表现为面部、四肢、躯干和口腔部位的紫色结节（图29.2），但也常累及内脏和淋巴结。卡波西肉瘤是合并人疱疹病毒8感染所致。一种良性散发的卡波西肉瘤可见于东欧犹太人群中的老年男性，与HIV感染无关。

• 淋巴瘤。淋巴瘤可见于晚期HIV感染者，常累及淋巴结外，有时也累及皮肤。

诊断

推荐的一线诊断标准是同时检测血液中HIV和p24抗原的抗体。此方法可以在感染后1个月检测出HIV，在此之前检测结果则可能是阴性。第二项检测确诊实验，即HIV的病毒载量和CD4+计数。其他共传播疾病（包括梅毒和丙肝）和结核病也应该进行检测。指间采血或口腔棉拭子采样等即时检验可在几分钟内出结果，已越来越多地在非医疗机构开展。然而，与传统实验室检测相比，这些检测的敏感性和特异性较低，因此必须再进行常规实验室检测确认。

治疗

患者应该由HIV疾病专家进行治疗。询问受感染患者性接触史。若未接受抗反转录病毒治疗，15%的患者将在HIV感染后的5年里进展为AIDS，死亡率高，50%患者在1年内死亡，85%患者在5年内死亡。20%~50%的HIV感染母亲所生的婴儿患

有HIV疾病。现在建议HIV感染者在诊断之初便开始抗反转录病毒治疗（ART），因为已经证明这样可以保护免疫功能，减少发病率，降低进一步传播HIV的风险。如果早期治疗，可以有望达到正常寿命。没有指南建议ART治疗开始应该包括两种单核苷反转录酶抑制剂（NRTI），加上以下的一种：强效版利托那韦蛋白酶抑制剂（PI/r），非核苷反转录酶抑制剂（NNRTI）或整合酶抑制剂（INI）。必须重视ART与其他化学药物、草药治疗和非处方药治疗间的相互作用。药物过敏反应中，包括表皮坏死松解是在HIV感染中比较常见的。机会性感染的预防应在CD4细胞计数指导下进行，当计数低于200个/mL时，需要预防卡式肺囊虫肺炎，但随着计数下降，还需要考虑预防其他病原体，包括弓形体病和鸟分枝杆菌复合体（MAC）。卡波西肉瘤则可通过放疗、细胞毒性药物或干扰素-α治疗。

先天免疫缺陷综合征

先天免疫缺陷综合征可分为以下几种。

• B细胞缺陷：免疫球蛋白不足，有时合并有其他缺陷。

• T细胞缺陷：细胞免疫的损害。

• 效应机制缺陷：如补体或中性粒细胞。

下面的很多情况非常罕见，可见于最终无法存活的婴儿。通常机会性或化脓性感染累及皮肤是其一大特点。举例如下：

• X染色体连锁无丙种球蛋白血症。一旦母体抗体耗尽，婴儿便会遭受感染。

• IgA缺乏症。700例高加索人中便有1人患病，其中半数会有反复感染。

• 重症联合免疫缺陷。婴儿发生重症感染，除非接受骨髓移植治疗否

则致死。

• Wiskott-Aldrich综合征X连锁性疾病。表现为T细胞缺陷、血小板减少症和相关联湿疹。

• 慢性皮肤黏膜念珠菌病。多见于主要由T细胞缺失导致的严重免疫缺陷，多发或单发内分泌功能障碍。念珠菌病通常累及口腔、皮肤或指甲（图29.3）。

• 慢性肉芽肿性疾病。细胞吞噬作用存在缺陷。

器官移植后免疫抑制的皮肤表现

糖皮质激素、硫唑嘌呤和环孢素的应用可以有效抑制同种异体移植物的排斥反应。皮肤副作用不仅包括药疹和药物本身的副作用，也包括免疫监视功能障碍导致的感染和肿瘤，以及因为移植组织对宿主产生免疫反应导致的移植物抗宿主病。

肾移植患者发生皮肤癌的侧面似乎特别高。免疫功能抑制的同种异体移植物受体具体皮肤问题包括以下方面：

• 各种感染。免疫抑制治疗可能重新激活带状疱疹、单纯疱疹和巨细胞病毒感染。传染性软疣、疖和蜂窝织炎较为常见，也可能发生结痂型"挪威"疥。

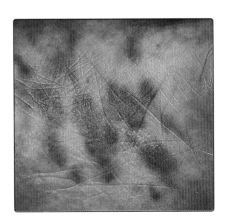

图29.2 卡波西肉瘤，发现于HIV感染的中晚期。

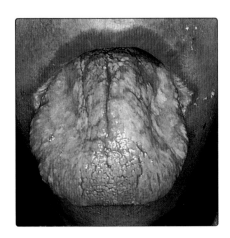

图29.3 慢性皮肤黏膜念珠菌病，主要是由于T细胞缺失。

● 人类乳头瘤病毒感染。大约50%的肾移植患者感染病毒性疣(图29.4)。这些可能在日光性角化病或其他日光暴露处伴发异常增生皮损。人类乳头状瘤病毒与日晒一起促进肿瘤发生。

● 皮肤癌。接受肾移植的患者发生皮肤癌的风险与正常人群相比增加了20倍。鳞状细胞癌比基底细胞癌更常见。肿瘤的临床表现和组织病理看似无异常，但是进展极为迅速。恶性黑素瘤发病率也更高。

● 移植物抗宿主病。

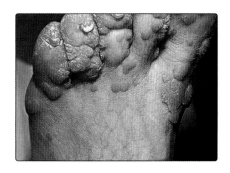

图 29.4　免疫抑制肾移植患者泛发的病毒性疣。

HIV 疾病和免疫抑制

● HIV 感染可能数年内无症状。早期 HIV 疾病的皮肤表现，包括皮肤干燥和脂溢性皮炎；晚期疾病表现为多发感染、口腔念珠菌病和卡波西肉瘤。早期 ART 疗法(抗反转录病毒疗法)有望改善艾滋病患者的前景。

● 先天性免疫缺陷综合征非常罕见，可见于最终无法存活的婴儿，并伴有机会性或化脓性感染。

● 同种异体移植后免疫抑制尤其与人类乳头状瘤病毒感染、鳞状细胞癌或异常增生以及移植物抗宿主病密切相关。

第 **30** 章 | **真菌感染**

人体真菌感染很常见,主要是两大类真菌引起。

- 皮肤癣菌:多细胞菌丝。
- 酵母菌:以出芽方式复制的单细胞。

这些真菌通常感染角质层,但是深部真菌会侵犯其他组织。酵母菌感染将在第 31 章详述。

皮肤癣菌感染

皮肤癣菌分为亲人性、亲动物性和亲土壤性。其中,亲动物性皮肤癣菌通常引起最厉害的炎症反应,常有脓疱,剧烈瘙痒。亲动物性皮肤癣菌包括犬小孢子菌(猫和狗)、须癣毛癣菌(小哺乳类)和疣状毛癣菌(家畜)。亲人性皮肤癣菌引起更加温和的炎症,更像湿疹样改变,通常是慢性病程,包括红色毛癣菌(通常是体癣)、断发毛癣菌(通常是头皮感染)、絮状表皮癣菌、叠瓦毛癣菌和须癣毛癣菌变种趾间毛癣菌。亲土壤性真菌不常见(如石膏样小孢子菌),但可以引起明显的炎症反应。

皮肤癣菌通过孢子形式繁殖。它们引起角质层、甲和头发的感染,诱发迟发性超敏反应或者代谢效应。皮肤癣菌有 3 个无性生殖的属:

- 小孢子菌属,感染皮肤和头发。
- 毛癣菌属,感染皮肤、甲和头发。
- 表皮癣菌属,感染皮肤和甲。

其中有 30 种对人体致病。亲动物性菌种(由动物传染到人体),如疣状毛癣菌,较亲人性菌种(只感染人的)产生更加明显的炎症反应。

病理

皮肤癣菌以分枝菌丝的形式存在于角质层内,其可以在显微镜下识别。将刮下来的皮屑置于玻片上,用 10% 氢氧化钾溶液溶解角质细胞,盖上盖玻片,在显微镜下检查菌丝。将皮屑置于培养基内（如沙堡弱培养基）,培养 3 周,鉴定皮肤癣菌菌种。

临床表现

癣(拉丁语为 worm)表示真菌皮肤感染,通常是环形的。准确的特征有赖于感染部位。多种临床表现,包括:

- 体癣(躯干和四肢)。单个或者多发的斑块,边缘

红斑和脱屑是特征性的表现。皮损渐渐扩大,中间消退,成环形,因此称为"癣"(图 30.1 和图 30.2)。可以见到脓疱和水疱。

- 股癣(腹股沟)。在男性中更加常见,运动员中常看到('jock itch'),他们通常也有足癣。股癣通常传染到大腿上部,但是很少侵犯阴囊。进展性的边缘可以表现为鳞屑、脓疱或者水疱。致病菌见表 30.1。
- 手癣(手)。典型的皮损表现为单侧手掌弥漫性粉状脱屑(图 30.3)。红色毛癣菌是最常见的致病菌。可能同时存在足癣。
- 难辨认癣。由于局部使用由抗炎效果的类固醇激素的原因使得真菌感染的皮损表现有所改变(图 30.4)。
- 头癣(头皮/头发)(图 30.5)。
- 甲癣(甲)。
- 足癣(运动员足)(图 30.6)。

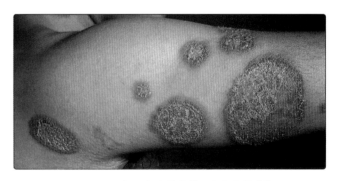

图 30.1 股癣。由动脉癣体,可见强烈感染。

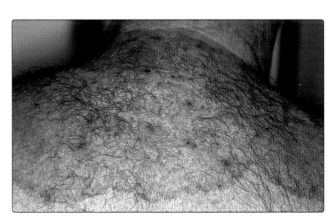

图 30.2 股癣。边缘现象。

表 30.1　浅部真菌病：致病菌及鉴别诊断

部位	致病菌	鉴别诊断
躯干/四肢（体癣）	疣状毛癣菌、犬小孢子菌 红色毛癣菌	钱币状湿疹、银屑病 玫瑰糠疹
足（足癣）	红色毛癣菌、指间毛癣菌 絮状表皮癣菌	接触性皮炎、银屑病 汗疱疹、红癣
腹股沟（股癣）	红色毛癣菌、絮状表皮癣菌 指间毛癣菌	间擦疹、念珠菌病 红癣
手（手癣）	红色毛癣菌	慢性湿疹、银屑病 环状肉芽肿
甲（甲癣）	红色毛癣菌、指间毛癣菌	银屑病、外伤 念珠菌病
头皮（头癣）	犬小孢子菌、奥氏小孢子菌 断发毛癣菌、许兰毛癣菌	斑秃、银屑病 脂溢性湿疹、疖

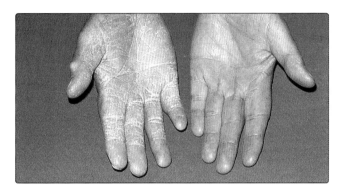

图 30.3　红色毛癣菌导致单侧手癣。

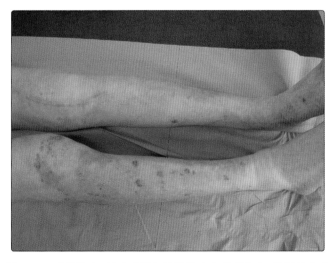

图 30.4　难辨认癣。该皮疹最初被误诊为瘀积型皮炎。外用糖皮质激素导致皮损面积扩大。注意皮损的境界，在难辨认癣中不明显。

运动员足（图 30.6）常见于成人（尤其是青年男性），在儿童中少见。易感染因素是共同洗衣、游泳池、穿不透气的鞋和闷热的天气。瘙痒性的趾间浸渍最常见，常在第 4/5 趾间，但是弥漫性样病变也可以见到。复发性水疱也会发生，有时候要与汗疱疹鉴别。最常见的致病菌是红色毛癣菌、须癣毛癣菌趾间变种和絮状表皮癣菌。

浅部真菌的鉴别诊断见表 30.1。

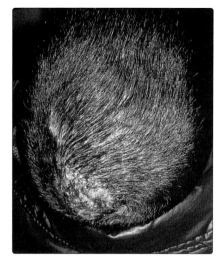

图 30.5　脓癣相关性秃发。脓肿性皮损由亲动物性皮肤癣菌感染导致。

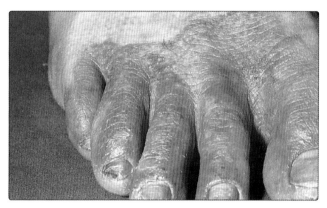

图 30.6　足癣。亲人性皮肤癣菌导致鳞屑性红斑。

皮屑的镜检和培养通常会有助于确诊。伍德紫外线灯检查有助于诊断头癣，尤其对流行期的筛查。奥氏小孢子菌和犬小孢子菌引起头发感染荧光绿色，但是断发毛癣菌引起的没有荧光。

治疗

尽量减少潮湿和出汗的环境，包括不透气的鞋子。扑粉有助于保持足部和身体皱褶部位干燥。局部治疗对较少皮损的真菌感染有效，但是广泛皮损受累或者甲或者头皮感染，需要系统性治疗。

局部治疗

局部使用咪唑类（如克霉唑和咪康唑）霜、喷雾或者粉剂对体癣、脚癣和股癣有效。特比奈芬乳膏每日 1 次或 2 次通常是有效的。1~2 个甲癣用阿莫罗芬每周 1 次，治愈率为 40%~50%。同样，8% 环吡酮胺、28% 噻康唑以及最近的 10%Efinaconazole 和 5%tavaborole 可以局部使用。

系统性治疗

头癣、手癣、甲癣和广泛的体癣通常需要系统性治疗。Griseofulvin 仍是儿童头疼并的首选（10mg/kg 每日 1

次,用 1~2 个月),但是对其他患者,此药已被新的抗真菌药物取代,如特比奈芬(兰美舒)和伊曲康唑(斯皮仁诺),因为这些新的抗真菌药物有更好的疗效、更少的副反应,以及疗程更短。

治疗头癣、体癣、股癣、手癣和足癣可以用特比奈芬 250mg/d 或者伊曲康唑 100mg/d 连续用 2~4 周。 甲癣选择特比奈芬 250mg/d 连续用 6~12 周和伊曲康唑 200mg/d 连续用 12 周或者冲击疗法。对老年人而言,单纯的趾甲真菌感染可以不治疗。伊曲康唑有潜在的肝毒性风险,对心衰患者要谨慎使用。虽然口服酮康唑(里素劳)有效,但是由于其肝毒性临床使用受到限制。

真菌感染

● 皮肤癣菌感染足、腹股沟、身体、甲、手和头皮。最常见的皮肤癣菌致病菌是红色毛癣菌、须癣毛癣菌趾间变种和絮状表皮癣菌。

● 对大部分皮肤癣菌感染局部外用咪唑类药物和口服特比奈芬或者伊曲康唑是有效的。

● 对于广泛的体表真菌感染或者某些部位的感染(如头皮和甲)要进行系统性治疗。长期系统性治疗要监测肝功能。

第 **31** 章 | 酵母菌感染和相关疾病

酵母菌,如马拉色菌和白念珠菌是共生菌,是皮肤微生态的正常组成部分,可引起皮肤较微的炎症反应。其他真菌,如皮肤癣菌能较强消化角蛋白,并诱发显著的炎症（见第30章)。酵母菌感染最常见于宿主免疫受损的状态(如免疫抑制治疗,HIV)。

脂溢性皮炎

脂溢性皮炎是一种慢性、鳞屑性的炎性红斑,通常感染头皮和面部(表31.1)。

发病机制

皮脂生成是正常的,但是皮疹经常发生在头皮、面部和胸部皮脂腺丰富的部位。而爆发往往发生在头皮的皮脂腺部位、脸和胸部。病因与内源性因素、遗传因素和共生马拉色菌(以前认为是椭圆形糠秕孢子菌)的过度繁殖有关。在一些HIV感染的患者中,其病情严重。

临床表现

有4种常见的临床模式:

1.累及头皮和面部。在鼻子两侧、头皮边缘、眉毛和耳朵部位出现红斑、斑片(图31.1)。可能发生睑缘炎。最常见于青年男性。

2. Petaloid。胸骨部位干性、鳞屑性湿疹斑。

3.糠秕孢子菌性毛囊炎。背部毛囊性红色丘疹或者脓疱(图31.2)。

4.Flexural。腋下、腹股沟和乳房下湿润的潮湿红斑,常继发于白念珠菌定植。见于老年人(不要同类似的婴儿皮疹混淆)。

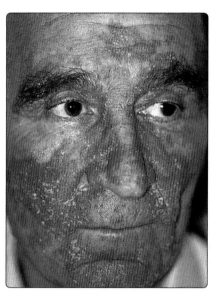

图 31.1 脂溢性皮炎累及面部。

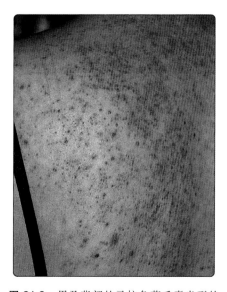

图 31.2 累及背部的马拉色菌毛囊炎型的脂溢性皮炎。

表 31.1 脂溢性皮炎的鉴别诊断	
脂溢性皮炎的部位	脂溢性皮炎的部位
面部	银屑病、接触性皮炎和玫瑰痤疮
头皮	银屑病和头癣
躯干	银屑病、花斑癣和体癣

治疗

头皮的皮疹需要用药用香波(如含有煤焦油、二硫化硒或者酮康唑),单独使用或者在使用2%硫磺和2%水杨酸霜后用,滞留几个小时。面部、躯干和屈侧受累,对咪唑类或者抗菌素有效,常联合使用1%氢化可的松霜或软膏。口服伊曲康唑也是有效的。容易复发,需要重复治疗。

花斑(癣)糠疹

花斑糠疹是由于马拉色菌(以前认为是椭圆形糠秕孢子菌)感染,引起轻微脱屑性炎症斑,好发于上胸部和背部,在青年男性中更加常见(表31.1)。花斑糠疹是慢性的、常无症状的真菌感染,特征是色素改变和累及躯干。

临床表现

是由共生的马拉色菌(以前认为是椭圆形糠秕孢子菌)的菌丝过度繁殖引起的。潮湿或闷热条件下尤为常见。在欧洲,它主要好发于青年人的躯干和四肢近端(图31.3)。在未晒黑部位,白种人表现为棕色或粉红色的椭圆或圆形浅表鳞屑斑,但是在晒黑或者染色人种皮肤,该菌释放的二羧酸引起了色素减退。

鉴别诊断

要与白癜风鉴别:通常花斑糠疹有细小的鳞屑,皮屑在显微镜下容易看到外观像"葡萄和香蕉"的孢子和短的菌丝。玫瑰糠疹和体癣偶尔表现相同。

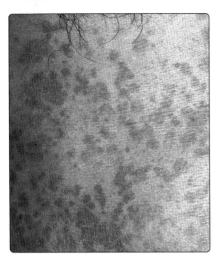

图 31.3　累及胸部的花斑癣。显著的棕色鳞屑性斑片。

治疗

治疗包括局部使用咪唑类抗真菌药物(如克霉唑或达克宁霜)或者使用 2.5% 的二硫化硒(希尔生)香波 30 分钟[或者酮康唑(里素劳)香波,30 分钟],然后淋浴洗掉(每周使用 3 次,连续 2 周)。对耐药患者给予伊曲康唑 200mg/d 口服连续 7 天有效。容易复发,患者需要重复治疗。

白念珠菌感染

白念珠菌是一种普遍存在于口腔和胃肠道的共生菌,引起机会性感染。诱发因素包括:

- 潮湿和皮肤皱褶处。
- 肥胖或糖尿病。
- 免疫抑制(见第 29 章)。
- 妊娠。
- 卫生条件差。
- 潮湿环境。
- 潮湿的工作职业。

- 广谱抗生素的使用。

临床表现

在感染部位的角质层中可以看到白念珠菌的菌丝形式。临床表现如下:

- 生殖器。念珠菌阴道炎通常表现为瘙痒、疼痛的外阴阴道炎。白斑黏附于红肿的黏膜上,产生白色的阴道分泌物。男性的阴茎上有相似的改变。可以通过性行为传播。

- 间擦疹。白念珠菌的浅表感染,也经常有细菌感染,表现为乳房下、腋窝或者腹股沟身体皱折部位潮湿、发亮、浸渍的红斑。潮湿职业的工人由于双手没法完全干燥,常见到指间受累(图 31.4)。

- 皮肤黏膜念珠菌病。少见,有时候有遗传免疫缺陷,在婴儿期开始发病。常见指甲和口腔的慢性白念珠菌感染。

- 慢性皮肤黏膜念珠菌病(CMC)。CMC 是一个统称,指由于免疫反应受损容易感染白念珠菌的状态。绝大部分病例有原发性免疫缺陷(表 31.2)。遗憾的是这些患者的治疗较困难,大多数患者需要长期用系统性抗真菌药物。纠正免疫缺陷的治疗(如骨髓移植)可能有效。

- 口腔。黏附于红色口腔黏膜上的白色斑块(图 31.5)。易感因素是使用广谱抗生素、假牙和口腔卫生差。可以同时存在口角炎。

- 甲沟炎。

- 系统性感染。系统性念珠菌病可以发生在免疫抑制的患者。皮肤上可见到红色结节。

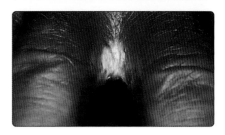

图 31.4　白色念珠菌导致的手指缝间擦疹。

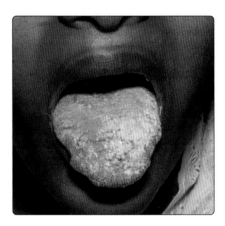

图 31.5　口腔念珠菌病(鹅口疮)。

治疗

白念珠菌感染要和其他疾病鉴别(表 31.3)。一般治疗是重要的,身体的皱褶部位要分开,用扑粉保持干燥。双手要仔细擦干,提高口腔卫生。停用系统性抗生素。局部和系统使用

表 31.3　白念珠菌感染的鉴别诊断

临床表现	鉴别诊断
生殖器	银屑病、扁平苔藓、硬化性苔藓
间擦疹	银屑病、脂溢性皮炎、细菌二重感染
口腔	扁平苔藓、上皮异型增生
甲沟炎	细菌感染、慢性湿疹

表 31.2　慢性皮肤黏膜念珠菌病

缺陷	年龄	念珠菌感染典型部位	相关疾病
IL-17 通路缺陷 (STAT1,IL-17F,IL17RA 突变和 J06 综合征,即高免疫球蛋白 E 综合征)	<2 岁	黏膜和甲	湿疹等多种疾病
自身免疫调节因子(AIRE)基因缺陷导致胸腺中 T 细胞阴性选择受损	<5 岁	面部和头皮	自身免疫性、多分泌腺病综合征、斑秃、白癜风、外胚层发育不良
CARD9,Dectin1 等基因突变导致先天免疫反应缺陷	儿童	口腔和外阴	

针对念珠菌的特异性抗真菌药。

局部治疗

咪唑类是有效的，可以选择霜剂、粉剂、阴道栓剂和乳液。口腔念珠菌用两性霉素、制霉菌素或咪康唑治疗，可以选择含片、混悬液或者凝胶。

系统性治疗

复发性念珠菌病口服制霉菌素会减少肠道菌量。慢性的白念珠菌感染和长期皮肤黏膜念珠菌病给予短期伊曲康唑 100mg/d 或者氟康唑 50mg/d，但不要用灰黄霉素。阴道念珠菌病的治疗可以用单剂量克霉唑 500mg 或克益康 150mg 阴道栓塞，或者用伊曲康唑或氟康唑口服。光滑念珠菌正在日益增加，对氟康唑常耐药。

酵母菌感染

- **脂溢性皮炎** 通常影响头皮和面部。联合抗生素和氢化可的松霜治疗有效。

- **白念珠菌** 在身体皱褶部位、口腔、生殖器和甲皱襞产生机会性感染。易感因素是潮湿、肥胖、糖尿病和口服抗生素治疗。

- **外用咪唑类** 对念珠菌病通常有效。

- **花斑糠疹** 皮疹常见于青年人躯干部位，由一个共生酵母菌马拉色菌感染引起。夏季明显，在晒黑的皮肤上有苍白区。

第 32 章　热带传染病和寄生虫性疾病

在热带发展中国家中,传染病是皮肤病学中最大的问题之一。

然而,热带传染病也可能出现在非流行的国家,由游客和移民带入,或者由土著居民在国外获得的。

麻风

麻风是由麻风分枝杆菌感染引起的一种慢性疾病。它是一种抗酸醇细菌,不能在实验室培养。主要由飞沫传播感染,潜伏期为数年。这种疾病通常是在儿童时期获得的,成人暴露后的风险约为 5%。麻风在北欧已不再流行。大多数发展中国家都有协调的麻风消灭规划,但在安哥拉、巴西、中非共和国、刚果、印度、马达加斯加、莫桑比克、尼泊尔和坦桑尼亚,仍然存在一些地方性流行的区域。

这种疾病的表现取决于被感染者的迟发型超敏反应(Ⅳ型)的程度。细胞介导免疫强的会发展成结核样型麻风,而细胞介导反应能力较差的人则会出现瘤型麻风。免疫状态为中等的患者发展为界线类麻风。

麻风倾向于感染神经和真皮,但在瘤型类型中,感染可能更为广泛。结核样型麻风的特点是神经和真皮的肉芽肿反应,抗酸染色查不到抗酸杆菌。与之相反,瘤型麻风中真皮内含有丰富的杆菌,在显微镜下可以看到大量巨噬细胞。

临床表现

结核样型麻风对神经和皮肤有影响。神经可能会增厚,并出现感觉缺失或肌肉萎缩。皮损经常出现在面部,仅仅可以看到 1~2 块皮损。它们通常表现为红色斑块,中央呈色素减退,表面干燥,毳毛脱失(图 32.1)。斑块内感觉功能受损。

瘤型麻风的皮损表现是多样的,以斑疹、丘疹、结节和斑块的形式出现。对称分布,常累及脸部、手臂、腿部和臀部。感觉功能未受损。这种情况通过鼻部的介入而感染麻风杆菌并未经治疗。脸部逐渐呈现出一种增厚的皱纹(狮面),眉毛脱落(图32.2)。界限类麻风特征介于瘤型麻风和结核样型麻风之间。

麻风必须与其他各种皮肤病(表32.1)相鉴别。

并发症

由于感觉迟钝区域反复创伤,结核样型麻风可能导致对手或脚的骨损伤。在瘤型麻风中,鼻部损伤可能会进展到鞍鼻缺损。

并发症亦可见鱼鳞病、睾丸萎缩和腿部溃疡。周围的神经病变会导致脚趾和手指因反复的创伤缩短。由于免疫反应的升级或降低,麻风反应会出现神经破坏或急性皮肤损伤。

治疗

瘤型(多菌型)麻风患者联合口服利福平、氨苯砜和氯法齐明治疗。疗程至少要持续 2 年,直至皮肤涂片都呈阴性。治疗结核样型(少菌型)麻风方案为口服利福平和氨苯砜,疗程为 6 个月。麻风的并发症可能需要康复专家、骨科和整形外科医生的协同治疗。

在麻风流行的国家,公众关于该病的教育对减轻患者的耻辱很重要。针对麻风控制的公共卫生规划在若干国家都很积极。

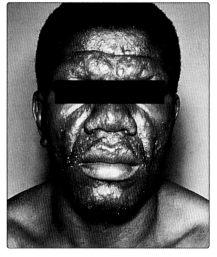

图 32.2　瘤型麻风:呈"狮面"。

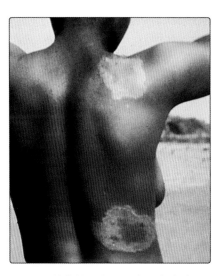

图 32.1　结核样型麻风:中央色素减退的斑块。

表 32.1　麻风鉴别诊断	
麻风分型	**鉴别诊断**
结核样型麻风	白癜风、花斑癣、白色糠疹、结节病、寻常狼疮、环状肉芽肿、炎症后色素减退
瘤型麻风	播散性的皮肤利什曼病、雅司病、点滴型银屑病、盘状红斑狼疮、蕈样肉芽肿

利什曼病

利什曼病是由利什曼原虫引起的一种疾病,该病由白蛉叮咬传播。它存在于热带和亚热带地区,分为皮肤型、黏膜型或内脏型。由三类原生动物引起:

1. 利什曼原虫能引起侵犯皮肤的东方疖,主要分布在地中海沿岸、中东和亚洲地区。

2. 巴西利印曼皮虫在中美洲和南美洲流行,会导致皮肤黏膜疾病。

3.杜氏利皮虫在亚洲、非洲和南美洲广泛分布,并引起内脏疾病(黑热病)与相关的皮肤损伤。

临床表现

东方疖是流行地区常见的感染,常见于儿童,随后会产生免疫力。在非流行地区,去地中海度假后的旅行者也经常会被发现感染上东方疖。脸部、颈部或手臂通常会受到影响。在种植的部位,出现一个红色或棕色的结节,继而慢慢增大形成一个壳状的斑块,或者形成溃疡(图32.3)。如果不治疗,病变将在 6~12 个月内自愈,但是会出现慢性病变。在皮肤黏膜利什曼病中,皮肤的损伤类似于东方疖,但随后坏死的溃疡会导致鼻子、嘴唇和上腭的畸形。黑热病主要感染儿童,有很高的死亡率。它能引起肝大、脾大、贫血和衰弱无力。皮肤上的特征表现是脸部、手和腹部的色素沉着。

利什曼病必须与其他疾病(表32.2)相鉴别。

治疗

皮肤型利什曼病可以自行愈合,而小区域则可以采取冷冻疗法。当需要特殊的治疗时,通常是在静脉内注射葡萄糖酸锑钠(萄糖酸锑),疗程通常为 15~21 天。皮肤黏膜型和内脏型的治疗方法是相似的。

幼虫移行症

幼虫移行症是由于钩虫幼虫在皮肤上的渗透造成的一种匍行疹。幼虫移行症通常发生在热带的海滩上,在那里,来自狗和猫的钩虫的卵孵化成幼虫,能够穿透人类皮肤。感染通常发生在脚上。这些幼虫以每天几毫米的速度在一种匍行的路线上前进,导致红色的痕迹出现,伴强烈的瘙痒(图32.4)。它们最终会在几周后自然死亡,它们无法在人类中完成生命周期。

局部外用 10% 的噻苯达唑软膏或单剂量口服伊维菌素(200μg/kg)通常是有效的。

深部真菌病

深部真菌病被定义为真菌入侵活体组织,引起系统性疾病。表32.3 中给出了简要的详细信息。

表 32.2　利什曼病鉴别诊断

分型	鉴别诊断
皮肤型利什曼病	寻常狼疮、麻风、盘状红斑狼疮
黏膜型利什曼病	梅毒、雅司病、麻风、芽生菌病
内脏型利什曼病	麻风

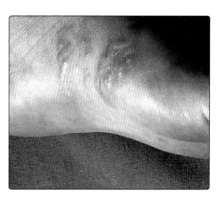

图 32.4　幼虫移行症:在一个刚刚去过西印度群岛海滩游玩的孩子身上发现该病。口服伊维菌素或局部外用噻苯达唑软膏来治疗。

丝虫病

丝虫病在热带地区是常见的,通常是由吴策线虫属班氏丝虫引起的。引起淋巴损伤后最终会导致腿部和阴囊的水肿(象皮病)。治疗可选择口服乙胺嗪。

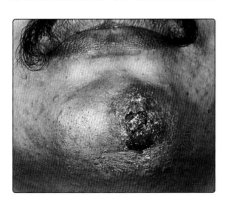

图 32.3　皮肤型利什曼病,又称为东方疖。小的皮损可采用冷冻治疗。否则,可能会采用静脉注射葡萄糖酸锑钠来治疗。

表 32.3　深部真菌病

真菌病	临床表现	治疗
放线菌病(丝状菌)	慢性化脓性肉芽肿感染,有多个鼻窦排出黄色颗粒,尤其是在下颌、胸部和腹部周围	长期大剂量青霉素,外科切除
芽生菌病	溃疡性结节,中央形成瘢痕,可能从肺部感染传播	口服伊曲康唑,系统性应用两性霉素 B 或酮康唑
组织胞浆菌病	免疫抑制患者,继发肺部疾病,出现肉芽肿性皮肤病变	口服伊曲康唑或酮康唑,或全身的应用两性霉素 B
足菌肿	一种慢性肉芽肿性感染,常见于足部,感染涉及皮肤、皮下组织和骨骼,由几种类型的真菌或放线菌引起;表现为结节伴有有脓肿、窦道、溃疡和组织坏死	取决于个体,外科手术切除,氨苯砜联合复方新诺明,以及伊曲康唑可能会有所帮助
孢子丝菌病	沿淋巴管分布的结节、脓肿	碘化钾、伊曲康唑或特比萘芬

盘尾丝虫病

盘尾丝虫病是一种影响眼睛和皮肤的疾病,为盘尾丝虫所致。它在非洲和中美洲流行,是导致失明的一个重要原因。小昆虫将幼虫传播给人类。皮损表现为皮下结节和瘙痒性丘疹,随后出现苔癣样变和色素的变化。甚至盘尾丝幼虫侵入眼睛,导致失明。

伊维菌素单剂量口服,可用于治疗盘尾丝虫病。再次治疗需要间隔 6 个月或 12 个月,直至成虫死亡。

热带传染病

- 麻风:结核样型和瘤型主要侵犯皮肤和神经;治疗需联合口服氨苯砜、利福平和氯法齐明。
- 利什曼病:分为皮肤型、黏膜型和内脏型;使用葡萄糖酸锑钠来治疗。
- 幼虫移行症:由钩虫引起的匐行疹;外用噻苯达唑软膏或口服伊维菌素有效。
- 深部真菌病:严重的感染可能很难根除。
- 盘尾丝虫病:导致失明的一种重要原因;皮损表现为苔藓样结节和色素改变。治疗方法是口服伊维菌素。

第 **33** 章 | 寄生虫感染

寄生虫感染系指在体表或体内携带昆虫或蠕虫。除热带国家以外，蠕虫在皮内或皮肤上都不常见。虽然螨虫（毛囊蠕形螨）可能在面部毛囊中长期无害生存，但通常皮肤上的昆虫在温带气候中只能短暂存在。

昆虫引起各种皮肤反应（表33.1）。接触昆虫或昆虫叮咬可产生化学效应，如蜂刺，或刺激性反应，如与毛毛虫接触的皮炎或由粉碎的甲虫释放的斑蝥素引起水泡。接触也可能引起免疫介导反应。

昆虫作为皮肤疾病的载体，如在莱姆病中，动物蜱传播布氏螺旋体。它们也可通过挖洞（如疥疮）或产卵孵化成幼虫（如蝇蛆病）等来直接接触皮肤。

昆虫叮咬

昆虫咬伤后的皮肤反应是由于对外来异物的一种药理学刺激性或过敏反应。

临床表现

昆虫叮咬的皮损形态各异，从瘙痒的风团（图33.1）到丘疹至相当大的大疱（图33.2）。皮损的形态取决于昆虫种类（表33.1）和引起的皮肤反应类型。昆虫叮咬通常成群或沿肢体分布。丘疹性荨麻疹定义为反复发作在四肢或躯干上的瘙痒性风疹团块，常常发生于儿童。

难以追查的元凶可能包括花园昆虫、家庭宠物身上的跳蚤或螨虫。

臭虫会导致脸部、脖子和手咬伤。它们白天在家具缝隙中无活动，晚上出现。昆虫叮咬引起的继发细菌感染很常见。

鉴别诊断

线性或成群分布的皮疹通常提示虫咬，但有时荨麻疹、疥疮、特应性湿疹或疱疹样皮炎，也需要考虑。

治疗

消除原因往往并不容易，因为昆虫很难追踪。必要时，必须对家养宠物进行检查和处理。猫跳蚤没有猫存在时，于地毯上可存在数月。在窗户筑巢或栖息的鸟可以将恙虫引入房屋。对昆虫叮咬的个体可用克罗他米通–氢化可的松（优乐散）霜或炉甘石洗剂治疗。

虱子感染（虱病）

虱子是一类扁平的、无翅膀的、吸血的昆虫（图33.3）。它们的卵（幼虱）会寄生在头发或衣服上。

有两种嗜人体虱种：
1. 阴虱。
2. 体虱（头虱是一种变种）。

头虱常发生于小学生，其通过头部相互接触传播。虱卵通常比虱子更容易看到。体虱主要发生于生活在不洁或贫穷社会条件下的流浪汉中。通过被感染的床上用品或衣服传播。阴虱是性传播疾病，多见于年轻人。虱子可引起剧烈的瘙痒，通过搔抓易导致破溃和继发感染。

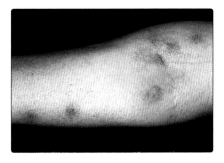

图 33.1 丘疹性荨麻疹，成簇集状和线性皮损。

表 33.1 昆虫对皮肤的影响	
昆虫	**影响**
动物蜱	咬伤、虫媒病
蚂蚁、臭虫、跳蚤	咬伤
蜜蜂、黄蜂	蜇伤
毛毛虫	皮炎
恙虫	丘疹性荨麻疹
毛囊虫	正常寄居
食物和庄稼的螨虫	咬伤
虱子	感染（叮咬）、虫媒病
蚊子	咬伤、肌病、虫媒病
疥螨	疥

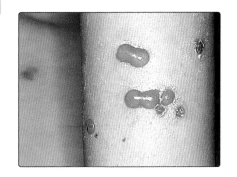

图 33.2 昆虫叮咬引起的成群水疱。

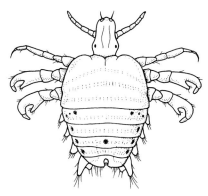

图 33.3 女性患者阴虱。

临床表现

头虱的瘙痒通常从头皮的两侧颞部和枕部开始。搔抓导致继发性感染，可引起头发缠结蓬乱。体虱可在躯干部导致搔抓后表皮剥脱、慢性感染、苔藓样变和色素沉着。虱子常见于衣服的接缝处。阴虱，俗称"虱"，可引起严重的瘙痒，并伴发继发性的湿疹样变和感染。它们还可以累及睫毛。虱子感染不应与其他疾病混淆（表33.2）。

治疗

头虱用马拉硫磷洗液处理，外用于头皮12小时后洗去，并重复7天。也可选用二甲硅油。虫卵通过湿法梳理。接触者也同样处理。体虱可以通过对患者衣服烘干、烫洗或干洗等方式清除。马拉硫磷或氯菊酯洗剂可外用于皮肤。阴虱感染需要马拉硫磷或氯菊酯洗剂外用于全身进行治疗。性伴侣也应该治疗。

疥疮

疥虫，疥螨属，人型，长0.4mm（图33.4），通过直接接触（包括性接触）传播。已受精的雌螨以每天2mm的速度穿过角质层，每天产2~3个卵子。感染需要马拉硫磷或氯菊酯洗剂外用于全身进行治疗。

疥虫在口袋状空腔内交配后，雄性死亡，已受精的雌虫挖洞并继续这种循环。初次被感染后，机体需3~4周对疥螨形成过敏反应，并发生引起和不断加重的剧烈瘙痒。一般来说，瘙痒阶段约有12只螨虫存在，但也可以更多。

临床表现

这种不规则、蜿蜒曲折并伴轻度鳞屑的隧道可长达1cm。其常见于指侧缘（图33.5）、手腕、足踝和乳头处，在外生殖器部位形成橡胶样质地的结节。小水疱样皮损亦常常可见。瘙痒刮抓后引起表皮剥脱（图33.6）。在婴儿中，脚经常被累及，面部也可受累。在隧道末端偶尔可见到形似一个白点的疥虫出现。如果用针挑取并在显微镜下观察到，可以确诊。疥疮在躯干部位常伴有一种不明确的湿疹状丘疹性荨麻疹样过敏反应。不予治疗疥疮将变为慢性。

鉴别诊断

需要考虑与其他严重性瘙痒发作性疾病进行鉴别，如扁平苔藓、疱疹样皮炎、丘疹性荨麻疹和湿疹，但只有疥疮会有隧道。由动物螨虫引起的动物疥疮可造成爆发性瘙痒，但不

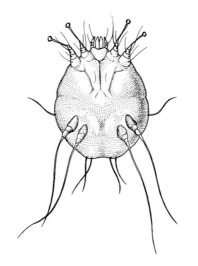

图33.4　雌疥螨。

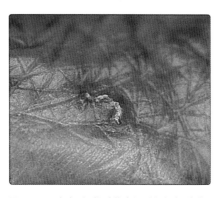

图33.5　老年患者手指侧面的疥疮隧道。

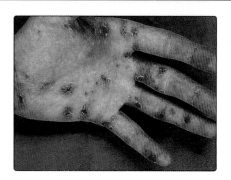

图33.6　由于疥疮侵袭引起的手上多形皮疹。

会有隧道。

并发症

疥疮通常会引起继发感染。在机体紊乱或免疫抑制的患者中，极其大量的疥螨增殖产生大面积结痂性皮疹被称为"挪威"疥疮。

患者在充分治疗后通常还会有几天感到瘙痒，而瘙痒性非感染性"疥疮后期"结节，可能持续数周。

驱虫剂经常引起刺激性皮炎，必须注意将其与持续性或再发性感染区分开来。

治疗

在治疗疥疮方面恰当的用药技巧和所有接触者均需治疗是最重要的。如果上述两方面中任何一方面缺乏的话，可能会导致持续性或再发性感染。

苄氯菊酯（Lyclear Dermal）和马拉硫磷（Derbac-M）洗剂有效。苯甲酸苄酯、克罗他米通（Eurax）和10%硫软膏也是可选择方案。当局部外用治疗无效时，可口服伊维菌素（200μg/kg）1周2次，如挪威疥疮。

对于局部外用药，建议使用方法如下：

- 将洗剂或乳膏涂抹于整个身体表面，包括头皮、脸部、颈部和耳朵。
- 特别注意指缝和肚脐、趾缝间隙，以及甲下方。
- 保留洗剂12~24小时，然后再洗澡或淋浴冲去。

表33.2 虱病的鉴别诊断	
虱感染	鉴别诊断
体虱	疥疮、慢性湿疹
头虱	脓疱疹、湿疹
阴虱	疥疮、湿疹

- 如果在此期间洗手,请重新涂抹洗剂或乳膏。
- 1 周后,重复治疗。

新近感染的个体不会发痒,密切接触者(如全家人)和性伴侣需要治疗。疥疮常常在老年人寓所或老年病病房爆发,所以出现了治疗范围需要多大的问题。安全的规则是治疗病房里所有患者或家庭所有成员,包括接触患者的的护士。还要烫洗衣物和床上用品。疥虫在离开皮肤几天之内就会死去。

寄生虫感染

- 昆虫叮咬表现为发生在躯干四肢的簇集状皮疹伴瘙痒,经常出现水疱、丘疹;继发感染常见。
- 头虱感染通常在在小学生中通过头部接触传播;继发感染常见;重复治疗通常是必要的。
- 体虱通常发生在居住环境贫穷的人群中,产生搔抓后表皮剥脱及苔藓样变。
- 阴虱通常通过性传播,呈现为瘙痒和继发感染。
- 疥疮通过直接接触传播并产生剧烈瘙痒。所有接触者均需治疗,爆发往往见于有挪威疥患者的养老院内。

第 **34** 章 | 皮脂腺和汗腺——痤疮、玫瑰痤疮和其他疾病

痤疮

痤疮是一种毛囊皮脂腺单位的慢性炎症性疾病,表现为粉刺、丘疹、脓疱、囊肿和瘢痕。该病几乎影响到每一个青少年。痤疮的发病率男女没有差异,尽管临床上男女发病的高峰年龄都在 18 岁, 但多认为女性发病更早。痤疮的发病因素:

- 皮脂分泌增加——皮脂溢出(油性皮肤)。
- 毛囊皮脂腺导管角化过度和粉刺形成。
- 痤疮丙酸杆菌在导管的定植。
- 炎症介质的释放(包括细胞因子)。

在痤疮中,对雄激素敏感的毛囊皮脂腺单位显示出高反应性,导致皮脂分泌增加。皮脂因素诱发粉刺;丙酸杆菌痤疮通过多种化学介质启动炎症,诱导多种酶(如脂肪酶)和前列腺素的产生。

临床表现

粉刺分为两种:开放性粉刺(又称黑头,扩张的毛囊口内有含色素的角蛋白形成的黑色角栓)和闭合性粉刺(又称白头,小的奶油色的圆顶状丘疹)。粉刺大约出现在 12 岁,并且演变为炎性丘疹(图 34.1)、脓疱或囊肿(图 34.2)。皮损好发于富含皮脂腺的面部、肩部、背部和上胸部。痤疮的严重性取决于它的程度和皮损类型,囊肿是最具破坏性的。

痤疮通常持续到 20 岁出头,但在少数患者,特别是妇女,该病可以持续到 50 岁左右。痤疮愈合后,可能形成瘢痕,尤其是囊肿或脓肿。瘢痕可能是"冰锥样的"、萎缩性的 (图 34.3)或瘢痕疙瘩。

痤疮有不同的异型。

- 剥蚀性痤疮:由于挤压或抠挖,多见于患抑郁症或强迫症的年轻女性。
- 氯痤疮:由某些芳香卤代工业化学品系统毒性引起。

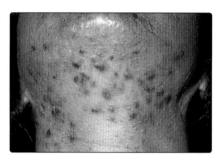

图 34.1 下巴处的丘疹脓疱性痤疮,有一些白头粉刺。

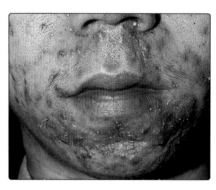

图 34.2 面部的脓疱囊肿性痤疮。

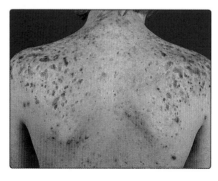

图 34.3 后背的瘢痕性痤疮。

- 聚合性痤疮:大量深在的脓肿和瘢痕化的窦道。
- 化妆品痤疮:发蜡和化妆品诱发的粉刺性和丘疹性痤疮(主要见于美国)。
- 药物性痤疮:由于系统使用类固醇激素、雄激素和外用类固醇激素。
- 婴儿痤疮:主要分布在男性婴儿的面部;原因不明。
- 物理性痤疮:毛囊闭塞,见于长期坐轮椅者的后背或小提琴手的下巴。

并发症和鉴别诊断

尴尬、社交退缩和抑郁症是痤疮重要的后遗症,可以通过有效地治疗来改善。罕见的严重爆发性痤疮,见于青少年男性,可伴有发热、关节炎和血管炎。长期抗生素治疗可能引起革兰阴性毛囊炎。

酒渣鼻通常可以与痤疮鉴别(见下文)。与痤疮相比,细菌性毛囊炎起病更急,但两者可以并存。

治疗

治疗取决于痤疮的类型和严重程度以及患者的心理状态。非处方药膏常被使用。对痤疮严重程度评分是有用的。

局部治疗适用于轻度痤疮,更严重的病例需要联合系统药物治疗。

- 过氧化苯甲酰(PanOxyl、Brevoxyl)乳膏或凝胶,每日外用 2 次,通过减少痤疮丙酸杆菌的数量发挥作用。该药可能引起刺激,接触过敏和漂白衣物。
- 异维 A 酸(Isotrex Gel)对减少粉刺数量效果好,但可能引起刺激。

- 抗生素，如克林霉素单用（Dalacin T）或克林霉素过氧化苯甲酰凝胶（Duac，每日 1 次），红霉素单用（Stiemycin）或红霉素锌制剂（Zineryt），可用于轻度或中重度痤疮。
- 其他的外用药物，如壬二酸、烟酰胺和阿达帕林。

口服抗生素、维 A 酸或激素用于治疗中度或重度痤疮、剥蚀性痤疮和抑郁症患者的痤疮。

抗生素

一线的系统抗生素药物是土霉素，500mg，每日 2 次（进食前 30 分钟，用水吞服），服用最少 4 个月。四环素类药物禁用于儿童和孕妇，并可能导致白色念珠菌感染或光敏。赖甲四环素（亚甲赖氨酸四环素，每日 408mg）和多西环素（强力霉素，100mg，每日 1 次）是另一种可选的四环素类药物，吸收更好。

红霉素（500mg，每日 2 次）和甲氧苄啶是次选的抗生素。建议服用避孕药的妇女，如果发生腹泻，则需要在月经周期的剩余时间进行额外的避孕。

抗雄激素

一种抗雄激素和雌激素的复方制剂（炔雌醇环丙孕酮，含醋酸环丙孕酮 2mg，炔雌醇 0.035mg：商品名 Dianette）用于对传统治疗抵抗的女性（不是男性）中度到重度痤疮。抗雄激素能抑制皮脂分泌。co-cyprindiol 疗程 6~12 个月，也是一种避孕药。

异维 A 酸

异维 A 酸（Roaccutane）可以减少皮脂分泌，抑制痤疮丙酸杆菌，发挥抗炎作用，是一种非常有效的痤疮治疗药。该药用于严重的痤疮或传统治疗无效的痤疮，或者停用抗生素很快复发的痤疮。连续服用 4 个月为 1 个疗程，需要监测肝功能和空腹血脂。异维 A 酸有致畸性。服药的妇女不得怀孕，必须在整个治疗期间以及治疗前后服用口服避孕药。副作用包括嘴唇干裂、皮肤干燥、流鼻血、脱发、肌肉疼痛和情绪变化。

其他疗法

痤疮囊肿可能需要注射曲安奈德（一种类固醇激素），有时需要切除或冷冻治疗。黑头可以用吸引器抽出。饮食对痤疮没有影响。

玫瑰痤疮

玫瑰痤疮是一种面部的慢性炎症性皮肤病，以红斑和脓疱为特征性皮损。病因尚不清楚。组织学上可见扩张的真皮血管、皮脂腺增生和炎性细胞浸润。皮脂分泌正常。

临床表现

玫瑰痤疮男女发病率无差异。尽管该病在中年人最常见，但也可影响年轻人和老年人。最早期的症状是潮红、红斑、毛细血管扩张、丘疹、脓疱（图 34.4）以及偶尔出现淋巴水肿，累及脸颊、鼻子、额头和下巴。鼻赘（即鼻部皮脂腺和结缔组织的增生）（图 34.4）和眼部累及（表现为睑缘炎和结膜炎）是常见并发症。日光照射和外用类固醇激素会使病情恶化。玫瑰痤疮持续数年，但通常对治疗反应良好。与痤疮不同，玫瑰痤疮没有粉刺，发病年龄偏大。接触性皮炎、光敏性皮疹、脂溢性皮炎和红斑狼疮往往累及面部，但发病更急或有鳞屑，或缺乏脓疱。

治疗

外用 0.75% 甲硝唑乳膏、壬二酸乳膏或溴莫尼定凝胶可能会有帮助。如果无效，常用的口服药物是土霉素，起始剂量为每天 1g，数周后减到每天 250mg，维持 2~3 个月。红霉素是替代药物。经常需要反复治疗。异维 A 酸可以用于治疗，但疗效不及痤疮。鼻赘需要行整形手术或者激光治疗。

其他疾病

口周皮炎的特点是丘疹和脓疱，可发生于外用类固醇激素的女性口周和下巴。皮损会在停用激素和口服四环素治疗后消退。

化脓性汗腺炎是一种令人不愉快的毛囊漏斗部的慢性炎症性皮肤病，累及腋下、腹股沟和会阴这些大汗腺区域。结节、脓肿、囊肿和窦道形成，最后产生瘢痕（图 34.5）。聚合性痤疮可能并存。治疗困难。可以试用外用杀菌剂联合口服长疗程的克林霉素和利福平，或阿维 A。可以选用局限手术切除。输注英夫利昔单抗已被证明治疗严重病例有效。

多汗症（过量出汗），是由于小汗腺过度活跃，通常情绪波动是起因。20% 氯化铝乙醇溶液往往有效。手部多汗症可以用离子导入治疗，腋下多汗症用肉毒素注射。

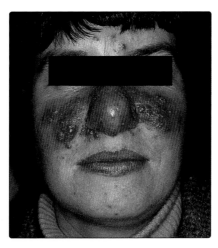

图 34.4　伴有鼻赘的玫瑰痤疮女性患者。鼻赘通常见于男性。

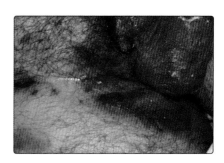

图 34.5　化脓性汗腺炎。多发性炎性结节明显，瘢痕常见。

皮脂腺疾病和汗腺疾病

痤疮

- 由于皮脂分泌增加,粉刺形成,表现为雨酸杆菌痤疮和炎症。
- 临床表现:粉刺、脓疱、囊肿和瘢痕,累及面部、胸部和背部。
- 治疗:外用治疗包括过氧化苯甲酰和异维A酸;系统治疗包括抗生素,如四环素类或红霉素、炔雌醇环丙孕酮和异维A酸。

玫瑰痤疮

- 影响中年人或老人,初期往往表现为面部潮红。
- 临床表现:面部红斑、毛细血管扩张和脓疱;鼻赘和结膜炎。
- 治疗:外用0.75%甲硝唑乳膏,口服土霉素。

化脓性汗腺炎

- 临床表现:腋下和腹股沟的慢性结节或脓肿,最后形成瘢痕。
- 治疗:局部杀菌剂,长疗程的口服抗生素或者异维A酸,手术切除。
- 严重病例:英夫利昔单抗输注可能适用于那些经过选择的严重病例。

第 35 章 | 毛发疾病

脱发(秃发)

根据脱发范围,可分为弥漫性脱发和局限性脱发,根据脱发性质,又可分为瘢痕性脱发和非瘢痕性脱发(表 35.1)。不论男性还是女性,任何原因导致的脱发(包括多毛)都会给患者带来一定的心理负担。

弥漫性非瘢痕性秃发

这类脱发患者常常会发现在枕头上、毛刷或梳子上有许多毛发,或者是在洗发时发现大量脱发。头皮毛发密度减少。具体原因如下。

雄激素性秃发(男性脱发和女性脱发)

男性雄激素性脱发(男性脱发)与遗传(具体方式尚不清楚)和雄激素依赖有关。发病数年后,雄激素敏感性毛囊逐渐发生最小化改变,由终毛变为细小的毳毛。80%的男性均有不同程度的受累,发病年龄由十几岁至 70 岁不等。女性也可以发生雄激素性脱发,但患者激素水平一般正常。在更年期以后更为显著,80 岁以上老年女性中,发病率可达 70%。男性通常表现为头顶区头发减少,随后两颞部发际线上移(图 35.1)。女性患者表现也可与男性相似,但大多数患者仅为头发弥漫性稀疏。一般无需治疗。外用米诺地尔搽剂对 1/3 患者有效,口服非那雄胺有效,男性患者还可选择毛发移植。

内分泌和营养相关性脱发

内分泌异常往往会引起脱发。甲状腺、垂体或肾上腺功能低下可导致弥漫性脱发。甲状腺功能亢进同样也可能引起脱发。雄激素分泌性肿瘤的女性患者,出现男性化特征时,可伴有类似男性的雄激素性脱发。恶性营养不良症患者由于蛋白质缺乏,毛发干枯发红,失去光泽。铁、锌等微量元素的缺乏也可引起弥漫性脱发。

表 35.1　脱发原因	
脱发类型	**原因**
弥漫性非瘢痕性脱发	雄激素性脱发、甲状腺功能减退、垂体功能减退、肾上腺功能减退、药物因素、铁元素缺乏、休止期脱发、弥漫性斑秃
局限性非瘢痕性脱发	斑秃、毛发癣菌病、创伤、拔发、牵拉、二期梅毒
局限性或弥漫性瘢痕性脱发	烧伤、放射、带状疱疹、脓癣、三期梅毒、红斑狼疮、局限性硬皮病、假性斑秃、扁平苔藓

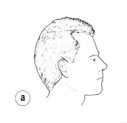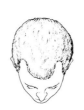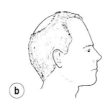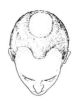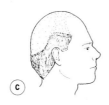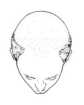

图 35.1　男性雄激素性脱发,由双侧颞部开始(a),后累及头顶部受累(b),严重患者(c)仅仅在耳部至枕部留下马蹄形发圈。

休止期脱发

毛囊的生长周期一般不是同步的,但是一旦毛囊同时进入休止期,将会在大约 3 个月后出现一个脱发高峰。这种脱发往往继发于高热、生孩子、外伤、药物反应或其他应激反应之后。

药物介导脱发

一些有毒物质的摄取,比如铊,会导致生长期毛囊突然中断生长(生长期脱发),实际上,药物因素更为常见,如细胞毒药物(特别是环磷酰胺)、肝素、华法林、卡比马唑、秋水仙碱或维生素 A。

局限性非瘢痕性秃发

各种原因导致的局部片状脱发。具体原因如下。

斑秃

斑秃是一种常见的自身免疫性疾病。毛囊生长突然完全中止,常见于 10~30 岁青年患者,表现为头皮境界分明的非炎症性脱发斑。在接近于头皮处,毛干变细,呈感叹号样(!),是本病特征性表现,有诊断价值。眉毛、胡须均可累及,有时指甲也可出现点状凹陷。

本病病程不确定,脱发斑可以增大,但往往自开始脱发时即毛发再生(起始阶段通常是一些白发)(图35.2)。青春期前发病,皮损广泛(尤其是累及枕后头皮)或者有特应性体征患者,预后不良。少数病例可导致头发全部脱落(全秃),甚至全身体毛全部脱落(普秃)。

治疗取决于脱发范围的大小,小片的局限性斑秃可能会自发性再生恢复,类固醇激素(如曲安奈德)皮损内注射有助于加快毛发再生。如果受累面积大,治疗效果往往不佳,应用二苯莎草通进行接触免疫疗法有一定的疗效,但不宜广泛使用。必要时,还可以佩戴假发。

感染

头皮癣菌感染可以导致局部脱发(见下文)。二期梅毒也可有脱发表现。

创伤与牵拉

持续性的牵拉会导致脱发,如过紧地编扎,会导致头皮边缘头发脱落、头发的拉直、烫卷、染色都会对毛干造成损伤,甚至断裂。

局限性或弥漫性瘢痕性脱发

瘢痕性脱发时,毛囊完全被损毁,常见原因有如下。

• 烧伤或辐射:头皮化学性烧伤或热灼伤会遗留瘢痕,X线曾被用来治疗头癣,后发现会导致瘢痕性脱发。

• 感染:三叉神经眼支的带状疱疹、脓癣、三期梅毒都可能引起头皮瘢痕。

• 扁平苔藓或红斑狼疮:瘢痕性脱发可伴有头皮红斑、鳞屑、水疱等(图35.3)。皮损可发生在其他部位。需要局部外用或注射类固醇类激素治疗,也可系统应用。女性前额的纤维性脱发,可能是扁平苔藓的一种亚型。

• 假性斑秃:假性斑秃是一种瘢痕性脱发,是一些先天性或后天性头皮炎症性疾病的终末期表现。

多毛症(女性多毛症和毛增多症)

女性多毛症是指女性终毛过度生长,可以出现类似男性的体毛。常见的表现为胡须区域、乳头周围有毛发生长,耻骨联合毛发浓密。常见原因是过度焦虑,有时甚至轻度焦虑也会诱发。许多女性多毛症与种族有关,还有一些是特发性的(表35.2),但是部分患者伴有多囊卵巢综合征,此时多伴有痤疮、高雄激素血症、月经不规则,超声可见多囊卵巢。少部分病例是由于雄激素分泌性肿瘤。这也是男性化的特征之一,此外,还有阴蒂肥大、男性雄激素性脱发、声调低沉。女性多毛症一般有雄激素水平升高,但毛增多症一般是指终毛的过度生长,雄激素水平不升高,表现为面部、四肢和躯干终毛生长(图35.4)。多由药物引起(表35.3)。

女性多毛症治疗效果不佳。电蚀法比较费时,其他方法有热蜡脱毛、刮毛、漂白等。激光脱毛应用比较广泛。抗雄药物(环丙氯地孕酮)与乙炔雌二醇联合治疗有时会有效。依氟鸟氨酸霜剂对面部毛发有效。多囊卵巢综合征治疗可以应用二甲双胍和安体舒通。毛增多症治疗则需积极寻找到潜在病因。

表 35.2	女性多毛症的病因
分类	疾病
脑垂体	指端肥大症
肾上腺	Cushing 综合征、男性化肿瘤、先天性肾上腺增生症
卵巢	多囊卵巢、男性化肿瘤
医源性	雄激素、孕激素
特发性	毛囊雄激素受体敏感

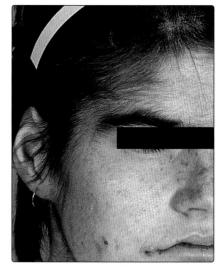

图 35.4 因服用米诺地尔导致面部多毛。

表 35.3	毛增多症的原因
分类	举例
局限性	黑素细胞痣、隐性脊柱裂相关的骶尾部多毛、慢性瘢痕或炎症
泛发性	儿童营养不良、精神性厌食症、迟发性皮肤卟啉病、潜在性恶性肿瘤。药物如米诺地尔、苯妥因那、环孢素

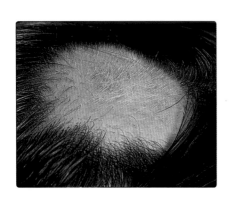

图 35.2 斑秃可见感叹号样发,在脱发区有白发生长。

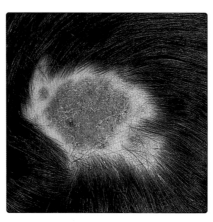

图 35.3 盘状红斑狼疮引起的瘢痕性脱发,受累头皮表面红斑、鳞屑。

其他疾病

毛干异常较少见,通常与遗传有关,毛干脆而易断,外观异常呈念珠状(如念珠状发)。

头皮屑是正常头皮的过度生理性脱屑。严重者常合并头皮脂溢性皮炎。头皮银屑病可能会导致局部脱发。

头癣常见于儿童。常见的病原菌和推荐的治疗方法见第 30 章。人类头癣表现为境界清楚的头屑,轻度炎症反应,常伴有毛干断裂。疣状毛癣菌引起动物感染,可形成大片的脓肿,称为脓癣,往往导致瘢痕形成。许兰毛癣菌感染会导致黄癣,会产生慢性瘢痕性脱发。

常见的毛发疾病

- **雄激素性脱发**:脱发的最常见病因,局部外用米诺地尔或口服非那雄胺有效。
- **斑秃**:常见,散在的片状脱发,有感叹号状发生,早期病例可自发恢复。
- **瘢痕性脱发**:应积极寻找病因。
- **妇女多毛症**:可能由于多囊卵巢,一般由于内分泌的改变,少见的原因是由于雄激素分泌性男性化肿瘤。

第 **36** 章 | 甲病

先天性疾病

有相当一部分罕见的先天性疾病会影响甲的生长和发育。如甲-髌骨综合征,可出现甲(和髌骨)的缺失或发育不全。先天性厚甲在出生时就有甲板肥厚,颜色变深。球拍状甲是比较常见的常染色体显性遗传性先天性甲异常,表现为拇指指甲扁平、短宽,多见于女性。营养不良型大疱性表皮松解症也可出现甲的营养不良。

创伤

创伤,尤其是运动性创伤,是导致甲异常的常见原因。甲下出血常常发生于手指夹伤、足趾踩伤后,但需要时刻警惕甲下黑素瘤的可能性。微小的甲下出血可见于感染性心内膜炎,但外伤同样也可引起。不合脚的鞋可以导致趾甲内向生长,慢性损伤导致嵌甲,常见于第一趾甲,变厚呈角状。外伤还可以直接导致甲剥离(甲板与甲床分离)。长期习惯性敲击、弹刮拇指指甲会在指甲表面形成横向的脊沟。脆甲虽也见于缺铁、甲

状腺功能减退、肢端缺血的其他原因,但最常见的原因还是长期接触洗涤剂和水。

皮肤疾病

皮肤病常常会累及甲(图 36.1 和图 36.2),皮肤科疾病需要对指甲进行常规检查。详见表 36.1,相关鉴别诊断见表 36.2。这类疾病治疗主要是针对相关皮肤病,尤其是手部疾病。

感染

细菌和真菌感染可累及甲皱襞(甲沟炎)和甲本身。

甲真菌病(甲癣)

真菌感染甲(甲真菌病)随着年龄增加,发病率增高,儿童少见。趾甲感染率高于指甲,尤其是第一趾甲(图 36.3),往往从甲远端开始,逐渐向近端蔓延,直至全甲受累。甲板与甲床分离(甲剥离),甲板增厚、变脆、污黄,甲下碎屑。通常数个甲发病,但几乎不会所有甲均发病。往往伴有足癣。指甲的甲癣往往与手部红色毛癣菌感染有关。治疗可口服特比萘芬

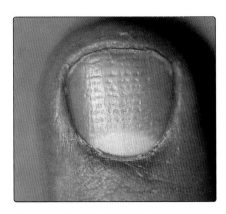

图 36.2 斑秃甲。甲表面见顶针样凹点。

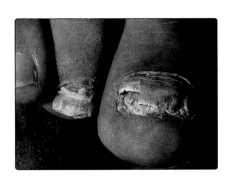

图 36.3 趾甲真菌感染。甲板增厚、变脆、污黄。图中可见相邻第三趾趾甲未受累。常由皮肤白色念珠菌所致,偶可由霉菌,如镰胞菌或短帚霉菌引起。

(兰美抒)或伊曲康唑(斯皮仁诺)。

慢性甲沟炎

慢性甲沟炎好发于工作环境潮湿的人群,常由白色念珠菌引起。角

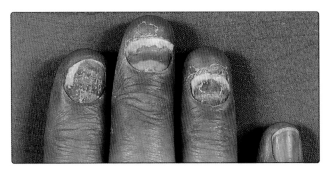

图 36.1 银屑病甲。甲表面凹点、甲剥离、甲板污浊,呈棕褐色。

表 36.1 累及甲的常见皮肤病	
疾病	**甲改变**
斑秃	甲表面粗糙,细小的凹点
毛囊角化病	甲纵脊,甲边缘三角形裂纹
湿疹	杂乱的凹点,变形隆起,营养不良,由于摩擦,指甲表面光亮
扁平苔藓	甲板变薄,纵脊,甲板甲床在远端融合(甲胬肉),全甲脱落
银屑病	凹点、厚甲、甲剥离(甲床甲板分离)、甲污浊、甲下角化沟底

质层脱落,近端甲皱襞剥离,浮肿(图 36.4),轻压可挤出脓液。甲板不平整、污浊。合并革兰阴性菌感染时,甲呈蓝绿色。治疗时,要保持手部干燥,予咪唑类溶液或霜剂外涂,每天 2 次,或者口服伊曲康唑 14 天。

急性甲沟炎

急性甲沟炎通常由于细菌感染引起,葡萄球菌常见。须口服氟氯西林或红霉素治疗。

系统性疾病

甲改变在临床上不罕见,它可能提示潜在的内脏疾病。表 36.2 列举了部分疾病与甲改变的联系。

肿瘤

甲和甲床的肿瘤罕见,但是甲皱襞周围的良性增生性疾病并不少见。

例如:

• 病毒疣。甲周病毒疣常见。治疗同其他部位的病毒疣。

• 甲周和甲下纤维瘤。常见于结节性硬化患者,多于青春期或者青春期后出现。

• 黏液样囊肿。囊肿常出现于手指远端甲皱襞附近。表现为有波动感、半透明的丘疹,包含有透明的胶体,生长于滑膜褶皱部位。治疗方法有冷冻、皮内注射曲安奈德(皮质类

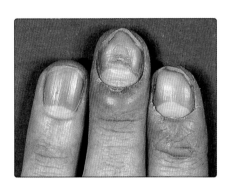

图 36.4 白色念珠菌是慢性甲沟炎最常见的病原体。甲皱襞组织发炎,肿胀,且指甲呈横向隆起。

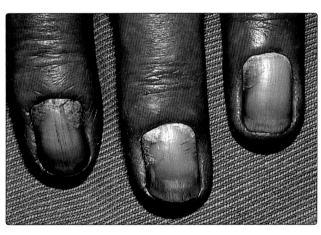

图 36.5 黄甲综合征。指甲生长缓慢,淋巴回流异常,可能发生胸腔积液。

表 36.2 皮肤病及系统性疾病甲改变的鉴别诊断

病变	甲特征	鉴别诊断
博氏线	甲横沟	任何可引起甲床发育障碍的严重的系统性疾病
脆性指甲	甲易破坏,通常发生于远端侧缘	水和洗涤剂的影响,缺铁,甲状腺功能减退,指端缺血
颜色改变	黑色横向带	细胞毒性药物
	蓝色	发绀、疟疾、血肿
	蓝绿色	假单胞菌感染
	棕色	真菌感染、吸烟导致的污点、氯丙嗪、金元素、爱迪生病
	棕色油渍斑块	银屑病
	棕色纵向条纹	黑素细胞痣、黑素瘤、爱迪生病、种族变异
	红色(裂片性出血)	感染性心内膜炎,创伤
	白点	甲床创伤(非缺钙)
	白色横向带	重金属中毒
	白色/棕色对半甲	慢性肾衰
	白色(白甲)	低蛋白血症(如肝硬化)
	黄色	银屑病、真菌感染、黄疸、四环素类
	黄甲综合征(图 36.5)	淋巴回流异常,可能存在胸腔积液
杵状指	甲皱襞与甲板夹角消失,球形指尖,甲床松软	呼吸系统疾病:支气管癌、慢性感染、肺纤维化、石棉肺
		心血管疾病:感染性心内膜炎青紫型先天性心脏病
		其他:炎症性肠病、甲状腺毒症、胆汁性肝硬化、先天性
匙状甲	甲板呈匙状凹陷	缺铁性贫血、扁平苔藓、反复接触清洁剂
甲皱襞毛细血管扩张	甲皱襞毛细血管扩张及红斑	银屑病、真菌感染、创伤、甲状腺毒症、四环素类(甲分离)
甲凹点	甲床可见大小不一的凹点	银屑病、湿疹、斑秃、扁平苔藓
甲嵴	横向(横跨甲板),纵向(近端/远端)	布氏线(见上)、湿疹、银屑病、精神性习惯性敲击、弹刮、慢性甲沟炎、扁平苔藓、毛囊角化病

固醇激素)或者切除。

● 黑素瘤。若指甲出现进行性进展的纵向条纹,必须需通过活检排除甲下黑素瘤。肢端黑素瘤表现为无色素性的、类似化脓性肉芽肿或是慢性甲沟炎改变。甲皱襞周围任何不典型或溃疡皮损,必须行活检术排除黑素瘤。

甲病

● 先天性甲病除了球拍状甲,其他疾病并不常见。

● 运动损伤常导致甲下出血、嵌甲或甲分离。

● 常见的皮肤病,如银屑病,扁平苔藓和湿疹表现不同的甲改变。

● 真菌感染更常见于脚趾甲,特别是老年人。需要时,可口服特比萘芬或者是伊曲康唑。

● 慢性甲沟炎常见于手指甲,与白色念珠菌感染相关。建议加强皮肤护理,外用咪唑类药膏或口服伊曲康唑。

● 急性甲沟炎通常为细菌性感染:需用抗生素治疗。

● 系统性疾病可通过不同甲改变来辅助诊断,如杵状指、匙状甲或者是裂片形出血。

● 黑素瘤:任何甲下色素性疾病或甲破坏必须考虑甲床黑素瘤。

第 **37** 章 | 血管和淋巴管疾病

血管疾病

红斑

红斑是指皮肤发红,通常是由于血管扩张导致(表 37.1)。它可以是局限的,如怀孕或肝脏疾病(掌红斑),固定性药疹和感染（如 lyme 病）;也可以是泛发的,如药疹,中毒性红斑(如病毒疹)和结缔组织病。

潮红

潮红是由血管扩张导致的红斑。病因是:

- 生理性(对情绪、热或运动的自主反应)。
- 绝经期(激素;常伴有出汗)。
- 食物(如辛香料;醇-醛相关物质)。
- 药物 [血管紧张素转换酶(ACE)抑制剂,5-羟色胺(5-HT3)拮抗剂,硝苯地平]。
- 玫瑰痤疮(机制未知)。
- 类癌综合征(血清素,即 5-羟色胺)。
- 嗜铬细胞瘤(儿茶酚胺)。

潮红很常见,好发于面部、颈部和躯干上部,通常是良性的。如果突然发作并有全身症状（如腹泻或昏厥）,则必须排除类癌综合征或嗜铬细胞瘤。在治疗中,首先要去除原因,如辛香料或乙醇。小剂量的普萘洛尔可以改善令人尴尬的生理性潮红。

毛细血管扩张

毛细血管扩张是真皮小静脉(如蜘蛛痣,图 37.1),或小动脉形成的肉眼可见的扩张。病因是:

- 先天性(如遗传性出血性毛细血管扩张)。
- 皮肤萎缩(局部应用类固醇药膏,皮肤老化,放射性皮炎)。
- 雌激素过量(如肝脏疾病、怀孕、"避孕药")。
- 结缔组织病 （系统性硬化症、红斑狼疮、皮肌炎）。
- 玫瑰痤疮(面部)。
- 静脉疾病(小腿)。

孤立的蜘蛛痣是常见的,且无意义,但其数量在怀孕和肝脏疾病时增加。静脉湖,一种获得性静脉扩张的形式,常常在老年人的下唇上看到。毛细血管扩张使用细针烧灼、除痣手术或激光治疗。

紫癜

紫癜是由于红细胞外渗导致的皮肤蓝褐色的颜色变化(图 37.2)。多种机制可导致紫癜。

- 血管壁缺陷:
- 血管炎(如由于免疫复合物),副蛋白血症(如冷球蛋白血症)。
- 感染(如脑膜炎球菌血症)。
- 血管压力升高(如静脉性疾病)。

- 皮肤支撑缺陷:
- 皮肤萎缩(衰老,类固醇,疾

脉管	过程	对应皮损
小血管	扩张[和(或)血流量增加]	红斑、潮红、毛细血管扩张
	细胞外液外渗	荨麻疹(第 116 页)、水肿
	血液外渗	紫癜、毛细管炎
	血流量减少	网状青斑、冻疮、雷诺现象
	炎症损伤	血管炎、火激红斑
动脉	动脉粥样硬化,buerger 病炎症	动脉
		缺血和溃疡
静脉	炎症,血流量减少,凝血异常	血管炎(第 125 页)
	扩张	血栓形成,皮肤改变,溃疡(第 110 页)
		静脉湖
淋巴管	先天发育不全	淋巴水肿(原发)
	堵塞或炎症	淋巴水肿(继发)
	感染	淋巴管炎

表 37.1　血管和淋巴管疾病的分类

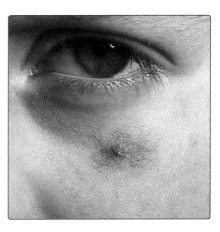

图 37.1　小孩面颊部位的蜘蛛痣。

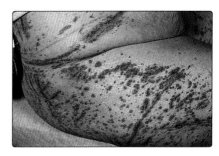

图 37.2　血小板减少症患者的紫癜。

病,如硬化萎缩性苔藓)。

● 坏血病(维生素 C 缺乏症)。

● 凝血缺陷:

● 凝血因子缺乏(如弥散性血管内凝血)或遗传。

● 抗凝血剂(肝素、华法林)。

● 任何原因的血小板减少症。

● 血小板功能异常。

● 特发性色素性紫癜。

瘀点是小的点状紫癜,而瘀斑则更大。紫癜常发生于老年人或长期外用类固醇者,自发发生或轻微创伤后发生。特发性色素性紫癜表现为腿上的棕色点状病变(毛细血管炎)。

大多数情况下,紫癜没有具体的治疗方法。对于潜在的病因,如血液病或血管炎,必要时,进行治疗。

雷诺现象

雷诺现象的特征是指端动脉的阵发性血管收缩,通常由寒冷引起,手指先变白(由于局部缺血),然后变紫蓝色(由于毛细血管扩张,血流瘀滞),再变红色(由于反应性充血)。当找不到病因时,它被称为"雷诺病",病因包括:

● 动脉闭塞:动脉粥样硬化、Buerger 病。

● 结缔组织病:系统性硬化症(包括 CREST 综合征)、系统性红斑狼疮。

● 高黏血症:红细胞增多症、冷球蛋白血症。

● 神经缺陷:脊髓空洞症、周围神经病变。

● 反流血管收缩:振动工具使用导致。

● 毒素/药物:麦角碱、氯乙烯、β-受体阻滞剂。

雷诺现象主要影响女性。它可能是结缔组织病的先兆。对于患者,手应防寒保暖。必须停止吸烟。钙通道阻断剂(如硝苯地平)或萘呋铵可能有帮助。对于耐药的患者,应给予依前列醇(前列环素)输注。

网状青斑

网状青斑是皮肤呈青紫色大理石图案,由于动脉血流量减少导致,通常发生在女性。该现象有以下原因:

● 生理性,如感冒诱发。

● 由结缔组织病导致的血管炎,如系统性红斑狼疮和结节性多动脉炎。

● 由冷球蛋白血症、红细胞增多症引起的血黏度过高。

● Sneddon 综合征,包括网状青斑、脑血管疾病和循环抗磷脂抗体。

寒冷可导致儿童的大腿外侧产生网状青斑,呈斑驳的网状,一般是可逆的。固定的青斑(图 37.3)是由血管炎导致,需要进一步检查。治疗针对潜在的疾病。

火激红斑

火激红斑是由热损伤导致的色素沉着性网状红斑(图 37.4),见于长期坐于火前的老年人的胫前及使用取暖器或笔记本电脑者。

冻疮

冻疮是皮肤对寒冷的反应,表现为手指、脚趾或耳朵等部位出现红肿、疼痛、紫色至粉红色的肿胀冻疮,源自寒冷诱发皮肤动静脉收缩后的过度代偿性舒张。它发生在冬

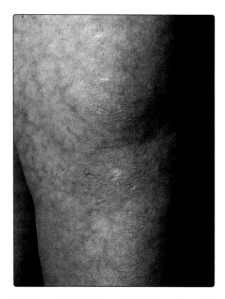

图 37.3 网状青斑。此例网状青斑由系统性红斑狼疮导致。

天,通常发生于女性。建议患者注意室内和衣物保暖。口服硝苯地平可能有帮助。

淋巴管疾病

淋巴水肿

淋巴水肿是由于淋巴引流不足导致的水肿,常表现为四肢水肿。水肿可为原发也可为继发。原发性淋巴水肿是先天性发育缺陷的结果。继发性淋巴水肿的原因包括:

● 复发性感染——淋巴管炎。

● 淋巴管阻塞——丝虫病,肿瘤。

● 淋巴管破坏——手术,放射。

原发性淋巴水肿在青春期出现,可能导致感染。通常累及小腿。在慢性淋巴水肿中,水肿是非凹陷性和纤维化的,上覆的表皮角化过度(图37.5)。放射性淋巴造影(或磁共振淋巴管造影)可显示缺陷。

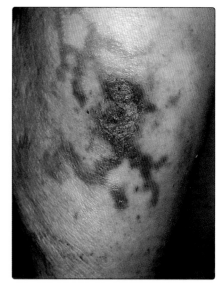

图 37.4 长期坐于火前致胫骨上外侧的火激红斑。

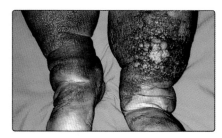

图 37.5 下肢慢性淋巴水肿伴乳头状增生。

肢端淋巴水肿有重复感染(特别是丹毒)的风险,建议长期用口服苯氧甲基青霉素进行预防。运动、压缩支持和按摩可有帮助。手术重建几乎不可能。

淋巴管炎

淋巴管炎被定义为淋巴管的感染,通常是由于链球菌导致。它表现为自感染处向肢体上端延伸的疼痛性红线。淋巴管炎通常需住院治疗。静脉应用合适的抗生素（如苄青霉素)是主要的治疗手段。

血管和淋巴管疾病

- 红斑:可以是局部的,如肝掌;或泛发的,如中毒性红斑。
- 潮红:通常由情绪导致;偶尔由类癌综合征或嗜铬细胞瘤导致。
- 毛细血管扩张:常伴皮肤萎缩,但病变可发生于雌激素过量或结缔组织疾病。治疗是通过激光或除痣。
- 紫癜:由血管壁、真皮支撑或凝血机制的缺陷引起,或"特发性"。治疗基础疾病。
- 网状青斑:生理性或由于潜在的高凝状态或结缔组织病导致。对于全身性疾病筛查通常是必要的。
- 冻疮:描述为寒冷导致的手指、脚趾、耳朵的冻伤。
- 雷诺现象:指端动脉血管收缩与颜色变化。
- 淋巴水肿:淋巴管缺陷或损坏的结果。慢性患者需长期应用抗生素预防复发性感染。

第 **38** 章 | 腿部溃疡

腿部溃疡影响了 1%的成年人群,占皮肤科转诊的1%。女性患者的比例是男性的两倍,是卫生服务的主要负担之一。腿部溃疡的病因可分为静脉和动脉疾病:50%为静脉性,10%为动脉性,25%为动静脉混合性,剩余则为一些罕见病因。

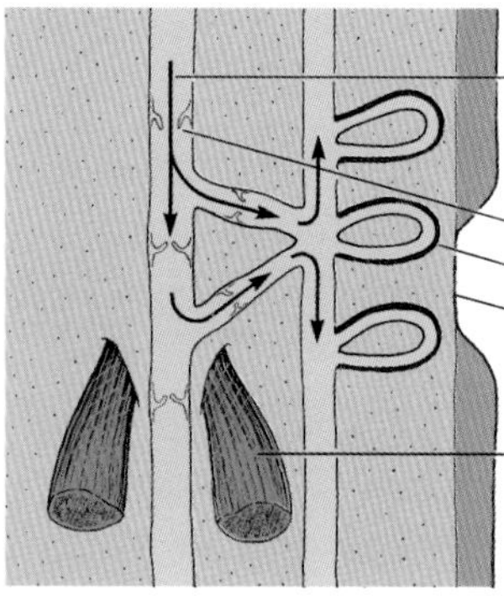

静脉性疾病

腿部静脉系统的损伤会导致色素改变、湿疹、水肿、纤维化和溃疡。

发病机制

腿部的浅部低压静脉系统通过交通支与深部的高压静脉相连。血液流动依赖于周围肌肉的泵压作用和瓣膜的完整性。瓣膜关闭不全(小部分为先天性,大部分因血栓形成或感染导致)可引起毛细血管静水压和通透性的升高(图38.1)。纤维蛋白在毛细血管周围形成袖口状沉积,干扰营养物质的扩散,导致疾病的发生。

临床表现

静脉疾病通常始于中年,持续终生。在女性中更为普遍,肥胖和有静脉血栓者有发病倾向。静脉曲张通常并存,但不是必要的特征。静脉疾病的进展包括以下几个阶段。

● 沉重和水肿:早期症状。双腿感到沉重和肿胀。

● 颜色改变:红细胞外渗导致含铁血黄素沉积。踝关节处发生毛细血管扩张和白色星状瘢痕(白色萎缩)(图38.2)。

● 湿疹:经常发生,通常由过敏或刺激性接触性皮炎引起。

● 皮肤脂肪硬化症:踝关节周围的真皮和皮下组织纤维化,形成硬结。

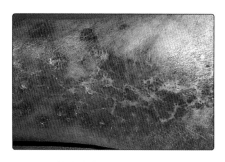

图38.2 伴有白色星状瘢痕和含铁血黄素沉积的白色萎缩。

● 溃疡:通常由轻微外伤导致,常出现于内踝,部分也可出现于外踝(图38.3)。如未及时治疗,溃疡可进一步扩大甚至环绕整个小腿。开始时静脉溃疡是渗出性的,但在有利条件下,新生肉芽组织逐渐长出,表皮自溃疡边缘和中央皮岛逐渐合拢,进入愈合阶段。愈合过程总是很慢,通常

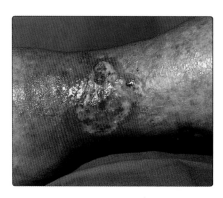

图38.3 外踝的静脉性溃疡。

需要几个月。一些大的溃疡始终难以愈合。

● 溃疡后的下肢:纤维化可能导致踝关节纤细、硬化。

鉴别诊断和并发症

可根据病史、溃疡位置和其他症状,鉴别静脉性溃疡与其他溃疡(表38.1)。动脉性溃疡是深在的,疼痛

图38.1 静脉性溃疡的发病机制。

深静脉的退影性
全瓣
周围呈细纤维
溃疡
肥肉

表 38.1 腿部溃疡的病因

分类	疾病
静脉疾病	静脉瓣损伤(如深静脉血栓形成)、凝血紊乱、先天性静脉瓣关闭不全
动脉疾病	动脉粥样硬化、血栓闭塞性脉管炎 (Buerger 病)、结节性多动脉炎
小血管疾病	糖尿病、类风湿性关节炎、血管炎、镰状细胞病、高血压
感染	结核病、布鲁里溃疡、足菌肿、梅毒
神经病变	糖尿病、麻风、梅毒、脊髓空洞症
肿瘤	鳞状细胞癌、卡波西肉瘤、恶性黑色素瘤
外伤	直接损伤、人为损伤
未知	坏疽性脓皮病、类脂质渐进性坏死、羟基脲

的,且易形成坏疽,位于足或胫中部。静脉性溃疡的并发症十分常见,包括以下内容:

• 感染。溃疡中总能发现细菌定植。系统运用抗生素仅是用于明确的感染,如有脓性分泌物、溃疡边缘扩大迅速、蜂窝织炎或败血症。

• 淋巴水肿。在腿部的慢性静脉溃疡中,淋巴引流常常受损,导致水肿加重。

• 接触性皮炎。对局部药物和绷带的接触过敏经常发生,特别是羊毛脂、新霉素、橡胶类化学品、香料和防腐剂。过敏性接触性皮炎的临床表现类似于静脉性湿疹的恶化,如出现继发性的全身播散,则应怀疑是过敏性接触性皮炎。一些局部治疗及溃疡本身的分泌物,都具刺激性。

• 恶变。静脉性溃疡很少恶变为鳞状细胞癌。

治疗

腿部溃疡的治疗是长期且缓慢的过程。初步检查包括外周脉搏的触诊以及对肥胖、贫血、心力衰竭和关节炎等诱发因素的评估。在使用压力绷带之前,先要通过测量踝/肱指数(ABPI)排除同时存在的动脉性疾病。治疗方法如下:

• 压力绷带。压力绷带可减少水肿并促进静脉回流。绷带应从脚趾绑至膝盖。推荐使用自黏绷带(如Coban),且应连用 2~7 天。4 层绷带技术由矫形羊毛(如 Softexe)、标准绉纱(如 Setocrepe)、弹性绷带(如Elset)和弹性黏合绷带(如 Coban)组成。用压力绷带前,应排除动脉性疾病。一旦溃疡愈合,从脚趾到膝盖的弹力袜可保持静脉回流。

• 抬高患肢。运动和节食。一些医生建议休息时抬高患肢。鼓励行走,肥胖患者节食,活动脚踝,以维持关节的活动性。

• 局部治疗。表 38.2 列出了各种治疗及各自的使用时间。静脉湿疹用轻中效类固醇激素或润肤剂治疗。

• 口服疗法。足量的镇痛至关重要。心源性水肿应给予利尿剂,抗生素用于明确的感染。一种雄激素类药物,司坦唑醇(Stromba)可能有助于皮肤脂肪硬化症,但副作用(水钠储留、黄疸)限制其使用。羟甲雄烷吡唑(Paroven)可减少毛细血管通透性,缓解水肿。

• 手术。静脉手术对年轻患者有效,但很少适用于老年人。中厚皮片和颗粒状皮片移植(来自大腿)的作用有限。双层皮肤移植可有助于愈合缓慢的静脉溃疡。

动脉疾病

小腿缺血和溃疡可能由动脉疾病引起。局部缺血表现为跛行、足部发凉、脱毛、趾甲营养不良和发绀。深在的边缘锐利的溃疡往往发生于足部或胫中部(图 38.4)。小腿部的脉搏消失或减少。在年轻的男性吸烟者中看到的 Buerger 病是一种严重的动

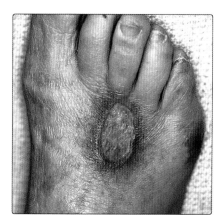

图 38.4 足背部的动脉性溃疡。

表 38.2 静脉溃疡的局部治疗			
伤口的类型	敷料的特性	敷料的实例	敷料的质量
干燥,坏死,黑色,黄色,腐烂的	对于干燥皮损,以保湿和水化为主;如果皮损湿润,应吸收水分;除去多余的腐肉;可具有除味作用和抗菌活性;不应频繁处理伤口,以免影响愈合	可使用生理盐水冲洗 可使用水胶体敷料,如 Comfeel Plus、Granuflex、DuoDERM Extra Thin 或 Aquacel) 蛆虫疗法可用于合适的病例 除味敷料,如 Actisorb Silver 220、Lyofoam C	使用刺激性清洁剂可能有害;碎片和敷料残留物可以生理盐水冲洗去除 水胶体:吸水层覆以透气薄膜。封闭作用;促进伤口再水合及干性腐肉和坏死物质的自溶;促进肉芽形成;每日或更频繁更换一次
清洁,有渗出,肉芽增生	吸收液体;保温以达到愈合的最佳温度;可具有除味作用和抗菌活性;伤口愈合的最适合的 pH 值	藻酸盐,如 Kaltostat、Sorbsan 或 SeaSorb 泡沫,如 Allevyn Thin 或 Lyofoam 低黏附薄纱,如 Jelonet 或 Neotulle	吸收气味;可能结合细菌;根据临床反应每日或更频繁更换一次 强吸水性;适合中度/重度渗出的伤口;不适用于干燥伤口或焦痂;每天或更频繁更换一次 适合渗出性伤口 用于闭合性敷料引起的过度生长;用作二次敷料 用作二次吸收敷料下的中间层;一般不推荐使用药用薄纱敷料
干燥,低渗,上皮形成	保湿或水化;低黏度;保温	水凝胶,如 Aquaform,Intrasite Conformable	不定形的黏合性材料,贴合伤口形状;需要二次敷料;保湿/清创干燥伤口

脉疾病。

多普勒超声和磁共振血管造影能明确动脉病变,对血管重建或血管成形术有一定指导意义。如果踝肱指数 ABPI<0.5,加压包扎是禁忌的,但 0.6~0.8 的 ABPI,在医生指导下,可以使用减压包扎。

糖尿病足和其他原因造成的足部溃疡

足部溃疡是糖尿病患者的常见问题,而且难以治疗,需要采取多学科的方法(图 38.5)。危险因素包括神经病变、血管疾病和不合脚的鞋。血管炎性溃疡开始为紫癜,继而坏死形成穿凿样溃疡(表 38.1)。布鲁里溃疡和深层真菌病在热带地区很常见。用于血液恶性肿瘤的化疗药羟基脲是足部溃疡的少见原因。

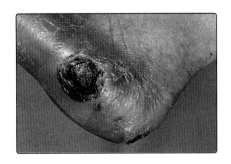

图 38.5 足侧面坏死性神经病变引起的溃疡。

腿部溃疡

静脉性溃疡

● 静脉高压导致。
● 有相关的皮肤颜色改变、湿疹和纤维化。
● 发生于内踝或外踝。
● 加压包扎前,必须测量 ABPI 以排除同时存在的动脉疾病。

动脉性溃疡

● 往往伴有腿部缺血的其他症状和体征。
● 发生于足或胫中部,通常是深在而疼痛的。
● 大多数动脉溃疡严禁加压包扎。

糖尿病足溃疡

● 常见且难治疗,需要采取多学科的方法。
● 由神经病变、血管病变、骨骼异常和局部压力共同导致。

其他原因

● 血管炎、创伤、神经病变、羟基脲和某些类型的感染。

第 **39** 章 | 色素沉着

皮肤的颜色是由黑色素、氧合血红蛋白(血液中)和胡萝卜素(角质层和皮下脂肪中)共同决定的。色素沉着病是常见的疾病,尤其是肤色深的人容易发生。黑素细胞的改变是色素沉着病发生的主要因素,但也有其他因素与其相关。

色素减退

色素减退可为泛发或局限性。泛发型色素减退常见于白化病、苯丙酮尿症和垂体功能减退症;局限性色素减退见于白癜风、炎症后色素减退,其次还有化学暴露、感染等(表 39.1)。

白癜风

白癜风是一种特发性、获得性色素减退病,其临床表现为非鳞屑性色素减退斑。部分病例与甲状腺疾病、恶性贫血、慢性肾上腺皮质功能减退症有关,这表明白癜风是一种自体免疫性疾病。因此,有必要对患者进行甲状腺功能检查。约 30% 的患者有甲状腺功能异常。组织学上表现为受累皮肤的黑素细胞缺失。

临床表现

白癜风的发病率为 0.5%,所有种族均可发病, 深色人种患病率较高。无明显性别差异,10~30 岁为发病高峰期, 可由创伤或者暴晒诱发。皮损的边界清楚, 多对称发病 (图 39.1)。好发于手、手腕、膝盖、颈部以及口周围(如口周)相关的区域。在某些情况下,白癜风也可表现为节段性(如单侧手臂)、泛发性。病程具有不确定性,皮损可以保持稳定,也可增大或者减小。肤色较浅人群在夏季正常皮肤晒黑后,使得白癜风皮损变得明显。

鉴别诊断

炎症后色素减退常伴有其他原发性皮肤疾患(表 39.1)。化学性色素减退常常需要查找有无酚类化学品的暴露史。麻风的色素减退斑通常伴有麻木感。

治疗

治疗效果不佳。遮盖疗法不仅需要患者有耐心,也需要一定的涂搽技术。肤色较浅患者可以使用防晒霜,一方面可以减轻皮肤的晒伤,另一方面可以使过深的皮肤色泽变浅,减少色差来达到治疗目的。在一些肤色深的患者, 局部外用皮质类固醇激素或他克莫司可以诱导色素产生,缓解白癜风症状。紫外线(UV)B 或者联合补骨脂素 UVA(PUVA)光疗技术可能有效。但其治疗的周期比较长,随着时间的推移,复色后的皮肤还可能会重新变白。极少数患者在应用其他药物无效或者白癜风泛发全身时,可通过使用(苯甲氧基)苯酚进行脱色素治疗。

白化病

白化病是一种常染色体隐性遗传性皮肤病,皮肤、毛发、眼睛中出现黑素细胞合成色素障碍。

白化病有几种不同的综合征。均为常染色体隐性遗传,所有症状的出现都是由于皮肤、头发、虹膜、视网膜的黑素缺乏所致。白化病患者的黑素细胞数目是正常的,致病原因是由于调控酪氨酸酶基因的突变造成酶先天性缺陷。

白化病是罕见性疾病(发病率为 1/20 000),但诊断并不难。临床表现主要有皮肤呈红或粉色, 毛发呈白色,眼周缺乏色素沉着(图39.2)。白化

表 39.1	色素减退的病因
病因	**举例**
化学	取代酚、氢醌
内分泌	垂体功能减退症
遗传因素	白化病、苯丙酮尿症、结节性硬化症、斑驳病
感染	麻风、雅司、花斑糠疹
炎症后	冷冻疗法、湿疹、银屑病、硬斑病、白色糠疹
其他	白癜风、硬化性苔藓、晕痣、瘢痕

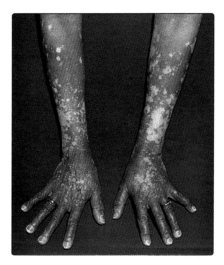

图 39.1 深肤色白癜风患者, 位于双侧前臂的对称性的色素减退斑。

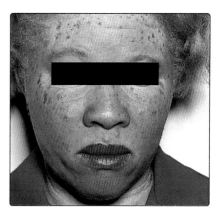

图 39.2 非洲黑人的白化病患者。

病患者的视力低下,畏光、眼球震颤。酪氨酸阳性的白化病患者随着年龄的增长可能有轻度的色素沉着,使得非洲黑人患皮肤呈黄色,并伴雀斑形成。热带地区的患者,由于对紫外线高度敏感,皮肤过早光老化,使得患者容易并发一些皮肤肿瘤,尤其是皮肤鳞状细胞癌的发生率增高。

因此,在儿童期避免强烈的日光照射十分重要。出门应穿防晒衣,戴宽沿的帽子,涂搽防晒霜以防止皮肤过早老化。另外,产前诊断也是可能的一种预防方式。

苯丙酮尿症

苯丙酮尿症是一种常染色体隐性先天性遗传性代谢性疾病。由于从苯丙氨酸转化为酪氨酸的苯丙氨酸羟化酶缺陷,使得苯丙氨酸和代谢产物的积累,从而导致先天性大脑发育的异常。其在出生时的发病率为1/10 000。

苯丙酮尿症通常是在出生后通过常规筛查发现。未采取治疗者可表现为智力障碍和手足舞蹈症。由于黑色素合成的障碍,患者常有毛发和皮肤的发白。早期给予低苯丙氨酸饮食对于预防神经系统的损害至关重要。

色素增加性皮肤病

色素增加性皮肤病主要是由于黑色素的增多引起(表39.2),有时也可由其他色素所致,如血色病中的铁(伴黑色素)沉积,过多食用的胡萝卜后,会导致胡萝卜素血症时皮肤中的胡萝卜素(引起皮肤橙色变)的沉积。

雀斑及雀斑样痣

雀斑是常见于面部的一种褐色的点状色素沉着斑,患者常常有日光的暴露史。雀斑样痣有时也表现为褐色点状斑,一般是散发的,日晒后颜色并不加深。雀斑的基底层黑素增加而黑素细胞数目是正常的。雀斑样痣的黑素细胞数则高于正常。

雀斑是一种常见的皮肤病,尤其好发于红发儿童。雀斑样痣虽然也在儿童期可以出现,但更常发生于日光暴露的老年人。雀斑一般不需治疗。雀斑样痣可以采取冷冻治疗。

黄褐斑

黄褐斑表现为面部色素沉着斑,常发生在妊娠期和口服避孕药的妇女。常累及前额,表现为对称性色素沉着斑(图39.3)。妊娠期黑素细胞功能通常较活跃,可增加乳头、下腹部以及既有黑素细胞痣的色素沉着。黄褐斑可能会自行消失。局部外用维A酸、壬二酸、氢醌可以起到脱色的效果。防晒霜和一些有遮瑕霜也有类似作用。

表39.2 色素增加性皮肤病的病因

病因	举例
药物	光敏剂、补骨脂素、雌激素、吩噻嗪类、米诺环素、盐酸胺碘酮
内分泌	爱迪生病、库欣综合征、Graves病
遗传	种族、雀斑、神经纤维瘤病、色素沉着-息肉综合征
代谢方面	胆汁性肝硬化、血色病、卟啉病
营养方面	胡萝卜素血症、吸收不良、营养不良、糙皮病
炎症后	湿疹、扁平苔藓、系统性硬化症、苔藓样淀粉样变
其他	黑棘皮病、痣、恶性黑色素瘤、银中毒、慢性肾衰竭

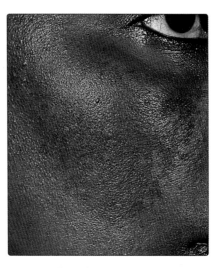
图39.3 黄褐斑累及面颊导致化妆困难。

色素沉着-息肉综合征

是一种罕见的常染色体显性遗传性疾病。唇、颊黏膜,手指部位黑子(图39.4),并发肠息肉。息肉可造成肠套叠,但罕见恶变。

爱迪生病

爱迪生病是由于肾上腺皮质功能减退引起垂体代偿分泌促肾上腺皮质激素。皮肤表现是因为分泌增多的促肾上腺皮质激素刺激黑色素形成导致。色素可以是泛发的也可以局限于颊黏膜、掌纹、瘢痕、皱褶或摩擦部位(图39.5)。爱迪生病样的色素沉着也见于库欣综合征、甲状腺功能亢进症和肢端肥大症。

药物导致的色素沉着

可能由于刺激黑色素形成或是药物在皮肤沉积导致,但是其中机制尚不明确(表39.3)。常见药物有胺碘酮、吩噻嗪类,米诺环素也常导致色素沉着。

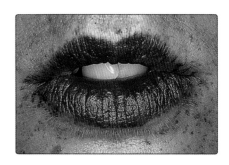
图39.4 色素沉着-息肉综合征(口周黑子)。

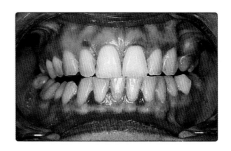
图39.5 爱迪生病,牙龈及唇部色素沉着。

表 39.3　药物性色素沉着	
药物	**影响**
胺碘酮	暴光部位呈蓝灰色色素沉着
博莱霉素	弥漫性色素沉着,常分布于屈侧,呈"鞭毛状"
白消安	弥漫性棕色色素沉着
氯喹	面部及上肢出现蓝灰色色素沉着
氯法齐明	红色和黑色色素沉着
社帕林	黄色(药物沉积)
米诺环素	瘢痕及暴光部位蓝黑色色素沉着
补骨脂	局部或系统性光敏感(化妆品)

色素性疾病

- **白癜风**:常见,自身免疫;境界清晰的脱色斑片。
- **白化病**:罕见,常染色体隐性遗传;皮肤、眼部色素脱失;需严格避光;有皮肤癌风险。
- **苯丙酮尿症**:常染色隐性遗传的酶缺陷;皮肤及毛发正常。
- **雀斑**:光照引起的棕褐色斑疹;黑素细胞数量正常;黑子:棕褐色斑疹;黑素细胞数量增加。
- **色素沉着–息肉综合征**:外周黑子、肠息肉为表现的常染色体显性遗传病。
- **黄褐斑**:面部色素沉着斑;与妊娠或者药物相关。
- **艾迪生病**:促肾上腺皮质激素促使黏膜和皱褶部位黑色素形成。
- **药物性色素沉着**:与色素沉积或黑色素形成活跃相关。

第 40 章 | 荨麻疹与血管性水肿

荨麻疹是一种常见的皮肤病,由于血管周围血浆渗出引起的急性真皮水肿,主要表现为一过性、瘙痒性风团。发生于真皮深层及皮下的荨麻疹称为血管性水肿。其分类见表40.1。

病理发病机制

荨麻疹是由免疫(过敏)或者非免疫机制介导的疾病。肥大细胞释放生物活性物质,尤其是组胺,引起血管舒张和血管通透性增加,导致真皮水肿。已知的发病机制见表40.1。

病理

真皮水肿伴血管扩张和肥大细胞脱颗粒。血管损害和淋巴细胞浸润见于荨麻疹性血管炎。

临床表现

约 3/4 的患者为急性或慢性自发性荨麻疹。另有 20% 是由于皮肤划痕症、胆碱能性荨麻疹或者物理因素引起,其他病因较少见。其临床表现为可发生于任何体表部位的粉红色瘙痒性风团(图 40.1)。通常在 24 小时内消退不留痕迹。风团可以是圆形、环形或多环形,大小不一,直径为几毫米到数厘米。根据病情的严重程度,风团的数量可以是数个或泛发。血管性水肿通常发生舌部或嘴唇(图 40.2)。

急性荨麻疹

荨麻疹或血管性水肿的急性发作通常是由 IgE 介导的 I 型变态反应,该类型可能发展为过敏性休克,

表 40.1 慢性荨麻疹和血管性水肿的分类		
过敏性(IgE 介导) 肥大细胞脱颗粒	系统性	食物、药物、胶乳(喷雾)
	皮肤接触	动物唾液、花粉、胶乳
非过敏性(非 IgE 介导) 肥大细胞脱颗粒	慢性自发性	病因不明(最常见亚型)
	诱导性	皮肤划痕征、冷、热、出汗、振动、日光暴露、水、延迟性压力性
	药物性	阿司匹林、阿片类、非甾体类抗炎药、食品添加剂、血管紧张素转化酶抑制剂
	自身免疫性疾病	系统性红斑狼疮、甲状腺自身抗体、抗 IgE 受体抗体、荨麻疹性血管炎、获得性血管性水肿
	遗传性	C1 酯酶抑制剂缺乏症、肥大细胞增多症、遗传性周期热综合征
	其他	感染、副肿瘤性、皮肤接触(荨麻刺)

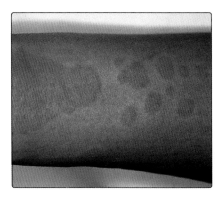

图 40.1 慢性荨麻疹。前臂可见典型的风团。

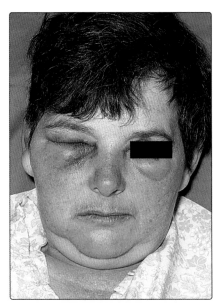

图 40.2 累及面部的血管性水肿。

对于哮喘患者和有严重过敏反应病史的患者需尤其关注。肥大细胞类胰蛋白酶持续升高可作为过敏反应的诊断,但也可见于肥大细胞增多症患者。可疑致敏原通常是食物(如鸡蛋、鱼类或坚果),药物(如抗生素)或接触乳胶等。如病情反复发作,近乎每天发生,则过敏原激发的可能性不大,应考虑非过敏性因素(表 40.1)。但仍有很多病例不能明确病因。

慢性自发性荨麻疹

荨麻疹反复频繁发作超过 6 周可以被称作"慢性",大多数情况下病因不明。一般情况下,50% 的患者可在 6 个月内自然缓解,但仍然有少数患者发病持续数年。

诱导性(物理性)荨麻疹

冷、热、出汗、振动、日晒、压力甚至是水都可诱发荨麻疹。硬物划过皮肤所诱发的风团称皮肤划痕症,在正常人中发病率为5%(图40.3)。在少数人群中,症状十分典型。胆碱能荨麻疹是由运动、热、情绪激动或者辛辣饮食等所引起的出汗所引起,表现为极度瘙痒的小丘疹,皮损持续几分钟到1小时。

单纯性血管性水肿

- 血管紧张素转换酶抑制剂(ACE-I)是无风团的血管性水肿的主要病因。出现症状后,应当立即停药,但是风团仍可发作数周。
- 补体途径缺陷。排除ACE-I药物外,仅有血管性水肿(无风团)可为遗传性或者获得性血管性水肿。
- 遗传性血管性水肿(低C4,C1q正常)是一种罕见的常染色体显性遗传疾病,有潜在致命性。通常出现在儿童期,表现为周期性血管性水肿,常伴呕吐和腹痛。基因缺陷或C1酯酶抑制剂(C1-INH)功能缺陷引起补体的高度活化(如创伤引起),伴血管活性物质蓄积。患者发病时,C4水平可降低。极少数情况下,C1-INH和C4水平正常,血管性水肿由凝血因子的突变导致激肽释放酶驱动的缓激肽产物所造成。
- 获得性血管性水肿(低C4、低C1q、低C1-INH)是由于C1酯酶抑制剂(如自身抗体)的消耗和失活,与遗传性血管性水肿临床表现相同,但出现较晚,而且基因检测是阴性的。急性发作期的治疗为静脉注射浓缩C1酯酶抑制剂,特异性新型合成的缓激肽B2受体或激肽释放酶血管舒缓素的阻断剂,也可用于急性期治疗。

荨麻疹性血管炎

荨麻疹性血管炎常急性起病,伴泛发性荨麻疹样皮损,皮损持续超过24小时,消退后留有色素沉着(图

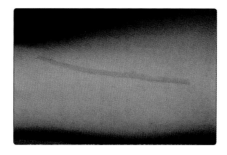

图40.3　皮肤划痕症。硬物划过前臂所致。

40.4)。可伴有系统性损害和低补体血症,需要除外系统性红斑狼疮和干燥综合征。

自身炎症性综合征

IL-1通路异常会引起风团,称为"遗传性周期热综合征",过去常被漏诊。该病罕见,在青年期起病,伴有反复发热、系统性炎症表现(如关节痛、骨痛、乏力)、ESR/CRP或副球蛋白升高的慢性荨麻疹患者,应考虑此病。

鉴别诊断

荨麻疹需与其他皮肤病相鉴别,类天疱疮和疱疹样皮炎偶尔也会表现为荨麻疹性损害。毒性红斑和多形红斑早期可表现为风团,但一旦皮损持续超过48小时,即可除外荨麻疹。面部丹毒皮损有时与血管性水肿相似,但其边界清晰,患者有发热不适。

检查

相比实验室检查,详尽的病史采集和体格检查更有利于明确潜在的病因和激发因素。但血常规、肝功能、抗核抗体、CRP、ESR和尿常规检查常可用于除外系统性疾病(表40.1)。皮肤划痕症可用硬物划皮肤来证实,寒冷荨麻疹可通过在手臂上放置冰块20分钟来

引发。C4水平和C1q可用作单纯性血管性水肿的筛选试验。

治疗

消除任何潜在病因,避免诱因,如阿司匹林服用或游泳(针对寒冷性荨麻疹患者)。抗组胺类药物仍然是主要的治疗方法。

抗组胺药

Ⅰ型组胺受体阻滞剂(H1阻滞剂)通常有效。除非患者对对镇静作用有特殊需求,首选非镇静类抗组胺药,如西利替嗪每日10mg,非索非那定180mg每日1次,地氯雷他定5mg每日1次或阿伐斯汀8mg每日3次。目前欧洲、美国和国际指南均建议非镇静类的抗组胺药可增量至推荐剂量的4倍剂量(最大剂量),在控制症状上安全且更为有效。加用H2受体阻滞剂对提高疗效作用不大。

皮质类固醇激素

口服泼尼松龙仅偶用于控制严重的急性荨麻疹、血管性水肿或者荨麻疹性血管炎,不推荐用于慢性自发性荨麻疹。

肾上腺素

自行肌注肾上腺素和抗组胺药用于治疗急性气道阻塞和过敏性休克。静脉注射类固醇也常采用,但起效会延迟几个小时。建议立即转至医

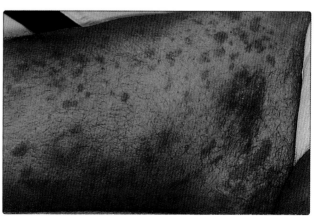

图40.4　荨麻疹性血管炎。缓解部位遗留瘀斑。

院就诊。

饮食

在 1/3 的病例中,含有水杨酸盐的饮食可以加重慢性荨麻疹;在10%的病例中,含有偶氮染料和苯甲酸防腐剂的饮食可以加重病情。如果常规治疗不能奏效,可以尝试减少以上物质的摄入。

系统性治疗

孟鲁斯特在部分病例中有效。环孢素和奥马珠单抗(抗 IgE)的治疗对抗组胺药物治疗抵抗的患者有效。

荨麻疹和血管性水肿

- 荨麻疹是一种常见的一过性、瘙痒性皮肤病,皮损表现为风团,一天内消退,常伴有血管性水肿。
- 病因常不明, 荨麻疹可能诱发于组胺释放的 IgG 自身抗体、IgE 介导的过敏反应、物理性刺激、药物的药理学反应、食品添加剂和补体缺陷。
- 避免病因和诱发因素,推荐使用非镇静类抗组胺药。
- 系统性类固醇很少用于治疗。避免使用阿司匹林。严重过敏反应时,可肌内注射肾上腺素。
- 推荐加大抗组胺药剂量。环孢素和奥马珠单抗对于抵抗患者可能有效。

第 **41** 章 | 大疱病

水疱是皮肤病常见症状。常见皮肤病，如急性接触性皮炎、汗疱疹、单纯疱疹、带状疱疹、大疱性脓疱病均可引发水疱。此外，昆虫叮咬、烧伤、摩擦或冻伤也可导致水疱。水疱类型取于在皮肤结构中裂隙的位置：角层下或表皮内水疱疱壁易破，表皮下水疱疱壁则较强韧(图 41.1)。本章主要讨论获得性自身免疫大疱疾病，此类皮肤病虽罕见却有较高研究价值。诊断主要依赖直接免疫荧光法，但最近研究证实，ELISA 法也具有诊断价值。

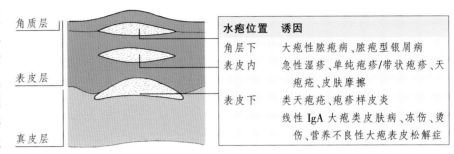

水疱位置	诱因
角层下	大疱性脓疱病、脓疱型银屑病
表皮内	急性湿疹、单纯疱疹/带状疱疹、天疱疮、皮肤摩擦
表皮下	类天疱疮、疱疹样皮炎
	线性 IgA 大疱类皮肤病、冻伤、烫伤、营养不良性大疱表皮松解症

图 41.1 各类大疱性疾病水疱松解位置。

天疱疮

天疱疮是一种累及皮肤与黏膜的罕见且凶险的自身免疫性大疱性疾病，甚至会有生命危险。

发病机制

通过间接免疫荧光法(见第 197 页)可发现，80%以上患者血清里，IgG 自身抗体与桥粒芯糖蛋白(表皮细胞间粘连相关的一种桥粒钙黏蛋白)结合，激活补体，并使蛋白酶大量释放，导致细胞间黏合力丧失和表皮内裂隙形成。直接免疫荧光法可见表皮基底层细胞间 IgG 沉积。天疱疮还与其他器官自身免疫性疾病相关，如重症肌无力。

临床表现

在欧洲，天疱疮较类天疱疮少见，多发于中轻年人群。50%~70%的寻常型天疱疮患者首先出现口腔糜烂，数月后皮肤出现水疱，多为松弛性浅表水疱，累及头皮、脸部、背部、前胸及屈侧。水疱常不明显，破露后感染形成脓血痂。如不及时就诊或激素治疗，会不断新发水疱，4 年内 75%的患者因持续体液及蛋白质流失或继发性感染死亡。

寻常型天疱疮的变型包括落叶型天疱疮，多在头皮、脸和胸部出现浅表糜烂(图 41.2)；增殖型天疱疮，皮损好发于腋下和腹股沟，常有脓疱或增生形成；巴西落叶型天疱疮(一种地方性流行性天疱疮变型)可能与感染因素有关；副肿瘤性天疱疮，与潜在恶性肿瘤相关。

鉴别诊断

诊断主要借助大疱组织病理检查和直接免疫荧光法。注意天疱疮口腔损害需要与阿弗他溃疡或白塞病等区别。起病急者需与中毒性表皮坏死松解症相鉴别。广泛皮肤糜烂可能

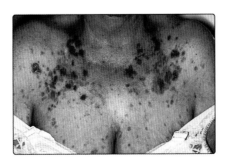

图 41.2 落叶型天疱疮患者前胸水疱和糜烂。

是大疱性表皮松解症或类天疱疮的前兆。

治疗

糖皮质激素和其他免疫抑制剂是本病主要的治疗手段。初期，给予高剂量泼尼松龙治疗，每日 1.0~1.5mg/kg，并联合使用硫唑嘌呤或环磷酰胺治疗。脓疱得以控制后，即可减少激素剂量。虽然很少复发，但治疗通常需持续多年。目前患者的直接死因并非疾病本身，而是来自于激素及免疫抑制剂的副作用。现有研究表明，用利妥昔单抗治疗(抗 CD20)去除 B 淋巴细胞可减少治疗的副作用。

类天疱疮

类天疱疮为慢性自身免疫性表皮下水疱性皮肤病，好发于老年人。

发病机制

大疱性类天疱疮抗原 BP230 和 BP180(半桥粒主要成分)与 IgG 自身抗体在细胞基底膜中结合，激活补体，诱发炎症和蛋白酶释放，导致表皮下大疱形成。直接免疫荧光法可见 IgG 和 C3 沉积(见第 197 页)。间接免疫荧光法可检测出 75%患者有循环 IgG 自身抗体。

临床表现

大疱性类天疱疮好发于老年人的四肢、躯干、屈侧（图41.3），仅10%的病例有口腔损伤。皮损通常是紧张性大疱，发生在正常皮肤或红斑基础上。水疱出现前可能有瘙痒性风团样疹/荨麻疹样皮损。部分病例中的皮损集中于某一部位，多是小腿。需与疱疹样皮炎、线状IgA大疱类皮肤病或天疱疮鉴别诊断。免疫荧光法和组织病理检查是主要诊断依据。

瘢痕性类天疱疮主要累及眼部和口腔黏膜。眼部瘢痕可能会导致严重的视力问题。妊娠性类天疱疮十分罕见，但特征明显，即孕期出现剧烈瘙痒性大疱皮疹，分娩后自愈，再次妊娠时，可复发。

治疗

类天疱疮糖皮质激素治疗的剂量为口服泼尼松龙每日0.5mg/kg，低于天疱疮治疗剂量。治疗数周后，剂量降到每日15mg以下。常用药还有硫唑嘌呤。该病为自限性疾病，2~3年后，可停激素治疗。

瘢痕性类天疱疮对激素治疗反应较差，但妊娠性类天疱疮可以用标准剂量激素控制病情。值得注意的是，糖皮质激素的副作用较大，尤其对老年人来说更大。

疱疹样皮炎

疱疹样皮炎（DH）是一种较为少见的大疱性皮肤病，剧烈瘙痒，皮疹通常对称分布于四肢伸侧。75%以上患者合并无症状的谷胶过敏性肠病。

发病机制

DH特点是免疫荧光检测到真皮乳头上有颗粒状IgA，且患者需食用无谷胶食物。然而，该病发病机制仍不明确，该病的诱因、该病患者的肠道和皮肤对谷胶过敏这一现象与疾病发生的关系，以及无症状患者中同样能检测到的IgA与瘙痒的关系，均有待进一步研究。

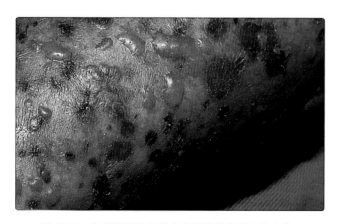

图41.3　大疱型类天疱疮患者手臂部位张力性水泡。

临床表现

DH好发于30~40岁男性，其发病率是女性的两倍。典型的皮损为排列成群的小水疱，对称分布于头部、肘部、臀部、膝盖，伴剧烈瘙痒（图41.4）。水疱常因搔抓破溃而留下抓痕。大多数患者小肠绒毛萎缩，但并不导致消化功能紊乱症状及吸收不良。

鉴别诊断

需注意与疥疮、湿疹和线状IgA病相区别诊断。病理切片可见表皮下水疱，直接免疫荧光法检测肉眼下的正常皮肤，真皮乳头上可见颗粒状IgA（见第197页）。通过空肠活检来检查小肠。化验血清叶酸、维生素B_{12}和铁蛋白判断是否有营养吸收障碍。抗肌内膜抗体阳性。

治疗

无谷胶饮食是治疗方法之一，可同时改善肠道和皮肤的损害情况。氨苯砜（每日50~200mg）可用于控制皮损，直至单纯饮食控制，即可稳定病情。不过，氨苯砜可诱发溶血性贫血，用药期间需定期做血常规检查。

线性 IgA 大疱类皮肤病

线状IgA病是罕见的异质性疾病，好发于背部或伸

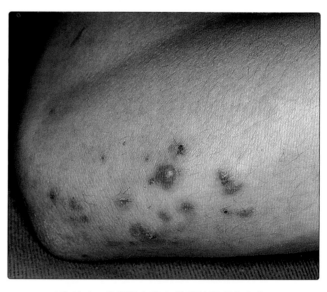

图41.4　疱疹样皮疹患者手肘部瘙痒水疱。

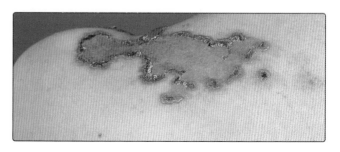

图41.5　线状IgA病患者水疱呈环形。

侧,呈水疱和风团样疹(图 41.5)。与 DH 或类天疱疮类似,该病可用氨苯砜治疗。直接免疫荧光法显示基底膜上有线状 IgA 沉积。儿童发病,水疱好发于生殖器周围。一般认为,药物(通常是万古霉素)是此病诱发因子。

水疱相关皮肤病

名称	临床表现	直接或间接免疫荧光法	治疗
大疱性类天疱疮	常见 高危人群:老年人 　四肢>躯干 罕见于口腔 紧张性水疱	细胞基底膜可见线性 IgG 　与大疱性类天疱疮抗原 　结合 75%间接免疫荧光法显阳 　性	口服泼尼松 中等剂量 根据情况服硫唑嘌呤
寻常型天疱疮	罕见 高危人群:中年人 躯干>四肢 以口腔损伤为前兆 松弛性水疱	表皮下细胞间可见 IgG 与桥 粒芯糖蛋白在桥粒结合 80%间接免疫荧光法显示 　阳性	口服泼尼松以及硫唑 嘌呤或其他免疫抑 制剂 大剂量
疱疹样皮疹	高危人群:青年,女 　性发病率更高 瘙痒水疱 小肠绒毛萎缩	真皮乳头上有颗粒状 IgA 抗原不明 间接荧光法显示阴性	无谷胶饮食 根据情况用氨苯砜

第 **42** 章 | 结缔组织病

结缔组织的炎症性疾病通常累及多个脏器，如在系统性红斑狼疮(SLE)中,但也可能仅限于皮肤[如盘状红斑狼疮(LE)]。自身抗体是这些疾病的一个特征，因此可将其视为"自身免疫病"。

红斑狼疮

红斑狼疮是一个病谱性皮肤疾病,从皮肤瘢痕(盘状)到多系统累及(系统性)。

病理

盘状皮损显示表皮萎缩、角化过度和基底细胞液化变性。亚急性病变显示萎缩加重，但其他特征并不明显。系统性病变有类似的真皮水肿和纤维素样改变,炎症浸润,有时出现血管炎。在系统性和盘状 LE 皮损的真表皮连接处,直接免疫荧光法显示"狼疮带",但是约 20%的健康人曝光部位皮肤也有此现象。

临床表现

系统性红斑狼疮(99% ANA,50% Ro,60% dsDNA **阳性**)

80%患者有皮损。面部蝶形红斑(图 42.1)是特征性的,此外,还会出现光敏性、盘状皮损、弥漫性脱发、口腔病变和血管炎。多系统受累伴有血清学或血液学异常提示诊断系统性 LE(表 42.1)。女性和男性的患病比例为 8:1。

亚急性红斑狼疮(60% ANA,80% Ro,<5% dsDNA **阳性**)

皮肤受累通常位于颈部、躯干和手臂。皮疹为非瘢痕性红斑,呈丘疹鳞屑性或环状,可伴色素减退和毛细

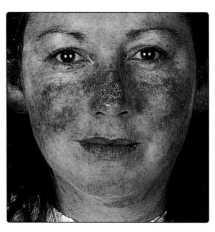

图 42.1　系统性红斑狼疮(LE)。典型的蝶形红斑在面部。

表 42.1　系统性红斑狼疮的各器官损害

器官	损害
皮肤	光敏感、面部皮疹、血管炎、脱发、雷诺现象
血液	贫血、血小板减少
关节	关节炎、腱鞘炎、钙化
肾脏	肾小球肾炎、肾病综合征
心脏	心包炎、心内膜炎、高血压
中枢神经系统	精神病变、脑梗死、神经病变
肺	肺炎、胸腔积液

血管扩张。口腔溃疡、网状青斑、甲周毛细血管扩张和雷诺现象也可出现。可有多系统受累,但通常较轻。

盘状红斑狼疮(35% ANA,2% Ro,<5% dsDNA **阳性**)

皮疹常为面部、头皮或手部单发或多发圆形或椭圆形红色斑块,境界清楚,表面萎缩有鳞屑,毛囊口扩张有角质栓。瘢痕会导致头皮脱发,深色皮肤出现色素减退。超过 50%患者病情缓解。内脏受累不是其特征,仅有 6%患者会发展为系统性红斑狼疮。女性和男性的患病比例为 2:1。

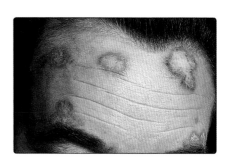

图 42.2　盘状红斑狼疮位于前额。

其他类型

新生儿红斑狼疮(LE)源于母体内的抗 Ro 抗体经胎盘转移给婴儿,表现为环状萎缩性皮疹,有时伴有心脏传导阻塞。

鉴别诊断

盘状红斑狼疮要与其他面部皮疹鉴别,如玫瑰痤疮、脂溢性皮炎、寻常狼疮或银屑病。需做活检明确。系统性红斑狼疮的光敏性皮疹需与多形日光疹、皮肌炎或药物疹鉴别。

治疗

免疫学筛查对诊断和预测并发症有重要意义(如抗 Ro 抗体与先天性心脏传导阻滞;抗心磷脂抗体与血栓形成、自然流产;抗组蛋白抗体与药物诱发的狼疮)。局部外用强效或超强效糖皮质激素通常对盘状红斑狼疮有效,在这种情况下,可以将其应用于面部。防晒霜是必不可少的。泛发皮疹可能需要羟氯喹系统性治疗,但有导致视网膜病变的轻微风险,须对视力进行监测。沙利度胺是皮肤型红斑狼疮的有效治疗方法。系统性红斑狼疮的治疗取决于受累的类型。防晒剂可降低光敏性,但如果有内脏累及,则需要抗疟药和系统运用糖皮质激素，通常联合免疫抑制

剂，包括硫唑嘌呤和吗替麦考酚酯。利妥昔单抗是有效的。

系统性硬化症

系统性硬化症 [硬皮病(Scleroderma)]是一种不常见/少见的进行性多系统疾病，胶原蛋白沉积和纤维化可发生在多个器官。

临床表现

共有 90%~95% 的病例为 ANA 阳性。雷诺现象(见第 108 页)是常见主诉体征。手指、前臂和小腿皮肤紧绷、蜡样光泽和僵硬，并且指腹被吸收 (图 42.3)。面部体征包括口周沟纹、毛细血管扩张(图 42.4)和张口受限。病变限于肢体远端和面部时，病情预后较好，称为"局限性"疾病(10% 抗 Sc1-70 抗体，70% 抗着丝点抗体阳性)。内脏器官受累，如肾衰竭，更早出现也更常见于"弥漫性"疾病(50% 抗 Scl-70 抗体，20% 抗着丝点抗体阳性)(表 42.2)。女性比男性发病率高 (女性和男性的比例为 4:1)。诊断在弥漫性疾病中很少有疑问，尽管慢性移植物抗宿主病具有相似的变化。

局限皮肤型系统性硬化症预后较好，通常仅累及颈部、前臂和小腿。CREST 综合征是一种"局限性"硬皮病，包括皮肤钙着、雷诺现象、食管功能障碍、肢端硬化和皮肤毛细血管扩张。

治疗

治疗主要是支持治疗。硝苯地平和西地那非可以缓解雷诺现象。高血压需得到管理和控制。系统性糖皮质激素、青霉胺和免疫抑制剂疗效欠佳。可以尝试进行体外光分离置换法(见第 165 页)。肾脏危象(与抗 RNA 聚合酶 I 和 III 抗体相关)需要采用血管紧张素转换酶(ACE)抑制剂积极治疗。

硬斑病

硬斑病(Morphoea)是无内脏累及的局限性硬皮病。病因不明，可在创伤后发生。组织学显示胶原蛋白带，伴有附属器缺失。ANA 抗体通常阴性。

硬斑病表现为圆形或椭圆形硬化斑块和红斑，通常具有紫色边缘(图 42.5)。皮疹逐渐变为珠光白色，最终出现萎缩性毛发脱失和色素沉着。躯干或肢体近端均可受累。硬斑病在女性中更常见(女性和男性的比例为 3:1)。线状硬斑病可累及面部或肢体，发生于儿童时，可能阻滞皮下组织及骨骼的生长。尽管临床常予外用糖皮质激素，目前尚没有满意的治疗方法。这种疾病可能在数月至数年内自行消退。

皮肌炎

皮肌炎(Dermatomyositis)是一种少见的疾病，其中皮肤、肌肉和血管的炎症导致独特的皮疹，伴有不同程度的肌无力。病因不明，但小部分患者伴发有潜在的恶性肿瘤。

临床表现

在皮肌炎/多发性肌炎中，皮肤变化或肌无力可能占主导地位。典型的皮疹是眼睑、脸颊和前额周围的紫红色斑，常伴有水肿。双手背有紫红色丘疹或条纹(图 42.6)，肘部和膝盖也可见，有时伴有色素沉着和甲皱壁

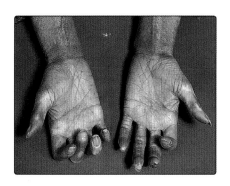

图 42.3 系统性硬化症。注意手指皮肤紧绷，呈蜡样光泽(指端硬化)和指腹收缩。

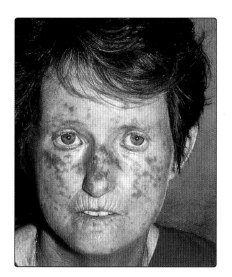

图 42.4 面部系统性硬化症。毛细血管扩张和口周沟纹是显著的变化。

表 42.2	系统性硬化症的器官损害
器官	**损害**
皮肤	雷诺现象、钙沉积、指端硬化、毛细血管扩张
肠道	食管运动障碍、吸收不良、肠扩张
肺	纤维化、肺动脉高压
心脏	心包炎、心肌纤维化
肾脏	肾衰竭、高血压
肌肉	肌炎、肌腱受累

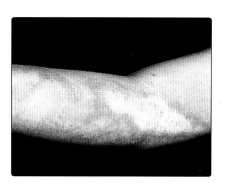

图 42.5 硬斑病。图为儿童手臂。可见白色硬化斑块环以红色边缘。

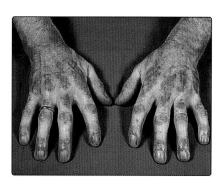

图 42.6 皮肌炎。在双手背可见条纹状的皮疹(Gottron 丘疹)，及甲襞炎症。

毛细血管扩张。光敏性是常见的。与自身抗体没有强烈关联性，尽管抗Jo-1抗体预示肺部累及。40岁以上患者发病与存在恶性肿瘤有关，其中40%有潜在恶性肿瘤，通常位于肺、乳腺或胃。儿童患病主要影响肌肉，引起钙沉积和挛缩。

治疗

必须检查确定肌炎的程度，并且在成年人中排除潜在肿瘤的可能性。治疗是中至大剂量的系统应用糖皮质激素，通常联合免疫抑制剂治疗，如硫唑嘌呤或甲氨蝶呤。输注免疫球蛋白和体外光分离置换法(见第165页)可能有帮助。

结缔组织病

- **系统性红斑狼疮**是一种自身免疫性多系统疾病，可见蝶形红斑、光敏性、血管炎和脱发。治疗取决于受累的类型和程度,通常包括系统性糖皮质激素和免疫抑制剂。
- **亚急性 LE** 是一种病情较轻的 LE 类型,以皮肤症状为主。
- **盘状 LE** 局限于皮肤,表现为有鳞屑的萎缩斑块和瘢痕性脱发。局部糖皮质激素和防晒霜有效。有时需系统治疗,如口服羟氯喹。
- **系统性硬化症**是一种严重的多系统疾病。可见肢端硬化、雷诺现象、毛细血管扩张和钙质沉着症。
- **硬斑病特征**是白色的硬化斑块,通常在躯干和近端肢体上。在儿童中,它可能阻碍皮下组织的生长,产生萎缩。在成年人中,病情通常是自限的。
- **皮肌炎**是皮肤和肌肉的自身免疫性炎症。皮肤体征是眼睑周围的紫红色斑和手背的红色条纹。40岁以上患者需排除潜在恶性肿瘤。

第 **43** 章 | 血管炎和反应性红斑

血管炎和反应性红斑以血管内或者血管周围炎症为特征。这可能是由具有循环免疫复合物的Ⅲ型超敏反应所引起，但是其他机制也是可能的。

血管炎

血管炎是一种疾病过程，通常集中在小或中等大小的血管。常归因于循环免疫复合物。

发病机制

循环免疫复合物可能与几种情况有关（表 43.1），沉积在血管壁，激活补体和细胞因子释放，吸引多形细胞并损伤组织。炎症细胞浸润血管。血管内皮细胞可以表现为肿胀、纤维素样变性或者坏死。

临床表现

取决于受累血管的大小和位置。血管炎可能只限于皮肤，或者是全身性的，涉及关节、肾脏、肺、心脏、消化道和神经系统。皮肤表现为可触及的紫癜，常常为疼痛性，通常发生在双下肢或臀部（图 43.1）。特殊类型如下：

• 皮肤小血管炎定义为可触及性丘疹，通常发生在双下肢。IgA 沉积在基底膜带，常发生在链球菌感染后，发生在大约 50% 的病例，和内脏受累有关（关节炎、腹痛和血尿），主要影响儿童。IgG/IgM 循环免疫复合物可能和系统受累无关。

• 显微镜下多血管炎（血管周围肉芽肿，p-ANCA 阳性）、Churg-Strauss 综合征（非肉芽肿、p-ANCA 阳性、嗜酸性粒细胞增多和哮喘）和肉芽肿性多血管炎（GPA）（之前称为韦氏肉芽肿）少见，通常影响内脏器官，并伴有系统症状、结节、可触及性紫癜，经常有坏死。

• GPA 为一种病因未知的潜在的致死性肉芽肿性血管炎。表现为不适、上下呼吸道坏死、肾小球肾炎，在 40% 的病例中发现皮肤血管炎。针对蛋白酶 3 的经典抗中性粒细胞胞浆抗体（c-ANCA）阳性。

• 结节性多动脉炎（ANCA 阴性）的特征是中等大小动脉的坏死性血管炎，可能与乙肝病毒感染有关。此种疾病不常见，见于中年男性，除了表现为沿血管发生的疼痛性皮下结节，还可能发展为高血压、肾衰竭和神经病变。局限于皮肤的变异型，表现为青斑和结节，主要是在小腿上，被称为皮肤结节性多动脉炎或皮肤动脉炎，不累及内脏。

• 巨细胞动脉炎影响老年人的中动脉。由于颞动脉受累导致患者头皮触痛，可以发展为头皮坏死。治疗选择泼尼松龙。如果未治疗，可导致视力缺失。

需要排除非免疫复合物引起的可触及性紫癜，包括副蛋白、冷球蛋白（如合并丙型肝炎）、系统性红斑狼疮和干燥综合征。

管理

如果可能，确定病因并治疗。一些特发性病例卧床休息即可，但如果病变继续发展，或者内脏累及，则需要进行治疗。氨苯砜每天 100mg 通常对皮肤血管炎是有效的，否则，可予泼尼松龙治疗（有时可联合免疫抑制剂）。巨细胞动脉炎、结节性多动脉炎和肉芽肿性多血管炎几乎都需要口服皮质激素和免疫抑制剂。

多形红斑

多形红斑是免疫介导的疾病，以手足部的靶形损害为特征。它有多种病因（表 43.2）。

表 43.1　血管炎的病因	
分组	**举例**
特发性	50%的病例（未发现病因）
血液病	冷球蛋白血症
结缔组织病	系统性红斑狼疮、类风湿性关节炎
药物	抗生素、利尿剂、非甾体抗炎药、抗惊厥药、别嘌醇、可卡因
感染	乙型病毒性肝炎、链球菌、麻风分枝杆菌、立克次体
肿瘤	淋巴瘤、白血病
其它	韦氏肉芽肿、巨细胞动脉炎、结节性多动脉炎

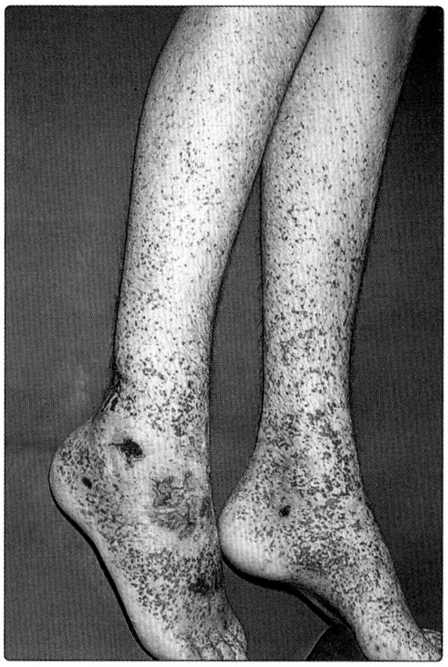

图 43.1　血管炎出现紫癜和皮肤坏死。

表 43.2	多形红斑的病因
分组	病因
特发性	50%的病例（未发现病因）
病毒	单纯疱疹、乙型病毒性肝炎、羊痘疮、腺病毒、腮腺炎、支原体
细菌	链球菌、立克次体
真菌	球孢子菌病、组织胞浆菌病
药物	抗生素、苯妥英、非甾体抗炎药
其他	红斑狼疮、妊娠、恶性肿瘤

发病机制

细胞介导的免疫似乎参与其中。循环免疫复合物也存在，并且可以证明在血管壁中存在。50%的病例中没有发现促发因素。组织学上，表皮坏死、真皮水肿、炎症浸润和血管扩张。

临床表现

典型的靶形损害可见于手足部，由红色的环和中央苍白或紫色区域组成，中央可形成水疱（图 43.2）。累及口腔、结膜和生殖器黏膜不常见，如果泛发，则称为重型多形红斑。2~3周内新皮损成批出现。鉴别诊断包括药物诱发的皮疹（见第 131 页）、Stevens-Johnson 综合征、中毒性表皮坏死松解症、Sweet 综合征、荨麻疹和类天疱疮。皮肤活组织检查通常有帮助。中毒性表皮坏死松解症（见第 132 页）有时可能代表多形红斑的一种严重形式。

治疗

对基本病因的识别和治疗是最理想的。轻型病例可以自发缓解，只需要对症处理。泛发病例需要住院接受支持治疗。通常系统使用皮质类固

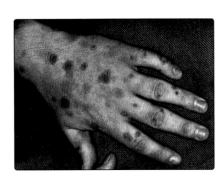

图 43.2　多形红斑。靶形损害见于手背。

醇来缓解急性症状，尽管这是否会影响结果仍存在争议。

结节性红斑

结节性红斑是一种脂膜炎（皮下脂肪的炎症），通常表现为小腿的疼痛性红色结节。据悉，这是由于循环免疫复合物沉积在皮下组织血管所致。感染、药物和一些系统性疾病是潜在的病因（表 43.3）。

临床表现

深在、坚硬的红蓝色结节，直径1~5 厘米，见于小腿后侧（图 43.3）和胫前，偶见于前臂。关节痛和发热常见。通常在 8 周内可自发缓解。女性较男性易患（女性和男性的比例为 3:1）。其他导致脂膜炎的原因（如胰腺疾

表 43.3	结节性红斑的病因
分组	病因
特发性	约 20%的病例
细菌	链球菌、结核、麻风、耶尔森菌、支原体、沙门菌
真菌	球孢子菌病、毛癣菌属
病毒	猫爪热、衣原体
药物	磺胺类、口服避孕药
系统性疾病	炎症性肠病、结节病、白塞病、恶性肿瘤（罕见）

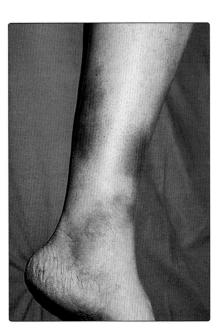

图 43.3　下肢的结节性红斑。

病、寒冷、创伤和红斑狼疮）、蜂窝织炎和静脉炎都需要排除。皮肤活检有帮助。如果怀疑结核或结节病，则需要做胸片检查和 IGRA 测试。

治疗

尽管非甾体抗炎药、碘化钾或氨苯砜可能对治疗有帮助，但因皮疹常能自然缓解，很少需要积极治疗。

Sweet 综合征

Sweet 综合征（急性发热性嗜中性皮病）表现为发生在面部或四肢的紫红色隆起性斑块（图 43.4），通常有发热和中性粒细胞计数升高。它不是真正的血管炎，而是由于真皮的多形性浸润。可能与白血病、溃疡性结肠炎和其他疾病相关，必需排除。药物是另一病因。通常需要用泼尼松龙治疗。

移植物抗宿主（GVH）病

当免疫力强的供体淋巴细胞对宿主组织，主要是皮肤和内脏起反应时，导致移植物抗宿主病。它主要与

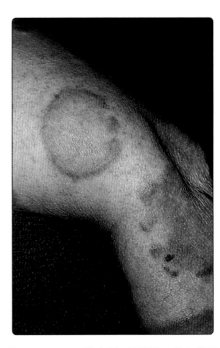

图 43.4　Sweet 综合征。显示了一种与类风湿性关节炎相关的变异形。可见手臂上浸润性环形斑块。

骨髓移植有关,如用于白血病或再生障碍性贫血。急性移植物抗宿主反应表现为发热、不适和麻疹样皮疹,可能会发展为类似中毒性表皮坏死松解症的表现。急性类型可能很难与药疹、病毒感染或皮肤对放射治疗的反应鉴别。慢性移植物抗宿主病可能类似扁平苔藓或系统性硬化。皮肤活组织检查常有帮助,通常需要系统使用皮质类固醇治疗。

血管炎和反应性红斑

- 血管炎是一种循环免疫复合物(CIC)疾病,表现为可触及的紫癜,有时伴有内脏器官受累。检查可揭示潜在的病因。治疗常用氨苯砜、泼尼松龙或其他免疫抑制剂。

- 多形红斑是一种免疫介导的反应,有靶形和黏膜病变,多由感染、药物诱发,常见的是单纯疱疹。应该寻求根本的原因。

- 结节性红斑表现为双小腿的疼痛性结节,被认为是对感染(如链球菌)、药物和内脏疾病(如结节病)的循环免疫复合物反应。

- Sweet 综合征的特征是面部和四肢上的紫红色斑块。可能与白血病或系统性疾病有关。通常需要泼尼松龙治疗。

第 **44** 章 | 内科疾病的皮肤变化

皮肤症状可见于许多内科疾病,并且在临床中并不少见。精明的皮肤科医生能识别出未诊断的系统性疾病。皮肤变化在妊娠期常见(见第 62 章)。有时瘙痒是主要症状。

内分泌和代谢性疾病的皮肤症状

几乎所有的内分泌疾病(和几种代谢缺陷)都有皮肤症状,这些症状取决于激素或代谢产物的产出过多或减少(表 44.1)。

糖尿病

白色念珠菌或细菌感染在未经治疗或控制不佳的糖尿病中更常见。糖尿病的神经病变或动脉病变可导致足部溃疡(见第 112 页),而相关的继发性高脂血症可引起发疹性黄瘤(图 44.4)。糖尿病性皮肤病表现为与糖尿病性微血管病变相关的胫前凹陷性色素沉着瘢痕。类脂质渐进性坏死(图 44.1)特征性表现为胫前表面光泽的萎缩性黄红色斑块,在这个系列病例中,有 65% 的病例与糖尿病有关,但是其他系列病例中发现的与糖尿病有关的比例要低得多。它只影响不到 1% 的糖尿病患者。组织学上,胶原变性区见上皮样细胞和巨细胞。这种情况是慢性的,可能会发生溃疡。它对治疗没有反应。相反,环状肉芽肿,表现为手、足或面部可触及的环形病变(图 44.2),很少与糖尿病相关,通常会在 2 年内消失。必须与

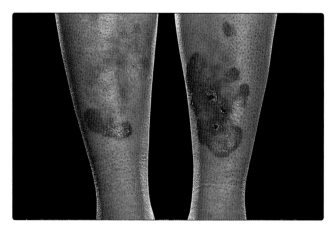

图 44.1 类脂质渐进性坏死 1 例。糖尿病患者胫前可见黄红色萎缩性区域。

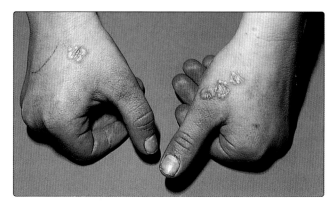

图 44.2 环状肉芽肿,见于手背侧。

体癣相鉴别。

甲状腺疾病

甲状腺素的过度分泌和分泌不足都会导致皮肤和头发的变化(表 44.1)。胫前黏液水肿(图 44.3),在 1%~10% 的甲状腺功能亢进症患者中出现,表现为小腿胫前的隆起性红色斑块,由于黏蛋白沉积作用。局部类固醇治疗可能是有益的。

潮红

面红可能是生理性的,也可能是由药物或食物引起,或与甲状腺毒症有关,但罕见与类癌综合征、肥大细胞增多症和嗜铬细胞瘤有关。

高脂血症

原发性(遗传代谢缺陷)和继发性(与糖尿病、甲状

表 44.1	内分泌和代谢性疾病的皮肤征象
疾病	**皮肤征象**
糖尿病	类脂质进行性坏死、环状肉芽肿、黄色瘤、白色念珠菌感染、"皮肤病"、神经病性溃疡
甲状腺毒症	粉红色柔软皮肤、多汗症、脱发、色素沉着、白癜风、甲剥离、杵状指、胫前黏液性水肿、掌红斑
黏液水肿	脱发(包括眉毛)、粗糙的头发、干、肿胀、泛黄的皮肤(如手、脸)、乏脂性湿疹、黄色瘤
Addison 病	色素沉着、白癜风、腋毛和阴毛缺失
库欣综合征	色素沉着、多毛症、紫纹、粉刺、肥胖、水牛背
肢端肥大症	皮肤增厚、潮湿和油腻、色素沉着、皮赘
苯丙酮尿症	金黄毛发和皮肤、特异性皮炎、光敏感
高脂血症	黄色瘤(结节性、腱黄瘤、发疹性、扁平性)、睑黄瘤
皮肤卟啉病	光敏感、水疱、皮肤脆弱、萎缩性瘢痕、皮肤增厚、多毛、色素沉着

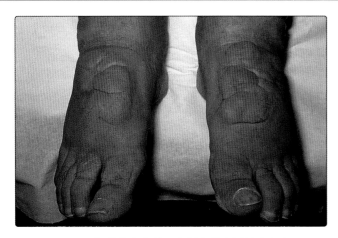

图 44.3　胫前黏液水肿。这例患者有甲状腺毒症。

表 44.2　营养性疾病和内科疾病的皮肤征象	
疾病	**皮肤征象**
蛋白质营养不良	色素沉着、皮肤干燥、水肿、浅棕色/橙色头发
铁缺乏	脱发、反甲、瘙痒、口角炎
坏血病	毛囊周围紫癜、牙龈出血、木质水肿
糙皮病	光暴露皮炎和色素沉着
肠病性肢端皮炎	婴儿腔口周围红色鳞屑脓疱疹、发育不良、腹泻、伤口愈合差
吸收不良	干痒皮肤、鱼鳞病、湿疹、水肿
肝脏疾病	瘙痒、黄疸、蜘蛛痣、肝掌、白甲、色素沉着、黄瘤、迟发性皮肤卟啉病、锌缺乏、萎缩纹、男性乳房发育、扁平苔藓
肾衰竭	瘙痒、色素沉着、白/红指甲、皮肤干燥伴细小脱屑
胰腺疾病	脂膜炎、血栓性静脉炎、胰高血糖素瘤综合征
克罗恩病	肛周脓肿、窦道、瘘管、结节性红斑、Sweet 综合征、坏死性血管炎、阿弗他口腔炎、舌炎
溃疡性结肠炎	坏疽性脓皮病、结节性红斑、Sweet 综合征
结节病	结节、斑块、结节性红斑、指(趾)炎、冻疮样狼疮、瘢痕性肉芽肿、小丘疹、甲受累

腺功能减退或肾病综合征相关)的脂质异常可导致多种黄瘤沉积。表现为以下几种类型。

- 发疹性黄瘤:肩膀和臀部的红黄色丘疹(图 44.4)。
- 腱黄瘤:皮下结节;见于手、足或跟腱。
- 扁平黄瘤:掌皱褶处的黄橙色斑块。
- 结节性黄瘤:膝盖和肘部的黄橙色结节。

睑黄瘤,表现为眼睑上的黄色斑块,并不总是由脂质异常引起。黄瘤的治疗通常是针对潜在的高脂血症。

营养和其他内部疾病的皮肤表现

皮肤变化在营养不良性疾病中很常见,在胃肠、肝脏和肾脏疾病中也不少见。

营养不良

蛋白质营养不良导致生长迟缓、肌肉消耗、水肿、色素沉着改变、脱屑和溃疡,在非洲黑人,可见干燥的浅棕或红色头发。维生素 C 缺乏(坏血病)和烟酸缺乏(糙皮病)产生明显的病变。在欧洲,坏血病主要见于那些不吃新鲜水果或蔬菜的老人。其他 B 族维生素和铁的缺乏也会导致皮肤的变化(表 44.2)。肠病性肢端皮炎是一种锌吸收的缺陷,可以是后天获得或遗传,在断奶婴儿中发现,补充锌可治愈。

胃肠道疾病

吸收不良和它的缺乏状态伴随着皮肤问题,包括干

燥、湿疹、鱼鳞病、色素沉着和头发、指甲的缺损。一些肠道疾病表现出特定的皮肤变化(表 44.2)。乳糜泻与疱疹样皮炎有关(见第 120 页),Crohn 病和溃疡性结肠炎引起了各种各样的发疹。色素沉着–息肉综合征(见第 114 页)和弹力纤维性假黄瘤(见第 141 页)对皮肤和肠道都有影响。肠旁路手术引起水疱脓疱性发疹。

其他内科疾病

肝脏和肾脏疾病经常会引起棘手的瘙痒和色素沉着。病变也可能与基础疾病过程有关,如原发性胆汁性肝硬化(与系统性硬化有关)或血管炎。

结节病是一种未知病因的疾病,肉芽肿通常在肺、淋巴结、骨骼和神经组织中发生,1/3 患者有皮肤受累。皮肤变化多变,包括棕红色丘疹(通常在面部)、结节、斑块(在四肢和肩膀,图 44.5)和瘢痕。冻疮样狼疮是一种特殊类型的结节病,它表现为一种暗红色浸润性斑块,

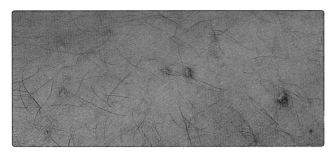

图 44.4　发疹性黄瘤。这例患者最近诊断为糖尿病。

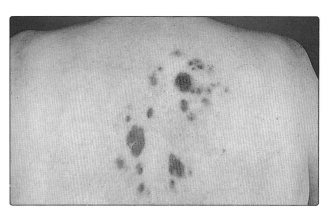

图 44.5　结节病上背部的紫红色斑块。

见于鼻部,偶尔也见于手指。结节性红斑也可能会发生。局部使用类固醇几乎没有效果。顽固的病变可通过皮损内注射类固醇改善,但有时会口服泼尼松或甲氨蝶呤,特别是有进行性的内部疾病时。

钙化性尿毒症性小动脉病变(钙化防御),通常与严重肾功能不全有关,是一种罕见的疾病,是由于小动脉壁血管壁内外钙沉积导致血流减少,最终形成血管闭塞。表现为线性的皮肤坏死和溃疡,通常位于腿部或腹部皱褶处。这种情况与增加的钙流通有关,如尿毒症相关的甲状旁腺功能亢进、高磷血症和维生素 D 缺乏,但钙/磷水平通常是正常的。非尿毒症相关的情况也见于华法林和皮质类固醇治疗期间以及肝功能障碍时。预后不良,治疗的目的是减少钙的吸收。静脉注射硫代硫酸钠和普通肝素的治疗可能是有益的。

内科疾病的皮肤变化

● 内分泌和代谢紊乱,营养缺乏和吸收不良常与皮肤变化相关。

● 潮红可能是生理性的,或由食物、药物或诸如甲状腺毒症或类癌综合征等病症引起的。

● 高脂血症与多种黄瘤病和睑黄瘤有关,但是后者血脂水平可能正常。

● 肝、肾衰竭常并发瘙痒和色素沉着。治疗往往困难。

● 炎症性肠病和结节病具有特异性皮肤表现,通常为肉芽肿或细胞浸润。

● 钙化性尿毒症性小动脉病与严重的肾功能不全相关,并伴有严重的皮肤溃疡。

第 **45** 章 | 药疹

药物反应十分常见，常发生皮疹。虽然某些药物更常发生特定的反应，但实际上几乎所有药物可以产生各类药物反应，而并非所有反应都是"过敏性"的。

发病机制

药物引起的皮肤反应有几种可能的机制：

- 药物(或代谢物)沉积于皮肤，如金制剂。
- 过量治疗的副反应，如抗凝剂所致的紫癜、瘀斑。
- 免疫超敏反应(见第 14 页)。HLA 分型可预测药物超敏反应(表 45.1)。

表 45.1 与 HLA 相关的药物超敏反应		
药物	HLA 等位基因	类型
阿巴卡韦[a]	B*5071	DRESS
别嘌呤醇	B*5801	SJS/TEN
卡马西平	A*3101	DRESS
卡马西平[a]	B*1502	SJS/TEN
卡马西平	B*1511	SJS/TEN
氨苯砜	B*13:01	DRESS
奈韦拉平	B*3505	DRESS

[a] 推荐治疗前进行 HLA 筛查(仅亚洲人群需做卡马西平检测)。

- 药理学副作用，如细胞毒类药物引起的骨髓抑制。
- 机制不明，如药物加重银屑病病情。

临床表现

药疹表现各异，需与其他多种皮疹相鉴别诊断。详细的药物摄入史的采集至关重要，包括那些患者通常不认为是"药物"的非处方药(如治疗头痛和便秘的药物)。即使某些药物已经安全使用多年，发疹前两周内使用的药物仍需高度关注。主要的药疹分类见表 45.2。IgE 介导的药疹表现为荨麻疹、血管性水肿和过敏反应(见第 40 章)。

发疹型药疹

发疹型药疹是药疹中最常见的

表 45.2 药物所致皮肤病分类		
药疹	描述	相关药物
痤疮样	痤疮样：丘疹、脓疱，无粉刺	雄激素、溴化物、丹曲林、异烟肼、锂、苯巴比妥、奎尼丁、类固醇
大疱	不同类型；部分为光毒性，部分为"固定性"	巴比妥类药物(过量)、呋塞米、萘啶酸(光毒性)、青霉胺(天疱疮样)
发疹型药疹	最常见类型	抗生素(如阿莫西林)、质子泵抑制剂、金制剂、噻嗪类、别嘌呤醇、卡马西平
湿疹样	不常见；见于系统治疗后的局部致敏	新霉素、青霉素、磺胺、乙二胺(与氨茶碱交叉反应)、苯佐卡因(与氯磺丙脲交叉反应)、对羟基苯甲酸酯、别嘌呤醇
多形红斑	靶形损害	抗生素、抗惊厥药、血管紧张素转换酶抑制剂、钙通道阻滞剂、非甾体药物
红皮病	剥脱性皮炎	别嘌呤醇、卡托普利、卡马西平、地尔硫卓、金制剂、异烟肼、奥美拉唑、苯妥英钠
固定性药疹	同一部位反复发作的紫红色圆形斑块	抗生素、镇静剂、非甾体药物、酚酞、对乙酰氨基酚、奎宁
脱发	生长期脱发；静止期脱发	抗凝药、苯扎贝特、卡比马唑、口服避孕药、普萘洛尔、阿苯达唑、细胞毒药物、阿维 A
多毛症	过量毳毛生长	米诺地尔、环孢素、苯妥英钠、青霉胺、皮质类固醇、雄激素
红斑狼疮	红斑狼疮样综合征	肼苯哒嗪、异烟肼、青霉胺、抗惊厥药、β-受体阻滞剂、依那西普
苔藓样疹	扁平苔藓样	氯喹、β-受体阻滞剂、抗结核药、青霉胺、利尿剂、金制剂、卡托普利
光敏性	光暴露部位，水疱或色素沉着	非甾体类、血管紧张素转换酶抑制剂、胺碘酮、噻嗪类、四环素类、吩噻嗪类
色素沉着	黑色素或药物沉积	胺碘酮、博来霉素、补骨脂素、氯丙嗪、四环素、抗疟药
银屑病样	银屑病加重	β-受体阻滞剂、金制剂、甲基多巴、锂和抗疟药物加重银屑病
中毒性表皮坏死松解症	水疱伴黏膜受累	抗生素、抗惊厥药、非甾体类、奥美拉唑、别嘌呤醇、巴比妥类
荨麻疹	多种机制	血管紧张素转换酶抑制剂、青霉素、阿片类、非甾体类、X 线造影剂、疫苗
血管炎	免疫复合物反应	别嘌呤醇、卡托普利、青霉素、苯妥英、磺胺类、噻嗪类

类型,可表现为麻疹样(似麻疹的)或荨麻疹样,也可类似多形红斑。躯干部发疹较四肢常见(图45.1),可伴有低热和发疹后脱屑。血液学和生化学检查无异常,停药后1~2周皮损消退。

药疹伴嗜酸性粒细胞增多和系统症状(DRESS)

皮损严重程度不一,用药后3~4周延迟性发疹为其特征。患者有全身不适症状,以发热和嗜酸性粒细胞增多为特点。头、颈部水肿常见,伴有广泛的淋巴结肿大。偶见明显的小脓疱和水疱。肝功能异常常见,其他器官也可受累甚至衰竭。停用可疑药物后数天,皮损可能再次加重,往往给诊断带来困难,可能是由于病毒的再活化(HHV6/HHV7)引起。口服泼尼松3~5天常有效。已证实可导致自身免疫性后遗症。

Stevens-Johnson 综合征和中毒性表皮坏死松解症

Stevens-Johnson 综合征(SJS)和中毒性表皮坏死松解症(TEN)(图45.2)属同一疾病谱,其特征为严重的黏膜溃疡和水疱,伴有不同体表面积的皮肤表皮松解(SJS 1%~10%;SJS/TEN 重叠 10%~30%;TEN>30%)。两种疾病都表现出严重的系统性损害。在存活的患者中,黏膜损害所致瘢痕的发病率较高。广泛的皮肤剥脱导致水电解质失衡,类似广泛烧伤患者,因此 TEN 须按转入烧伤护理中心或重症监护室进行管理。其整体存活率为 30%。

急性泛发性发疹性脓疱病(AGEP)

AGEP 通常在新一轮用药后迅速起病(<5 天),出现大量无菌性脓疱并可融合成片。患者有轻度系统症状,发热、不适,伴中性粒细胞增多。与脓疱型银屑病难以鉴别。

固定性药疹

固定性药疹较少见,特征性的表现为服用相同药物后,在身体相同部位反复发生的红色或紫色圆形斑块(图45.3)。皮损可有水疱,消退后遗留色素沉着。

固定性药疹、光毒反应、药物所致天疱疮和巴比妥类药物过量摄入(在受压区域)都可能有水疱发生(表45.2)。

鉴别诊断

准确的鉴别诊断主要依据药疹的类型。致病药物的明确可通过详细的处方药物使用时间表和对药物潜在反应的认知来判断(表45.3)。对于严重的或泛发性病例,应注意采集患者的照片和组织病理(包括直接免疫荧光法)。

胺碘酮治疗心律失常所致。发生于日光暴露后 2 小时内的红斑更为常见。

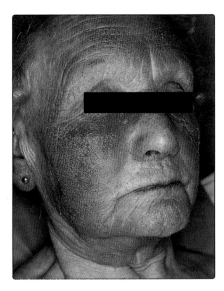

图 45.4 光敏感。服用噻嗪类利尿剂后,于晴天户外暴露引发。

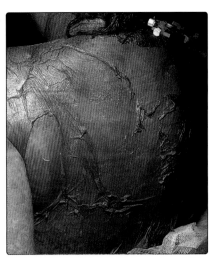

图 45.2 中毒性表皮坏死松解症。坏死表皮剥脱,留下大片的糜烂皮肤。

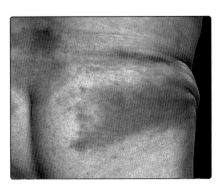

图 45.3 固定性药疹。服用青霉素后产生的典型的暗红色皮损。

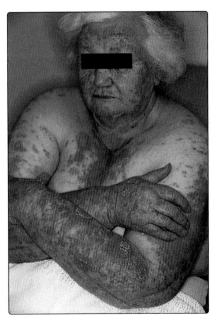

图 45.1 发疹型药疹。氯磺丙脲引起的麻疹样红斑。

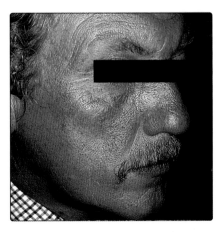

图 45.5 色素沉着。

表 45.3 常见处方药所致药疹	
药物	**药疹**
血管紧张素转化酶抑制剂	瘙痒症、荨麻疹、中毒性红斑
抗生素	中毒性红斑、荨麻疹、固定性药疹、多形红斑
β-受体阻滞剂	银屑病样、雷诺现象、苔藓样疹
非甾体类抗炎药	中毒性红斑、红皮病、中毒性表皮坏死松解症
口服避孕药	黄褐斑、脱发、痤疮、念珠菌病
吩噻嗪类	光敏反应、色素沉着
噻嗪类	中毒性红斑、光敏反应、苔藓样疹、血管炎

治疗

通常停用致病药物后两天左右会有临床改善。单纯使用润肤剂或局部应用皮质类固醇药物有助于皮损缓解直至消退。必须告知患者哪些是禁用的药物。对于非即刻性反应(如非荨麻疹、血管性水肿、过敏性),可采用以下试验进行致病药物的鉴别:斑贴试验(特别是发疹型药疹和DRESS)、皮内试验(仅用于发疹型药疹)、激发试验(仅用于固定性药疹)。抗原特异性 IgE 检测通常对诊断无意义。体外检测药物诱导的 T 细胞增殖或细胞因子产生等新技术非常安全,但目前未广泛应用。

药疹

- 药疹可以是药理性、特质性或免疫介导性。
- 引起药疹的常见药物有阿莫西林、血管紧张素转化酶抑制剂、抗惊厥药、噻嗪类和非甾体类抗炎药。
- 最常见的类型是发疹型药疹,常为麻疹样。
- 最严重类型为中毒性表皮坏死松解症,可为致命性。
- 药疹通常在服药后 3 天内起病(曾有该药服用史),停药后约两周消退。
- 需停用致病药物,并避免与其相关的制剂应用。
- 激发试验可能导致严重反应,不推荐采用。

第 46 章 肿瘤相关性皮肤病

机体的内部恶性肿瘤常导致各种各样的皮肤改变（表 46.1）。除外直接浸润，其他的作用机制尚缺乏有效的理论依据。与恶性疾病相关的最初变化，包括典型的皮损，可以在癌症之前，也可在癌症之后出现（如血素沉着–息肉综合征中的黏膜色素斑与肠道恶性肿瘤）。

和恶性肿瘤相关的皮肤变化

下列少见的皮损是典型的皮肤改变，并且常常预示潜在的恶性肿瘤：

- 黑棘皮病。
- 匐匐性回状红斑。
- 坏死松解性游走性红斑。
- 乳头部位的 Paget 病。
- 乳房外的 Paget 病。
- 皮肤转移癌。

黑棘皮病

真正的黑棘皮病是不常见的。本病主要发生在颈部和皱褶部位，以表皮增厚以及皮肤色素沉着为主要改变，皮肤呈典型的天鹅绒样改变或者乳头状增生。口周以及掌跖可见疣状损害。良性获得性黑棘皮病，相对较为常见，多见于肥胖患者，且和内分泌紊乱疾病，如胰岛素抵抗性糖尿病、肢端肥大症等有一定关系。遗传性黑棘皮病，少见，多发生于儿童期和青春期。恶性黑棘皮病，通常发生于中老年人，伴发的肿瘤主要以胃肠道肿瘤为主。由肿瘤或者内分泌疾病释放的生长因子造成了这些皮肤改变。必

须鉴别并治疗潜在的疾病。

匐匐性回状红斑

匐匐性回状红斑是一种特殊类型的少见的同心圆分布的鳞屑性红斑，并且一天天逐渐向外扩展（图 46.2）。这种表征类似于木材的纹理。这种情况下，通常能检测出肿瘤，尤其是肺癌。

坏死松解性游走性红斑

坏死松解性游走性红斑是一种少见的副肿瘤性疾病，以匐行性迁移游走的红色斑块，边缘虫蚀状。典型病例首发于会阴部位。该病常提示有胰腺 α 细胞肿瘤或者增生，分泌过量的胰高血糖素（胰高血糖素瘤）。本病与体重下降、贫血、中度糖尿病、腹泻以及舌炎相关。诊断时，痛常已有肝转移。

Paget 病和乳房外的 Paget 病

Paget 病表现为单侧发生的位于

表 46.1 与恶性疾病相关的皮肤临床表现	
相关疾病	**常见恶性肿瘤**
密切相关	
黑棘皮病	胃肠道
匐匐性回状红斑	肺、乳腺
乳房外的 Paget 病	顶泌汗腺
坏死松解性游走性红斑	胰腺（α 细胞）
乳头部位的 Paget 病	乳腺
皮肤转移癌	乳腺、胃肠道、卵巢、肺、肾
偶尔相关	
获得性鱼鳞病	淋巴瘤（霍基金淋巴瘤）
皮肌炎	肺、乳腺、胃
红皮病	T 细胞淋巴瘤
皮肤潮红	类癌综合征
泛发性瘙痒	霍基金淋巴瘤、真性红细胞增多症
色素沉着	肿瘤恶液质
多毛症	各种肿瘤
游走性血栓静脉炎	胰腺、肺、胃
副肿瘤性天疱疮	B 细胞淋巴瘤、胸腺瘤
坏疽性脓皮病	白血病、骨髓瘤
胼胝症	食管

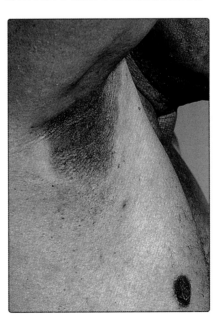

图 46.1 黑棘皮病。腋窝和乳头部位色素沉着伴天鹅绒样乳头瘤样增生。

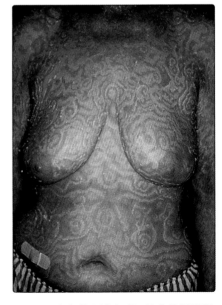

图 46.2 匐匐性回状红斑。呈木纹样图样。

乳头乳晕部位的湿疹样的斑块,是乳腺导管内癌在表皮内播散的表现。乳房外的 Paget 病是会阴或者腋窝部位的湿疹样癌,通常是是顶泌汗腺导管癌表皮内播散导致。该病一般在组织活检确诊后手术切除。

皮肤转移癌

皮肤转移癌不常见,并且出现较晚,预示预后不好,可能是是内脏肿瘤的外在表现。皮肤转移癌可以多发,或者孤立存在,表现为无症状的坚实的粉红色结节(图 46.3)。头皮、脐周、躯干上部为好发部位。皮肤转移癌常伴发于乳腺癌、消化道肿瘤、卵巢癌、肺癌、恶性黑色素瘤(见第 157 页)。白血病、淋巴瘤等也常发生继发性皮肤受累(见第 160 页)。

皮肤直接浸润导致硬皮样外观,如盔甲癌,常并发于乳腺癌(图 46.4)。也有橘皮样外观和丹毒样癌(界限清晰的红斑样皮损),以及毛细血管扩张性皮肤转移癌。

偶尔并发恶性肿瘤的皮肤病

下列疾病偶尔并发恶性肿瘤,也

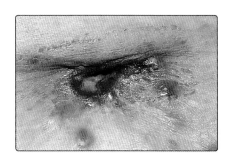

图 46.3　来源于乳腺癌的脐周转移癌。

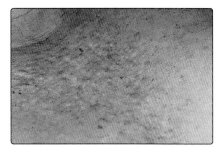

图 46.4　盔甲癌。乳腺癌直接浸润导致的胸部皮肤鹅卵石样外观。

可伴发良性肿瘤:
- 获得性鱼鳞病。
- 皮肌炎(见第 123~124 页)。
- 红皮病(见第 65~67 页)。
- 皮肤潮红。
- 泛发性瘙痒症。
- 色素沉着。
- 多毛症(见第 102 页)。
- 坏疽性脓皮病。
- 浅表性血栓性静脉炎。
- 胼胝症(角化性皮肤病;见第 137 页)。

获得性鱼鳞病

鱼鳞病通常有遗传性,幼年起病,但也可在成年期继发于一些基础的恶性疾病(如霍基金淋巴瘤),必须适合脂肪酸缺乏(如肠道旁路吸收功能障碍),或者烟酸、别嘌呤醇以及氯法齐明等药物治疗。

泛发性(Generalized)瘙痒症

无皮疹的泛发性瘙痒症有下列几种原因:
- 特发性(老年性)。
- 铁缺乏。
- 肝脏疾病(胆汁淤积)。
- 恶性疾病,如霍基金淋巴瘤。
- 神经系统疾病。
- 红细胞增多症。
- 肾脏衰竭(慢性)。
- 甲状腺功能紊乱。

泛发性瘙痒症的患者需要仔细地检查和问诊,以排除肝脏疾病(如胆道阻塞)、铁缺乏、红细胞增多症、甲状腺功能减退、甲状腺功能亢进和肾脏衰竭。瘙痒可以伴发多发性硬化和神经纤维瘤病。有时,特别是在老年人,瘙痒常找不到原因,被贴上"特发性"的标签。瘙痒最常见的恶性病因是霍基金淋巴瘤(占该类瘙痒疾病的 1/3)和真性红细胞增多症。瘙痒的病因学尚不明确。治疗上,首先治疗潜在的或者原发疾病,其次是对症治疗。常用的有镇静剂、抗组胺药、炉甘石洗剂、外用止痒药(如 0.5% 薄荷脑水性乳膏)。

色素沉着

恶性肿瘤相关的色素沉着可能是由于肿瘤细胞产生的类似促肾上腺皮质激素释放激素(ACTH)和促黑素细胞释放激素(MSH)的激素导致。该病也可见于一些恶病质的患者。腋下、腹股沟、乳头常受累。

坏疽性脓皮病

坏疽性脓皮病初起为脓疱或炎性结节,很快中央破溃形成潜行性溃疡,溃疡边缘略呈紫色,周边皮肤可见红斑(图 46.5)。溃疡迅速扩展。皮疹可多发。有时会被误诊为细菌性的坏疽(如坏死性筋膜炎)。坏疽性脓皮病常发生在躯干或下肢。坏疽性脓皮病的发生可能与免疫介导有关。本病与下列疾病相关:
- 溃疡性结肠炎、克罗恩病。
- 多发性骨髓瘤、单克隆丙种球蛋白病(常为 IgA 相关性)。
- 类风湿性关节炎。
- 白塞病。
- 慢性自身免疫性肝病。
- 白血病(大疱型常见)。

治疗主要是系统应用激素、环孢素、抗肿瘤坏死因子(TNF)单抗隆抗体。局部外用他克莫司可以改善较轻患者。合并有活动性炎症性肠病患者,积极治疗原发病可以改善。

浅表性血栓性静脉炎

游走性浅表性血栓性静脉炎主要和胰腺癌、肺癌有关,也可并发白塞病。

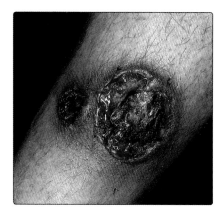

图 46.5　坏疽性脓皮病。小腿坏死性溃疡。

与肿瘤有相关性的皮肤病

- **黑棘皮病**。以色素沉着和表皮增厚为主要表现,好发于皱褶部位、颈部、手脚、脚掌,多见于胃肠道肿瘤。
- **良性黑棘皮病**。比较常见,多见于肥胖和内分泌性疾病。
- **匐匍性回状红斑**。是一种游走性的红斑,大多数和新生肿瘤有关。
- **Paget 病**。是乳头部位的湿疹样斑块,是乳腺导管内癌在表皮内播散的表现;乳房外的 Paget 病是顶泌汗腺导管癌来源。
- **皮肤转移癌**。不常见,单发或多发的粉红色坚实结节,好发于头皮或者躯干上部。常伴发乳腺癌、胃肠道肿瘤、卵巢癌、肺癌以及恶性黑素瘤。
- **获得性鱼鳞病**。与霍基金淋巴瘤、脂肪酸缺乏(如肠道旁路吸收障碍)或者一些药物的副反应有关。
- **泛发性瘙痒症**。可能和恶性疾病(如霍基金淋巴瘤)、肝疾病、肾衰竭、铁缺乏以及甲状腺功能异常有关。
- **坏疽性脓皮病**。表现为坏死性溃疡,常伴发溃疡性结肠炎、克罗恩病、类风湿性关节炎、多发性骨髓瘤、白血病。

第 **47** 章 | 角化性和水疱性综合征

一些常见皮肤疾病,如特应性皮炎或者银屑病,有一定遗传倾向,并受到外界环境的影响。和它们不同的是,遗传性皮肤病由单一基因缺陷所导致,包括角化性、水疱性和神经皮肤综合征。

鱼鳞病

鱼鳞病是遗传性表皮分化和角化异常性皮肤病。以皮肤干燥脱屑为特点,可症状轻微甚至无症状,也可病情严重甚至致死(表 47.1)。鱼鳞病患者表皮角化异常。可伴生化缺陷,例如,X-连锁鱼鳞病患者缺乏类固醇硫酸酯酶。

临床表现

寻常型鱼鳞病(丝聚合蛋白基因纯和突变所致)是常见病,症状轻微的常难以辨认。四肢伸侧和背部可见细小的糠状鳞屑(图 47.1)。屈侧一般不受累。其他少见或罕见的鱼鳞病类型,可通过临床特征、发病情况和遗传特点诊断。常染色体显性遗传的鱼鳞病病情可随年龄增长而改善,而隐形遗传者病情可能加重。胶样婴儿表现为新生儿周身皮肤紧张发亮,导致喂养困难和眼睑外翻。主要由非水疱型鱼鳞病样红皮病导致。获得性鱼鳞病(见第 135 页)通常在成年期起病。

治疗

润肤剂,如软膏、霜剂和洗剂(见第 30 页)的使用很重要,足以治疗轻度鱼鳞病。也可使用含有尿素的霜剂(如 Aquadrate 或 Calmurid),但病情严重者可能需要口服阿维 A 控制(见第 42 页)。

角皮症

角皮症以先天性或获得性的显著掌跖角化过度为表现。

临床表现

累及程度和遗传模式多种多样。胼胝症是一种常见类型,表现为掌跖部弥漫性角化过度(图 47.2),通常是常染色体显性遗传。在一些家系中,胼胝症与食管癌有相关性。其他角皮症可表现为掌跖点状丘疹,在"残毁"型中,纤维带状损害可导致指趾缩窄。

获得性掌跖角皮症可见于毛发红糠疹(见第 66 页)和扁平苔藓,以及绝经后的妇女,足根部尤其显著。鸡眼和胼胝症与角皮症不同。胼胝症是无痛性局限性角质层增厚,可以看作机体应对摩擦或挤压的保护性反应,这些摩擦或挤压往往是职业相关的。鸡眼是疼痛性的,常由于鞋挤压足骨隆突部位导致。

治疗

可采用角质溶解剂,如 5%~10% 水杨酸软膏或 10% 尿素乳膏。外用卡泊三醇软膏有效。有时,可以口服

表 47.1 鱼鳞病的分类

疾病	遗传方式	临床特征
寻常型鱼鳞病	常染色体显性	常见(发病率 1/250)。1~4 岁起病。伴发特应性皮炎。病情常较轻。细小糠状脱屑。屈侧不受累。丝聚合蛋白缺陷导致角蛋白组装异常。
X 连锁鱼鳞病	X 连锁隐性	男性发病率 1:2000。广泛累及,较大的棕色鳞屑。出生后 1 周内起病。夏季缓解。类固醇硫酸酯酶缺乏导致。
非大疱性鱼鳞病样红皮病[a]	常染色体隐性	罕见(发病率 1/300 000)。出生时火棉胶婴儿。红色皮肤伴脱屑、睑外翻。红斑随年龄增长而改善。
大疱性鱼鳞病样红皮病[b]	常染色体显性	罕见(发病率 1/100 000)。出生时红皮病、水疱,随后消退。儿童期疣状波纹状角化过度。

[a] 板层状鱼鳞病类似,但更罕见。
[b] 又名"表皮松解性角化过度"。

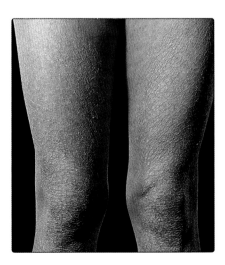

图 47.1 寻常型鱼鳞病糠状脱屑。

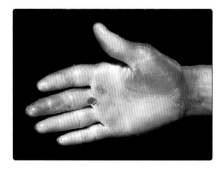

图 47.2 掌部角皮症。

阿维 A 或者 9-顺式维 A 酸。

毛周角化病

毛周角化病是一种常见的,有时是遗传性的疾病,表现为多发的小的毛囊角栓,主要累及大腿上部、上肢和面部(图 47.3)。毛周角化病偶与寻常型鱼鳞病伴发。5%水杨酸软膏或10%尿素软膏可以缓解,但无法根治。

Darier 病

Darier 病(毛囊角化病)是一种罕见的常染色体显性疾病。临床主要表现为棕色的鳞屑性丘疹。突变的基因是钙离子 ATP 酶,定位于第 12q 号染色体上。电镜下可见角质形成细胞张力丝和桥粒的解离。

临床表现

本病好发于青少年,特征性表现为皱褶部位、上背部、胸部和额部的棕色小丘疹,上覆油腻性痂皮(图47.4)。日晒可诱发 Darier 病。病情严重程度不等,有的病情轻微,有的泛发且严重。患者有指甲改变和掌部小凹或角化。还可能继发细菌感染和Kaposi 水痘样疹。

治疗

轻度 Darier 病需要采用局部润肤剂并预防日晒。外用维 A 酸类药物有效,如全反式维 A 酸和阿达帕

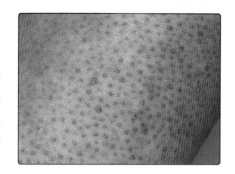

图 47.3 上肢毛周角化症。

林。较严重的患者口服阿维 A 疗效显著(见第 42 页)。

Flegel 病

Flegel 病(持久性豆状角化过度症)是一种少见的常染色体显性遗传病,以四肢角质栓为主要表现。中年期起病。角质栓较大的类型又名Kyrle 病,两种类型可同时存在。

大疱性表皮松解症

大疱性表皮松解症(EB)是一组

遗传性皮肤病,以皮肤脆性增高和轻微外伤后水疱为特点。病情有的较轻,有的较重甚至致死(表 47.2)。

发病机制

角蛋白合成障碍导致单纯型EB(突变基因位于第 12 和 17 号染色体)。Ⅶ型胶原异常导致营养不良型 EB(突变基因位于第 3 号染色体)。有些类型的 EB 由锚丝基因突变导致。

临床表现和治疗

单纯型 EB 较常见,应避免外伤。严重类型(图 47.2 和图 47.5)需要在医疗专病中心诊治。避免外伤,支持措施和控制感染很重要。许多药物治疗效果不佳。获得性 EB在成年期起病,表现为外伤诱导的水疱,免疫荧光法结果与类天疱疮相似。

遗传性疾病的产前诊断

基于 DNA 的产前诊断技术目前

表 47.2 大疱性表皮松解症(EB)的主要类型

疾病	遗传方式	临床特征
单纯型 EB	常染色体显性	最常见的类型。一般病情轻微,局限于手足。摩擦起疱。甲和口腔不受累
交界型 EB	常染色体隐性	罕见,常致死。出生时,口周、肛周大的糜烂。愈合缓慢。无有效治疗方法
营养不良型 EB	常染色体显性	手、膝和肘受累。瘢痕形成和粟丘疹。可发生甲萎缩
营养不良型 EB	常染色体隐性	出生时,起病。严重的水疱导致指趾融合、黏膜受累和食管缩窄

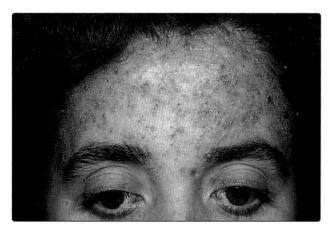

图 47.4 额部 Darier 病。

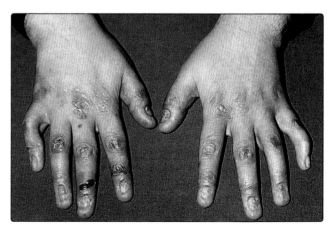

图 47.5 大疱性表皮松解症。图示显性遗传性营养不良型 EB。

应用在交界型 EB、隐性遗传性营养不良型 EB、大疱性鱼鳞病样红皮病和眼皮肤型白化病中。DNA 可取自孕早期的绒毛膜绒毛或羊膜细胞。对于致病基因未知,但有特异性病理改变的疾病,仍可采用孕中期胎儿皮肤活检术。一些特定的遗传性皮肤病伴有显著的内脏累及,包括神经皮肤疾病、遗传性结缔组织病和早衰综合征。

遗传性角化性和水疱性疾病

- **鱼鳞病**是遗传性角化性疾病。皮肤干燥脱屑。润肤剂有帮助。特定类型鱼鳞病表现为胶样婴儿。

- **Darier 病**是一种罕见的常染色体显性遗传。胸部、背部和屈侧油腻的鳞屑性丘疹。严重者采用阿维 A 治疗。

- **角皮症**以掌跖角化过度为特征,采用角质溶解剂治疗。有时需要口服阿维 A。

- **毛周角化**是常见的疾病,四肢和面部可见角化性毛囊角栓。治疗困难;可用润肤剂。

- **Flegel 病**是一种罕见的常染色体显性遗传病,表现为四肢角质栓。大的角栓提示为 Kyrle 病。

- **大疱性表皮松解症**是一组遗传性大疱性疾病,轻者表现为鞋不合适引发的水疱,严重者可表现为出生时致死性水疱。

- **基于 DNA 技术的产前诊断**可应用于几种罕见的、严重的、遗传性的皮肤病。

第 48 章 | 神经皮肤疾病和其他综合征

本章包含了累及内脏器官的特定遗传性的皮肤疾病,还包括了神经皮肤疾病、遗传性的结缔组织疾病以及早衰综合征。

神经纤维瘤病

神经纤维瘤病(NF1)相对常见,新生儿患病率为 1/3000。NF1 特征性的表现为咖啡斑、皮肤神经纤维瘤、骨骼或神经系统异常。该病为常染色体显性遗传,50% 的病例具有新的突变位点。

发病机制

NF1 基因是一个抑癌基因,定位于第 17 号染色体。可通过羊膜穿刺或绒毛膜绒毛活检对 NF1 基因进行产前筛查。

临床表现

两个主要的皮肤特征是:

1.咖啡斑。圆形或椭圆形咖啡色的斑疹,由色素增加导致。一般在 1 岁内出现。10% 的正常人可有 1、2 个咖啡斑, 但在神经纤维瘤病中常见 6 个或更多。腋窝的雀斑也可出现(图 48.1)。

2.真皮神经纤维瘤。小的结节样损害,出现于儿童期,在青春期数量增多(图 48.2),可从数个到数百个不等。

一部分 NF1 患者罹患身材矮小和巨颅。有些类型较少见,其中最常见的是 NF2(中枢神经纤维瘤病),患者有双侧听神经瘤,但没有或少见咖啡斑或真皮结节。NF2 也是常染色体显性遗传。NF2 基因位于第 22 号染色体。

并发症

许多病例伴发并发症,包括:

● 丛状神经纤维瘤比真皮神经纤维瘤大,可达数厘米。伴色素沉着,上方皮肤或下方骨肥厚,造成美容上的困扰。

● 神经系统良性肿瘤。包括视神经胶质瘤、听神经瘤和发生在脊髓神经根的脊椎神经纤维瘤。

● 1.5%~15% 的神经纤维瘤病例可发生肉瘤变性,通常为非皮肤性。

● 脊柱后侧突(2%)或胫腓骨弓形突出。

● 其他还包括虹膜错构瘤(Lisch 结节)、高血压、癫痫和学习障碍。

治疗

一经确诊,遗传咨询和并发症因素排查很重要。可以手术切除有影响的结节,较大的毁容性的神经纤维瘤可以通过整形手术除去。患者可以通过参加互助组得到帮助。

复合性结节性硬化症

复合性结节性硬化症是一种常染色体显性遗传病,发生率为 1/10 000。60%~70% 的患者有新的突变。内脏器官可发生复合性错构瘤。致病基因定位在第 9 号和 16 号染色体。

临床表现

临床特征直到青春期才会出现。患者通常表现如下:

● 颜面血管纤维瘤。鼻周围的红褐色血管纤维性丘疹(图 48.3)。童年期出现。

● 甲周纤维瘤。甲襞下粉红色的纤维状突起(图 48.4)。

● 鲨革斑。结缔组织痣,质地柔软,黄色,表面呈鹅卵石样,常见于腰骶部。

● 灰叶斑。小的(1~3 厘米长)白色椭圆形斑疹,有时在出生时出现,Wood 灯下观察更加明显。

● 神经系统累计。60%~70% 的患者有学习障碍和癫痫。可见颅内钙化。

● 其他特征。视网膜晶状体瘤、

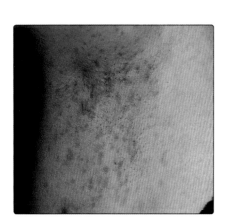

图 48.1 神经纤维瘤病患者的腋部雀斑。

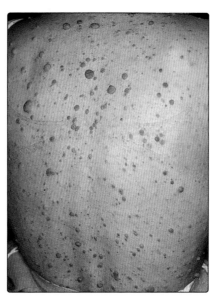

图 48.2 神经纤维瘤病。背部多发性神经纤维瘤。

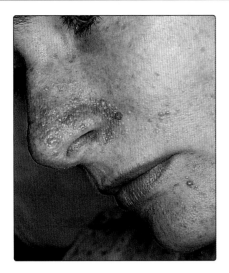

图 48.3　结节性硬化症。鼻侧血管纤维瘤。

心脏横纹肌瘤和肾脏肿瘤。

治疗

患者应进行全面的检查,通常包括头部放射学检查和磁共振成像(MRI)。可采用 Wood 灯筛查儿童灰叶斑。血管纤维瘤可以通过高频电刀和激光去除,但容易复发。确诊后,应进行遗传咨询。患者互助小组也有帮助。

色素失禁症

色素失禁症是一个罕见的 X 染色体连锁显性遗传病,男性病情严重,多为死胎。女性表现为出生后几天出现广泛的水疱。随后出现疣状丘疹,继而涡旋状色素沉着斑。可伴有骨、眼、神经系统和牙齿异常。

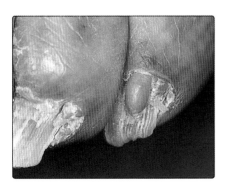

图 48.4　结节性硬化症甲周纤维瘤。

着色性干皮病

着色性干皮病是一组罕见的常染色体隐性疾病,其特征是紫外线(UV)损伤的 DNA 修复缺陷。婴儿期出现光敏感,儿童期出现曝光部位皮肤出现雀斑和角化。紫外线损伤的皮肤随后出现鳞状细胞癌、基底细胞癌、角化棘皮瘤和恶性黑色素瘤(图 48.5)。严格避光是必要的,病情严重者常在 10 岁或 20 岁前死亡。致病基因已被定位。如果已有一子女患病,可进行产前诊断(见第 138~139 页)。

Ehlers-Danlos 综合征

Ehlers-Danlos 综合征是一组胶原结构和生化缺陷引起的多系统疾病(基因位点)。该病可为显性、隐性或 X 染色体连锁遗传。有的病情轻微,也有严重甚至致命者。皮肤、关节、血管和内脏器官可受到不同程度的影响。

主要特征包括:

- 皮肤松弛。
- 关节伸展过度。
- 皮肤脆性增高、瘀伤和瘢痕(图 48.6)。

在更严重的类型中,可出现动脉瘤和大动脉破裂。有的病情轻微,也有严重甚至致死者。

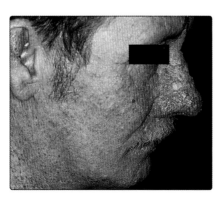

图 48.5　着色性干皮病。该患者显示严重光老化、雀斑、角化和肿瘤切除后的瘢痕。

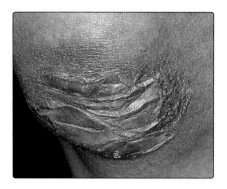

图 48.6　Ehlers-Danlos 综合征。皮肤脆性增高和愈合障碍导致的瘢痕。

弹力纤维性假黄瘤

弹力纤维性假黄瘤是一种系统性疾病,为常染色体隐性遗传。致病基因在第 16 号染色体,编码一种跨膜转运肽,该基因突变导致弹力纤维钙化。其皮肤松弛,起皱,颜色变黄,小丘疹(类似黄瘤),呈"鸡皮"样外观。这些表现在颈部和皱褶部最明显。超过 50% 的病例可见视网膜血管样条纹。动脉受累可导致胃肠道或脑出血。

早衰综合征

衰老的特征包括肿瘤、痴呆、糖尿病、自身免疫性疾病、白内障、过早脱发和白发、骨质疏松和退化性血管疾病的易感性增高。唐氏综合征具有以上一些表现,是最容易发生早衰的疾病。许多其他引起早衰的疾病,如 Werner 综合征或儿童早衰症,非常罕见,常表现为常染色体隐性遗传。

皮肤老化表现为干燥、起皱、萎缩、弹性丧失和不均匀色素沉着,良恶性肿瘤的易患性增高。长期日光暴露造成的光老化会产生类似的表现,尽管某些特征更加明显。在弹力纤维性假黄瘤或着色性干皮病等疾病中,有老化皮肤的迹象,但不一定表现出较普遍的衰老特征。

神经皮肤疾病和其他综合征

- **NF1 神经纤维瘤病**是一种相对常见的常染色体显性遗传病,表现为咖啡斑、真皮神经纤维瘤和骨或神经异常。致病基因在第 17 号染色体上。
- **复合性结节性硬化**是一种不罕见的常染色体显性遗传病,表现为显著的皮肤症状(如面部血管纤维瘤和甲周纤维瘤)、神经系统累及(智力障碍和癫痫)以及眼、心脏和肾肿瘤。
- **色素失禁症**是一种罕见的 X–连锁显性疾病,出生时发病,历经水疱期、疣状损害期和涡旋状色素沉着斑期。可伴发骨、眼和神经系统缺陷。
- **着色性干皮病**代表了一组罕见的隐性遗传疾病,表现为 DNA 修复缺陷,以皮肤肿瘤和早夭为特征。
- **Ehlers-Danlos 综合征**是一组遗传性的结缔组织疾病,可见皮肤松弛、瘢痕形成和关节伸展过度。有些类型可致命。
- **弹力纤维性假黄瘤**是一种遗传性疾病,导致弹力纤维钙化。皮肤皱褶伴黄色丘疹,皱褶部皮肤可松弛下垂。可见视网膜血管样条纹以及血管症状体征。

第 **49** 章 ｜ 良性肿瘤

皮肤肿瘤是常见疾病,其发病率在西方国家呈上升趋势(见第 34 页)。皮肤肿瘤的治疗占当前皮肤科实践的很大一部分(见第 33 页)。许多皮肤肿瘤是良性的,这些在本章中有阐述。病毒疣、光化性角化病和痣也都会提到。

良性表皮肿瘤

脂溢性疣(基底细胞乳头瘤)

脂溢性疣(脂溢性角化病)是一种常见的良性肿瘤,由基底角质形成细胞增生组成,通常有色素增加(图 49.1)。病因不明,可呈"痣样"。皮脂溢出不是其特点。

临床表现

脂溢性疣有如下特点:

- 常多发(图 49.2),有时孤立。
- 见于老年人或中年人。
- 主要分布于躯干和面部。
- 一般呈圆形或椭圆形。
- 开始为小丘疹,常轻度色素沉着或黄色。
- 变成深色,疣状结节,直径为

1~6cm。

- 外观似黏附于皮肤表面,有角栓,边缘清晰。

鉴别诊断

根据体查及各种皮损表现,诊断通常是显而易见的。偶尔,脂溢性疣可以与光化性角化病、色素痣、色素性基底细胞癌或恶性黑色素瘤表现类似。

治疗

多发性皮损可以用液氮冷冻充分治疗。肥厚的脂溢性疣最好采用刮除术或削切活检,联合烧灼或腐蚀剥脱法。如果诊断有疑问,可以手术切除。所有患者均建议行组织学检查。

皮赘

皮赘是有蒂的良性纤维上皮性息肉,长几毫米。该病常见,多见于中老年人,好发于颈部、腋窝、腹股沟和眼睑(图 49.3)。病因不明,多见于肥胖者。偶尔,皮赘与小的黑色素细胞痣、脂溢性疣难以区分。治疗通常是出于美容原因,可用剪刀剪去或用透热治疗器切断(需要时,可在局部麻醉下进行)或使用冷冻疗法。

表皮(表皮样)囊肿

表皮囊肿,通常见于头皮、面部或躯干,有时被错误地称为皮脂囊肿。囊内含角蛋白,来源于表皮或毛囊的外根鞘,后者见于相关的毛发囊肿。囊肿坚实,肤色,可移动,直径通常为 1~3cm。可发生细菌感染并发症。切除可治愈。

粟丘疹

粟丘疹大多见于面部,表现为眼睑周围和面颊上部小的白色角质囊肿(为 1~2mm)。常见于儿童,但可发生于任何年龄。偶尔,粟丘疹可为表皮下水疱部分愈合后所形成,如迟发性皮肤卟啉症。粟丘疹样囊肿通常可以使用消毒针挑出。

良性真皮肿瘤

皮肤纤维瘤(纤维组织细胞瘤)

皮肤纤维瘤是常见的皮肤结节,通常无症状。组织学上,表现为组织细胞和成纤维细胞的增殖,真皮纤维化,有时伴表皮增生。它们可能代

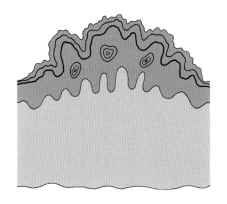

图 49.1　脂溢性疣组织病理学。图示表皮角化过度,基底细胞增生,表皮增厚,有角囊肿。

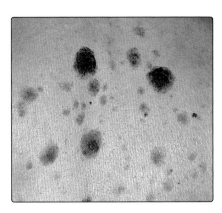

图 49.2　躯干脂溢性疣,有少数 Campbell-de-Morgan 斑点。

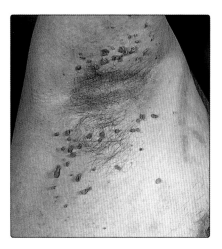

图 49.3　腋下皮赘。

表昆虫叮咬或其他创伤引起的反应性改变,尽管通常无法确定这样的病史。

临床表现

皮肤纤维瘤通常见于年轻的成年人,最常见于女性,主要发生在小腿。皮损为坚实的皮肤结节,直径为5~10mm,可有色素(图49.4)。增大缓慢。

治疗

色素性皮肤纤维瘤可能与黑素细胞痣或恶性黑素瘤相混淆。对于症状可疑或诊断不明的皮损建议切除。

化脓性肉芽肿

化脓性肉芽肿是一个迅速发展的亮红色或血痂性结节,可能与恶性黑色素瘤混淆。它既不化脓,也不形成肉芽肿,是一种获得性血管瘤。

临床表现

典型的化脓性肉芽肿:
- 发生于创伤部位,如荆棘刺伤。
- 呈鲜红色,有时有蒂,结节直径为5~10mm,容易出血(图49.5)。

- 迅速扩大,超过2~3周。
- 见于手指(也可位于嘴唇、面部和脚)。
- 发生在年轻的成年人和儿童。

治疗

需刮除、烧灼或切除。标本送病理检查排除恶性黑色素瘤。通常,化脓性肉芽肿刮除后,可能复发。

瘢痕疙瘩

瘢痕疙瘩是由于皮肤创伤引起的结缔组织过度增生,不同于增生性瘢痕,因为它超出了初始损伤范围。瘢痕疙瘩的特点:
- 表现为突起的坚实结节或斑块(图49.6)。
- 主要发生在上背部、颈部、胸部和耳垂。
- 在非洲黑人中更常见。
- 20~50岁发病率最高。

治疗使用工业硅片或凝胶,或注射类固醇。

Campbell-de-Morgan 斑点 (樱桃样血管瘤)

Campbell-de-Morgan 斑点是良性毛细血管增生,一般表现为老年或中年患者躯干的亮红色小丘疹(见图49.2)。需要时,可烧灼去除。

皮肤附属器肿瘤

皮肤附属器肿瘤,如外泌汗腺和顶泌汗腺导管、毛囊和皮脂腺肿瘤,是比较少见的。临床上常表现为非特异性皮肤结节,若无术后病理,诊断困难。有时,可为恶性。

脂肪瘤

脂肪瘤是脂肪的良性肿瘤,表现为皮下软组织肿块。往往多发,最常见于躯干、颈部和上肢。有时疼痛。一般不需要切除。

结节性耳轮软骨皮炎

结节性耳轮软骨皮炎不是肿瘤,而是表现为耳廓的耳轮上缘疼痛的小结节,常见于老年人(见第180页)。这是由于软骨中的炎症反应,可能是对由于压力或慢性日晒引起的真皮胶原退化的反应。常与基底细胞癌混淆。切除可治愈。

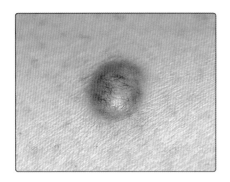

图 49.4　小腿皮肤纤维瘤。

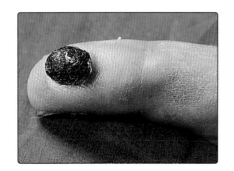

图 49.5　手指化脓性肉芽肿。

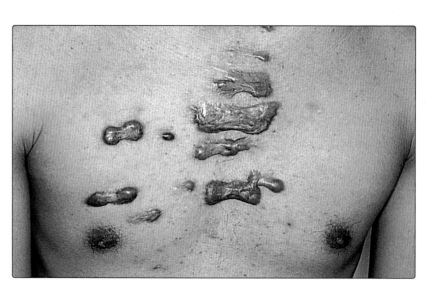

图 49.6　瘢痕疙瘩。结节见于一位有痤疮病史的患者的胸部。

良性肿瘤

皮损	发病年龄	主要特点
表皮		
病毒疣	主要见于儿童	常位于手或足部
日光性角化病	老年人	曝光部位
脂溢性疣	老/中年	角化病,常位于躯干或面部
粟丘疹	儿童	白色囊肿,常位于面部
表皮囊肿	儿童期以后	最常见于面部或头皮
皮赘	中/老年	见于颈部、腋下和腹股沟
真皮		
皮肤纤维瘤	年轻成人	结节,常位于腿部,女性>男性
黑素细胞痣	青少年/年轻成人	褐色斑疹或丘疹
樱桃样血管瘤	老/中年	躯干红色小丘疹
化脓性肉芽肿	儿童/年轻成人	红色结节,常位于手指
瘢痕疙瘩	20~50 岁	胸/颈,非洲黑人多见
脂肪瘤	任何年龄	躯干或四肢的软组织肿瘤
结节性耳轮软骨皮炎	老/中年	耳轮上缘结节,男性>女性

第 50 章 | 痣

痣是一个或多个皮肤的正常成分细胞良性增生。痣可在出生时即存在或后天发生。最常见的痣是良性黑色素细胞痣，但也有其他类型的痣（表50.1）。血管痣见第 177 页。

黑素细胞痣

黑素细胞痣是常见的。最常见于高加索人种，在蒙古利亚人种和非洲黑人就不那么普遍。

病因、病机及病理

黑素细胞痣中的痣细胞起源于胚胎发育过程中从神经嵴迁移到表皮的黑素细胞（见第 2 页）。痣发生和发展的原因是未知的，但从很多家庭来看，似乎是一个遗传现象。

痣细胞在真皮内的位置决定痣的类型（图 50.1）。交界型痣细胞巢在真皮表皮交界处，皮内型痣细胞巢位于真皮内，复合痣两种情况并存。

痣细胞产生黑色素，如果色素在真皮深层，在光学效应下，可以使病变呈蓝色，如蓝痣。

临床表现

先天性痣，出生时或出生后不久出现，见于 1%~3% 婴儿，但大多数痣在童年或青春期出现。皮损数目在 30~40 岁达到高峰，此后渐渐减少。然而，40岁以后出现一些新的痣也并不少见，特别是受到过度日晒或怀孕的激发。一般年轻的白人成人有 20~50 枚黑色素细胞痣。皮肤镜检查有助于评估（见第27 页）。不同类型痣的临床特点如下：

• 先天性痣。出生时或出生后不久出现，大小通常超过 1cm，颜色由浅棕色至黑色不一，常变得高出皮面，出现毛发。它们可以呈毁容性改变，如罕见的躯干痣。有高达 5% 的恶性黑色素瘤发展的终生风险（见第 159 页）。

• 交界痣。为扁平斑，大小为 2~10mm，颜色从浅褐色到深褐色（图 50.2）。通常呈圆形或椭圆形，好发于手掌、足跖和生殖器。

• 皮内痣。皮内痣呈圆顶状丘疹或结节，肤色或深色，最常见于面部或颈部。

• 复合痣。复合痣通常直径 ≤10mm，表面光滑，不同皮损颜色深浅不一（图 50.3）。较大者可发展为疣状或脑回状外观。可发生在任何部位的皮肤表面。

• Spitz 痣。Spitz 痣是坚实的红-棕色圆形结节，典型者通常位于儿童面部或腿部。初期生长可能很快。组织学上表现为痣细胞增殖和真皮血管扩张。与恶性黑色素瘤的鉴别很重要。

表 50.1 痣的分类	
组别	**病例**
黑素细胞性	先天性痣
	交界痣
	皮内痣
	复合痣
	Spitz 痣
	蓝痣
	晕痣
	Becker 痣
	发育不良痣（第 150 页）
血管性	鲑鱼红斑（第 177 页）
	葡萄酒色斑（第 177 页）
	草莓状血管瘤
	海绵状血管瘤
表皮性	疣状痣
结缔组织性	结节性硬化症

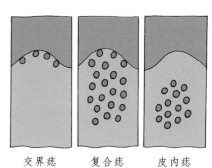

图 50.1 黑色素细胞痣的类型。痣细胞的位置，在真表皮交界处或真皮内，或两处皆有，决定了黑色素细胞痣的类型。

交界痣　　复合痣　　皮内痣

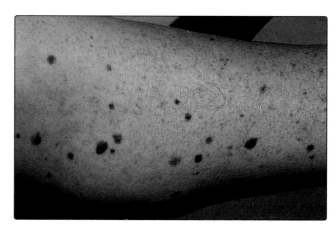

图 50.2 小腿上多发性交界（复合）痣。

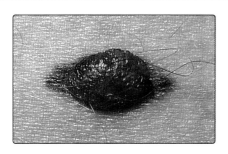

图 50.3 复合性黑色素细胞痣。

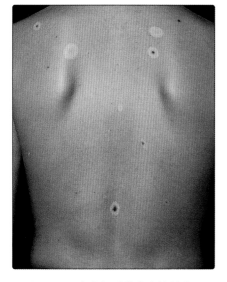

图 50.4 青少年后背多发性晕痣。

• 蓝痣。该亚型由于其酷蓝色而得名,皮损通常孤立,位于四肢,尤其手足是最常见的。

• 晕痣。晕痣(或 Sutton 痣)主要见于儿童或青少年的躯干,反映了人体免疫系统对痣细胞的破坏。表现为原先存在的色素痣周围出现一个白色的色素脱失晕,随后逐渐扩大(图 50.4)。这可能是由于抗黑素细胞自身免疫攻击。与白癜风有关联。多发性晕痣经常同时出现。

• Beker 痣。这种少见的亚型通常发生在青春期男性,单侧分布于上背部或胸部(图 50.5)。先出现色素沉着,渐出现毛发,易发生痤疮。这可能是嵌合体的表现。

• 发育不良痣。发育不良痣(非典型)在轮廓和色素沉着上呈现一些不规则的特点(见第 150 页)。

治疗

近年来,媒体和公共卫生运动的宣传促进了恶性黑色素瘤的早期诊断。这使得公众更加意识到色素性病变的重要性,现在许多患者因为担心他们的"痣"而参与其中。任何改变,值得认真关注(见第 157 页)。黑色素细胞痣的鉴别诊断见表 50.2 所示。下列情况需要将痣切除:

• 担心恶变,如近期增大或瘙痒。
• 恶变风险较大,如有一个大的先天性色痣。
• 美容,如丑陋的痣,通常在面部或颈部。
• 反复发炎,如细菌性毛囊炎,通常在面部毛痣上。
• 反复创伤,如发生在背部胸罩带位置的痣。

所有切除的色痣均应送组织病理学检查。部分明确良性的隆起性色痣,出于美容的原因需要去除者,可行削除手术。

表皮痣

表皮痣常在出生时或儿童早期发生发展,呈疣状,常有色素沉着并呈线状排列(图 50.6)。大多长为数厘米,但也可大得多,累及一整条肢体或一侧躯干。可切除,但常复发。皮脂腺痣是发生于头皮的一个亚型,有恶变的风险,应予切除。

结缔组织痣

结缔组织痣罕见。为光滑、肤色丘疹或斑块,可多发。组织学可见真皮内粗大的胶原纤维束,如结节性硬化症中,富含胶原的鹅卵石痣(鲨鱼皮样斑)。

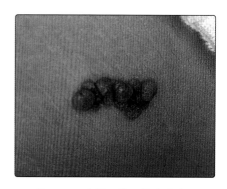

图 50.6 大腿上的一枚表皮痣。

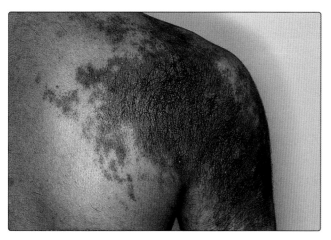

图 50.5 一名青年肩部的 Becker 痣。

表 50.2	黑素细胞痣的鉴别诊断
皮损	**鉴别特点**
雀斑	曝晒部位呈铜棕色的斑
雀斑样痣	常多发,后天发生
脂溢性疣	黏着性外观,疣状损害,可有角栓,但容易混淆
血管瘤	是血管性损害,但可能显示色素沉着
皮肤纤维瘤	位于腿部,高出皮面的结节,坚实,有色素沉着
色素性基底细胞癌	常位于面部,珍珠样边缘,体积增大,可以破溃,可有其他光损害共存
恶性黑素瘤	颜色不均匀,轮廓不规则,可能增大、发炎、流血或发痒

痣

- **黑素细胞痣**。非常常见,常多发、深色、良性。出现在童年或青春期。年轻的白人有 20~50 枚。有以下亚型。
  - 先天性痣:出生即有,可能突起皮面或有毛,有很小的恶变风险。
  - 交界痣:扁平斑,通常呈圆形或椭圆形。常发现在足跖、手掌或生殖器上。
  - 皮内痣:圆顶形,通常是皮肤色丘疹。典型者位于面部。
  - 复合痣:色素性结节或丘疹,有时呈疣状或有毛发。组织学显示真表皮交界和真皮均累及。
  - Spitz 痣:坚实的红–棕色结节,通常位于儿童面部或腿部。
  - 蓝痣:由于色素位于真皮深部,故呈酷蓝色。一般孤立,位于四肢。
  - 晕痣:受到自身免疫攻击的色素痣周围出现色素脱失。主要见于躯干。
  - Becker 痣:上背部或胸部色素性病变伴毛发增多,多见于男性,通常在青春期出现。
- **表皮痣**。疣状、色素性,通常呈线性。一般较小,有时分布广泛。皮脂腺痣是其头皮的变型,具有恶性潜能,应切除。
- **结缔组织痣**。由真皮内粗大胶原组成的肤色丘疹,如发生在结节性硬化症中的鹅卵石痣(鲨鱼皮样斑)。

第 51 章 | 皮肤癌——癌前病变

皮肤癌前病变指那些如果不及时治疗，可发展为皮肤癌的皮肤疾病。其中，最重要的存在癌前病变阶段的皮肤肿瘤是鳞状细胞癌（光线性角化病，又名日光性角化病）和黑色素瘤（发育不良痣），癌前病变发展为皮肤癌的风险很低。

光线性角化病

发病机制

光线性角化病是由于长期暴露于紫外线（UV）辐射下引起的。组织学上表现为：角化过度、角化不全和真皮弹力组织变性。UVB 会直接损伤 DNA，并抑制抑癌基因（特别是 p53 基因）的功能，从而导致细胞过度增殖。紫外线损伤的角质形成细胞无法正常发育，发生克隆和增殖，导致角化不良。因此，一些专家建议最好将其描述为角质形成细胞表皮内瘤样变（KIN），分为轻度、中度和重度（级别为 1~3 级），这与其他癌前病变，如宫颈不典型增生的分类相似。若不典型增生的角质形成细胞替代正常表皮，且未突破基底膜，称为原位鳞状细胞癌（Bowen 病；见第 53 章），如果突破基底膜，就会发展成鳞状细胞癌（见第 53 章）。

光线性角化病可自行消退。虽然光线性角化病发展为鳞状细胞癌的长期风险尚未确定，但预计风险很低，大概每年每个皮损约为 0.53%。由于无法确定哪个皮损有癌变的风险，所以大家一致认为治疗是有必要性。

光线性角化病的风险因素包括：
- 老年。
- 男性。
- 累积太阳照射。
- 白皙的皮肤。
- 免疫抑制，如肾移植患者。
- 遗传因素（如白化病、着色性干皮病）。

临床表现

光线性角化病临床表现为粗糙的鳞片状斑块，通常直径<1cm，好发于曝光部位，触诊优于视诊（图 51.1）。这些斑块几乎只会出现在皮色白皙者身上，通常呈粉红色，但也有可能是红色或肤色，多见于额头、鼻梁、耳朵和手背等典型部位。症状严重的人经常会出现"区域损伤"，指整个解剖部位（如前额）受到多发性光线性角化病的影响（图 51.2）。周围的皮肤通常会有紫外线长期照射所导致的症状，包括毛细血管扩张、光化性弹力组织变性（皱纹）、太阳照射后形成的雀斑和色素沉着。临床和组织学亚型包括色素型、Bowen 病型、角化过度型、萎缩型和苔藓型。

鉴别诊断

光线性角化病需与原位鳞状细胞癌（Bowen 病）、鳞状细胞癌、角化棘皮瘤、浅表型基底细胞癌和脂溢性角化病相鉴别。临床医生很少通过活检结果进行鉴别诊断，因为鳞状细胞癌边缘部分的取材可能只有光线性角化病的组织学病理特征。同样，削切活检仅能获得表皮组织学信息，只有光线性角化病的变化，因为缺乏真皮标本，不能轻易排除患鳞状细胞癌的可能性。因此，临床与病理相结合是活检鉴别光线性角化病的关键。

疾病管理

建议所有光线性角化病患者认真做好防晒。光线性角化病现有多种治疗方法。

局部治疗

双氯芬酸凝胶可用于轻度病变，要求每天 2 次，疗程为 60~90 天。外用不同浓度的 5-氟尿嘧啶乳膏，每日 1 次，连续使用 4 周，或水杨酸（治疗明显角化病变）连续使用 6~12 周是有效的。必须要告知患者注意治疗期间可能出现的炎症反应（图 51.3）。咪喹莫特乳膏也可能会引起炎症反应，使用不同浓度、不同给药频率效果有些许不同。最近，不同浓度的巨大戟醇甲基丁烯酸酯（Ingenol mebu-

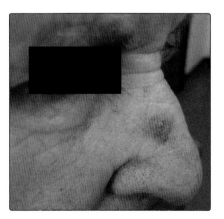

图 51.1　光线性角化病。

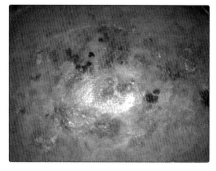

图 51.2　头皮上的多发性光线性角化病。

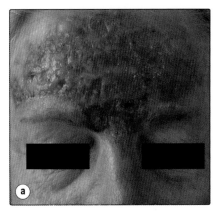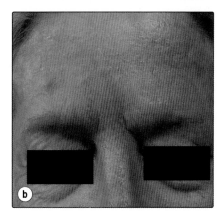

图 51.3　(a)使用 5-氟尿嘧啶乳膏治疗光线性角化病发生的严重的炎症反应；(b)2 周后恢复的样子。

tate)凝胶(根据治疗部位用药剂量不同)已被证明,仅在 2 或 3 次治疗后,就有疗效,而且并未显著增加炎症症状。

光动力疗法

这个过程需要使用过载着角质形成细胞血红素生物合成途径的乳霜,该途径可使光敏卟啉过量产生。因此,在光照下,细胞内氧自由基释放,从而破坏细胞。这一过程可能痛感明显,需要刮除较厚的病灶,以使乳霜穿透组织。最近的研究已经确定,可以使用各种光源进行光疗,包括自然光。

冷冻疗法

这种治疗包括在感染的皮肤处使用液氮(通常是细水雾)。要注意确保治疗精确性和损伤最小化。按步骤进行后,该部位会发炎和疼痛,但通常要经历一周的角化细胞脱落的过程。

发育不良痣

诊断特征

组织学上,发育不良痣表现为在一个非典型的模式下非典型黑素细胞的增殖,以及炎症反应。然而,这些

特征中的许多特征在临床上被误诊为正常的黑色素细胞痣。以往的研究表明,非典型痣>5mm,其中约 70%表现出组织学异型性,而临床实践中典型痣>5mm,其中约 50%表现出组织学异型性。因此缺乏可信的临床与组织相关性,但发育不良痣的临床和皮肤镜特征,包括 ABCD 标准异常,如边界和颜色的不对称和不规则(图51.4)。典型的发育不良痣不会转变(标准 E)。

发病机制

发育不良痣只能通过组织学分析确认,无法根据临床表现诊断。因为所有得到确诊的发育不良痣都已被切除,因此缺乏从发育不良痣发展到黑色素瘤确切的风险评估。虽然发育不良痣发展为黑色素瘤的风险明

显增长,但是否同一病变区域发育不良痣发展为黑色素瘤,仍存在争议。最近的研究表明,发育不良痣普遍不存在与黑色素瘤相关基因改变,表明它们发病机制很不同。

发育不良痣的危险因素包括:
● 遗传因素(家族史)。
● 白皙的皮肤。

鉴别诊断

发育不良痣是良性的,但非典型痣的临床鉴别诊断是黑色素瘤。将两者进行区分是很困难的,在这种情况下,最好的办法就是切除病灶。在某些情况下,组织学分析可能无法明确区分发育不良和黑色素瘤。在这种情况下,推荐积极治疗,如重新切除手术瘢痕(见第 159 页)。

疾病管理

在临床上,非典型痣是发展为黑色素瘤的危险因素,但正如前面所示,进展为黑色素瘤风险却很低。因此,最重要的临床决策是判断单一皮损是否是黑色素瘤(见第 157 页)。切除发育不良痣后,经过组织学确诊的发育不良痣不需要进一步的治疗,但不完全切除的病灶通常需要再重新手术将其彻底清除。非典型痣或发育不良痣患者需警惕患上恶性黑色素瘤的风险在增加,并获得正确的指导。

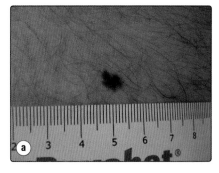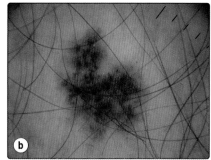

图 51.4　发育不良痣。(a)临床;(b)皮肤镜的视角。

皮肤癌-癌前病变

光线性角化病

- 光线性角化病是一种因紫外线长期照射引起的皮肤癌前病变。
- 光线性角化病通常易多发,可能需要治疗大面积受太阳曝晒的皮肤。
- 鳞状细胞癌可由部分皮损发展而来,因此必须留意病变扩大或疼痛。
- 光线性角化病可通过多种方式治疗包括:
  - 局部治疗。
  - 冷冻疗法。
  - 光动力疗法。
  - 手术。

发育不良痣

- "发育不良痣"是用来描述在黑色素细胞增殖时表现的组织学异型性的术语。然而,组织学异型性与临床异型性并不相关。因此,临床非典型痣不应该被称为发育不良痣,除非经过切除和病理分析得到确认。
- 发育不良痣是发展为黑色素瘤的危险因素。
- 发育不良痣本身无法确认是否会发展成恶性肿瘤,在最坏的情况下,发育不良痣发展成黑色素瘤的风险也较低。
- 发育不良痣需要与黑色素瘤鉴别诊断,这需要进行手术切除来确认。

第 **52** 章 | 皮肤肿瘤——基底细胞癌

恶性皮肤肿瘤在所有恶性肿瘤中最常见。在浅色人种中更加常见,并与紫外线(UV)辐射有关。最近一次调查显示,美国高加索人种中非黑素瘤皮肤肿瘤的发病率约为每年 230/10 万,而非洲裔美国人为 3/10 万。大多数恶性皮肤肿瘤(表 52.1)起源于表皮,包括基底细胞癌、鳞状细胞癌(见第 154 页)和恶性血管瘤。表皮的癌前病变常见,但真皮的恶性肿瘤相对罕见。

表 52.1 恶性皮肤肿瘤和癌前病变的分类		
细胞起源	**癌前病变**	**恶性肿瘤**
角质形成细胞	光线性角化病、原位鳞状细胞癌	基底细胞癌、鳞状细胞癌
黑素细胞	发育不良痣	恶性黑色素瘤
成纤维细胞		隆突性皮肤纤维肉瘤
淋巴细胞		淋巴瘤
内皮细胞		卡波西肉瘤
非皮肤来源		转移癌

基底细胞癌

基底细胞癌(BCC,侵蚀性溃疡)是最常见的皮肤癌,通常见于老年或中年患者的面部。尽管有充足的流行病学证据表明紫外线辐射在基底细胞癌发病机制中的作用,但肿瘤并不常发生于日光暴露部位。它们来源于表皮基底层的角质形成细胞,具有局部侵袭性,但转移罕见。

发病机制

基底细胞恶变诱因:
• 长时间的紫外线辐射(急性晒伤)。
• 免疫抑制(如肾移植患者)。
• 砷摄入,例如 在"补品"或饮用水中。
• X 线和其他电离辐射。
• 慢性瘢痕形成,如烧伤或接种瘢痕。
• 遗传,如 Gorlin 综合征(基底细胞痣综合征)。

基底细胞癌最常见于生活在赤道附近"凯尔特人"肤色的人,男性比女性多见。在英国,主要发生在 40 岁以上,而在澳大利亚,可出现于 20 多岁的年轻患者。

病理

肿瘤通常由均匀的嗜碱性细胞组成,边界清楚,以芽蕾状、小叶状或线状由表皮侵入真皮(图 52.1)。

临床表现

基底细胞癌主要发生于日光暴露部位,通常在鼻周围、眼睑和内眦。它生长缓慢且持久,具有局部侵入性,并可能破坏软骨、骨骼和软组织结构。在患者寻求咨询之前,病变时间超过 2 年。通常都会超过一个肿瘤病灶。基底细胞癌有 4 种主要类型,所有这些类型可能偶尔伴色素沉着:

1.结节型。这是最常见的类型,通常始于伴有毛细血管扩张和闪亮的珍珠边缘的小的肤色丘疹(图52.2)。丘疹中央经常发生坏死,并留下小的溃疡与黏着性痂。大多数肿瘤直径<1cm,但如果存在数年,直径可增加。在临床上,它们通常被认作增厚的斑块而非肿瘤,虽然触诊对基底细胞癌诊断有帮助,但是小的肿瘤触诊困难。结节型基底细胞癌往往略高于边缘,并伴有中央下陷。表浅的分支毛细血管扩张具有特征性,在皮肤镜下表现为树枝状(图 52.3)。两指之间拉伸皮肤,可使其边缘突出,呈现白珍珠色边缘。

2.囊肿型。此类型表面绷紧,呈半透明状,组织学上可见囊性结构。

3.浅表型。常多发,为多中心性,多为斑块状。皮损直径可达数厘米,好发于躯干(图52.4)。它们具有圆圈状边缘,并且通常颜色很浅。

4. 硬斑病型。此型类似瘢痕,最

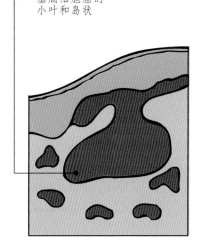

图 52.1 基底细胞癌的组织学结构。

基底细胞癌的
小叶和岛状

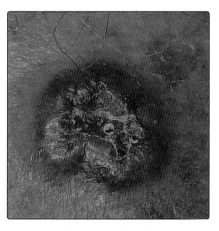

图 52.2 基底细胞癌:皮损表现为典型的珍珠状边缘、毛细血管扩张及中央痂皮。

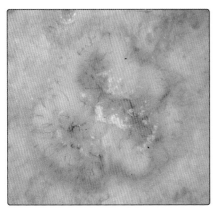

图 52.3 基底细胞癌的皮肤镜下观：注意树枝状毛细血管扩张。

常见于面部，通常表现出白色或黄色的局限型硬皮病样斑块，中央可凹陷（图 52.5）。

Gorlin 综合征是罕见的遗传性基底细胞癌，在年轻时（常为十几岁）发生。下颌骨囊肿，手掌点状凹陷，肋骨异常，前额增宽和大脑镰钙化可能有助于诊断。大多数个体存在 PTCH1 突变。皮损可能类似于小的复合痣，但组织学为典型的基底细胞癌。皮损随着年龄的增长而增多，主要发生头部、颈部和躯干上部。有的严重病例，基底细胞癌的范围和数量可能使外科手术困难；甚至无法手术。

鉴别诊断

鉴别诊断取决于基底细胞癌的类型、色素改变和部位。

● 结节型/囊型：皮内痣（见第 146 页）、传染性软疣（见第 78 页）、角化棘皮瘤（见第 154 页）、鳞状细胞癌、皮脂腺增生（皮脂腺良性增生）。

● 浅表型：钱币状湿疹（见第 57 页）、斑块型银屑病（见第 39 页）、原位鳞状细胞癌（见第 154 页）。

● 硬斑病型：局限型硬皮病、瘢痕。

● 色素型：恶性黑色素瘤（见第 157 页）、脂溢性疣（见第 143 页）、复合痣（见第 146 页）。

治疗

治疗根据肿瘤的大小、部位、类型和患者的年龄进行选择。尽可能完全切除，因为组织学检查可判断肿瘤是否完全切除。如果切除困难，对年龄≥60 岁的患者进行适当放疗。眼睛周围（图 52.6）和鼻唇沟褶皱处的大的肿瘤，特别是硬斑病型，最好手术切除。因为这些肿瘤的边缘通常难以确定，且可能范围很广，推荐使用 Mohs 显微手术（见第 170~171 页）。刮除术和电灼术适合躯干或四肢近端的皮损。局部咪喹莫特（未经许可的 5-氟尿嘧啶也可）和光动力疗法对浅表型基底细胞癌有良好效果，但需提前告知患者治疗后的炎症反应和不适感。现在冷冻疗法应用较少，但重复的局部治疗困难时（如后背），则运用冷冻治疗。

大多数患者治疗后 5 年复发率约为 5%。如果担心复发，随访至关重要。Vismodegib，一种 smoothened 抑制剂，可用于严重的 Gorlin 综合征、无法手术者或转移性基底细胞癌。

基底细胞癌

● 基底细胞癌（侵蚀性溃疡）是有过度日光暴露史的老年或中年患者面部常见的肿瘤。

– 是局部侵袭性的，但几乎从未转移。

– 手术切除最好，手术切除的边缘必须足够。

– 可以通过放射治疗、刮除术和电灼术治疗。对某些活检证实的肿瘤，也可使用冷冻手术或局部咪喹莫特治疗。

● 预后较差（高风险）的基底细胞癌包括：

– 皮损较大（>2cm）。

– 位于面中部：眼睛、鼻子、嘴唇、耳朵。

– 临床边界不清。

– 组织学特征：硬斑病型、神经或血管周围受累。

– 宿主免疫抑制。

– 以前的治疗后复发。

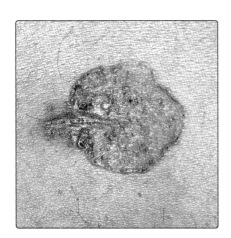

图 52.4 浅表型基底细胞癌：此例发生于躯干，活检（可见瘢痕）确诊。

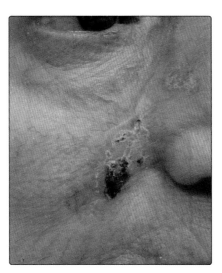

图 52.5 一位免疫抑制患者右侧面颊部的基底细胞癌。此基底细胞癌临床边界不清，且位于高危区域。需通过皮肤病外科医生、面部整形外科医生和放射治疗师组成的多学科团队制订治疗计划。

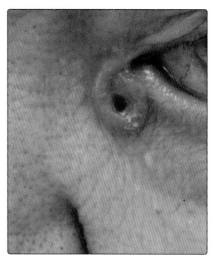

图 52.6 眼睑下方的基底细胞癌。此皮损需细致的手术技术来保留泪腺及防止瘢痕导致眼睑边缘收缩。

第**53**章 | 皮肤肿瘤——鳞状细胞癌(SCC)

鳞状细胞癌(SCC)是一种临床表现不同但组织学表现相似的异质性疾病,其发病机制与多种危险因素有关。

发病机制

SCC 起源于中等分化的角质形成细胞。紫外线辐射显然是该病最强的罹患因素,其证据是广泛的,包括:平均年度紫外线辐射水平与 SCC 风险直接相关;越靠近赤道 SCC 的发病率越高;热带地区白化病患者患 SCC 较非白化病患者高;与光老化特征相关,如皱纹。过去 25 年,SCC 的发病率的上升与 UVA 暴露水平的增加存在着明显的平行关系,这主要是由于 UVB 防晒霜的应用(防止日光灼伤,却延长了 UVA 的暴露时间)和日光浴床使用的增加]。

诱因包括:

● 慢性光化性损伤、一生中日光暴露量的蓄积、PUVA 治疗。

● 免疫抑制,如肾移植患者。

● X 线或其他电离辐射、热辐射(如第 108 页的火激红斑)

● 慢性溃疡和瘢痕(如烧伤、寻常狼疮、盘状红斑狼疮、遗传性大疱性皮肤病)。

● 吸卷烟和雪茄(与唇部 SCC 相关)。

● 工业致癌物(如煤焦油、原油等)。

● 人类乳头瘤病毒。

● 遗传因素(如,白化病,第 113 页;着色性干皮病,第 141 页)。

病理

保留产生角蛋白能力的恶性角质形成细胞破坏真表皮连接处并以不规则的方式侵入真皮(图 53.1)。

Bowen 病(原位鳞状细胞癌)

Bowen 病很常见,通常发生于老年妇女的小腿上。皮损孤立或多发,砷暴露与该病相关。

Bowen 病表现为小腿或躯干上粉红色或浅色的鳞屑性斑块,大小可达数厘米。但其转化为侵袭性 SCC 并不常见。Bowen 病需要与钱币状湿疹、牛皮癣或浅表性基底细胞癌相鉴别。组织学上,表皮增厚,角质形成细胞不典型,但不侵入真皮。小活检样本并不能代表整个皮损,如果临床怀疑,则应进行较大活检或切除。

Bowen 病通过冷冻、刮除术、切除术、局部 5-氟尿嘧啶、咪喹莫特或光动力疗法(见第 171 页)。

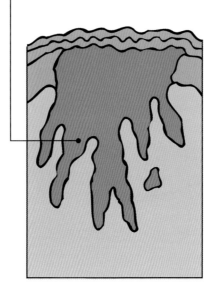

鳞状细胞癌的浸润线

图 53.1　鳞状细胞癌的组织学结构。

角化棘皮瘤

角化棘皮瘤是一种快速生长的肿瘤,通常会出现在面部或手臂等日光暴露部位的皮肤上(图 53.2)。现在通常认为角化棘皮瘤是低风险的 SCC,但以前不被认为是恶性的,因为它可能会自行消退,遗留瘢痕。肿瘤可在几周内快速生长成直径达 2cm 的圆顶状结节。中央通常有一个角蛋白栓,可能会脱落留下火山口样改变。

组织学上,角化棘皮瘤类似于 SCC,尽管它表现得更加对称。切除是首选治疗方法,但彻底的刮除术和烧灼术的效果通常是令人满意的。对于刮除术后复发的皮损建议手术切除。

鳞状细胞癌

SCC 是由表皮或毛囊的角质形成细胞起源的恶性肿瘤,是第二常见的皮肤癌。SCC 的发病率被认为是基底细胞癌(BCC)的约四分之一,每年影响 2/1000 人口。SCC 主要发生在 55 岁以上的白皮肤人群中,男性的发病率是女性的 3 倍,且可能发生

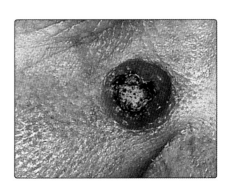

图 53.2　面部角化棘皮瘤。

转移。

临床表现

　　SCC 通常发生于日光暴露部位（如面部、颈部、前臂或手部）（图 53.3）。通常，在邻近皮肤中可见明显的光损伤改变：日光性弹力组织变性、角化过度、斑驳样色素沉着和毛细血管扩张。癌前病变，如光化性角化病和 Bowen 病以及其他皮肤癌也可能出现。在黏膜部位，黏膜白斑和萎缩或光化性唇炎是常见的。皮损以多种方式存在：

　　• 角化过度性丘疹、斑块或具有硬化基底的皮角。

　　• 难以愈合的小溃疡。

　　• 顽固的溃疡性或结痂性结节（图 53.4）。

　　• 易渗出、出血的脆性蕈伞样肿瘤。

　　肿瘤可由小丘疹样光线性角化病发展而来，如果未消退，则形成溃疡和痂。这种类型的 SCC 通常不会转移。在溃疡边缘（图 53.5）以及在瘢痕和辐射损伤部位形成的 SCC 通常更具侵袭性。在这些肿瘤中，至少 10% 发现转移。SCC 的一个重要临床标志是其生长迅速。大多数患者会告知医生皮损仅仅数月内就长成（图 53.6）。而 BCC 则会在 6 个月或更长时间内才缓慢进展。压痛是另一个有助于鉴别 SCC 的重要特征。目前认为，其代

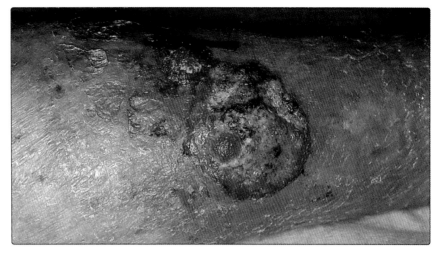

图 53.4　小腿的鳞状细胞癌。肿瘤发生于长期溃疡的基础上。

表 SCC 向神经侵袭。

鉴别诊断

　　SCC 需要与角化棘皮瘤、光线性角化病、BCC、原位鳞状细胞癌（Bowen 病）、无色素性恶性黑素瘤和脂溢性角化病鉴别。每个病例都需要进行切除或活检以明确诊断或者充分切除。

治疗

　　手术切除是可选择的治疗方式。大的皮损可能需要皮肤移植。

　　在老年人中，面部或头皮的 SCC 可以行放射治疗（切除活检后，进行组织学诊断）。虽然划分的确切界限仍有争议，但 SCC 仍可划分为高转移复发风险或者低转移复发风险。下面的框中给出了高风险 SCC 的普遍的特征。患者需检查淋巴结转移情况：可疑淋巴结需活检。仔细商定后续行动是必要的，特别是对于高风险SCC。

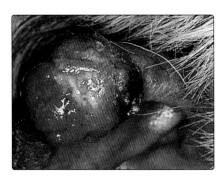

图 53.3　鳞状细胞癌。肿瘤位于一位光损伤皮肤患者的的耳郭的上缘。

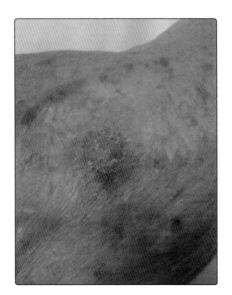

图 53.5　手背的鳞状细胞癌。周边皮肤有明显的光老化。组织学检测确诊，其厚度为 3mm。

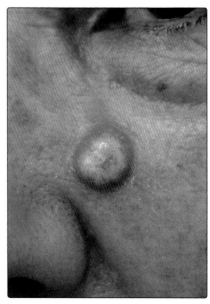

图 53.6　左面颊的鳞状细胞癌。此生长迅速的皮损坚硬且绷紧。这类皮疹应尽快去除，而不应当做囊肿来处理。

SCC

- Bowen 病是原位鳞状细胞癌,且侵袭性低。治疗是用冷冻治疗、局部治疗、手术或光动力疗法。
- **角化棘皮瘤**是一种自发可消退病变,与 SCC 具有临床和组织学相似性。建议手术切除。
- SCC 经常在白种人的光暴露部位的皮肤上发生,与光化性损伤相关联。慢性瘢痕中形成的 SCC 更具侵略性。所有类型均可行手术切除术治疗。
- 预后较差的鳞状细胞癌(高风险 SCC)包括
  - \>2cm 直径。
  - 涉及的身体部位:唇、耳、非阳光暴露的区域(会阴、骶骨、底部)。
  - 由鲍温病发展而来,发生在慢性炎症部位(外伤、溃疡)或者发生在先前放射治疗或者烧伤的部位。
  - 宿主免疫抑制。
  - 以往治疗失败复发。
  - 组织学:深度>4mm 或达到皮下(Clark V 级),分化差,周围神经受累。

第 **54** 章　皮肤肿瘤——恶性黑色素瘤

恶性黑色素瘤是黑素细胞的恶性肿瘤,通常发生于表皮。它是众多皮肤肿瘤中最致命的,并且自 20 世纪 70 年代以来,发病率增加了近 7 倍,但总体来说 5 年存活率达 90%。过度紫外线(UV)辐射对 86% 的病例有重要致病作用,并已成为公众教育的主题。遗传在恶性黑色素瘤的发病可能起重要作用,高达 5% 的患者有恶性黑色素瘤家族史。

临床表现

当前所认知的 4 个主要的临床病理类型如下:

浅表播散型恶性黑色素瘤

这种类型占所有英国恶性黑色素瘤病例的 50%,女性更易患病,且小腿上最常见。肿瘤表现为色素不均的斑片,通常可消退(图 54.1)。

恶性雀斑样痣黑色素瘤

在英国,以长期存在的恶性雀斑样痣为表现的黑色素瘤(图 54.2),占 15%。恶性雀斑样痣常见于光损伤部位的皮肤,经常出现于长期户外工作多年的老年人的脸上。

肢端雀斑样恶性黑色素瘤

肢端雀斑样型只占英国恶性黑色素瘤中的 1/10,但是深色人种中最常见的类型。肿瘤主要发生于手掌,足底(图 54.3)和甲床,经常在晚期才诊断出来。此型存活率差。

结节型恶性黑色素瘤

在 25% 的英国患者中可观察到结节型;男性好发,最常发生于躯干。色素结节(图 54.4)可迅速生长并发生溃疡。

恶性黑色素瘤的鉴别诊断包括:
- 良性黑素细胞痣(见第 148 页)。
- 脂溢性疣(见第 143 页)。
- 血管瘤。

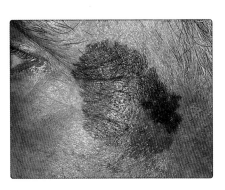

图 54.2　恶性雀斑样痣黑色素瘤。

- 皮肤纤维瘤(见第 143 页)。
- 色素性基底细胞癌。
- 良性白斑病。

流行病学

恶性黑色素瘤在英国的年发病率为 21.1/10 万人。在过去的 10 年中,英国恶性黑色素瘤的发病率在男性和女性分别上升了 57% 和 39%。浅表播散型和结节型恶性黑素瘤在 20~60 岁人群中常见,而肢端雀斑样型黑色素瘤主要发生 60 岁以上的人群。在男性,最常见的发病部位是背部;而女性最常见的发病部位是小腿(约有一半发生于此)。

分期

恶性黑素瘤进展通常分为两个阶段:表皮水平生长,然后垂直入侵真皮(图 54.5)。

使用 Breslow 方法评估肿瘤的局部侵袭,Breslow 方法是以毫米计量颗粒细胞层与肿瘤最深处浸润点之间的厚度的测量。组织学溃疡也很重要。转移在限于表皮的肿瘤中不常见。

发病机制

紫外线辐射是增加黑素瘤风险的主要危险因素。某类人比其他人具有更高的黑色素瘤风险(图 54.6)。有

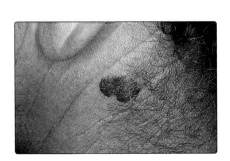

图 54.1　浅表播散型恶性黑色素瘤。

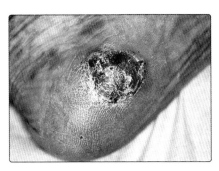

图 54.3　肢端雀斑样恶性黑色素瘤。

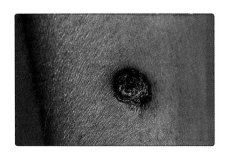

图 54.4　结节型恶性黑色素瘤。

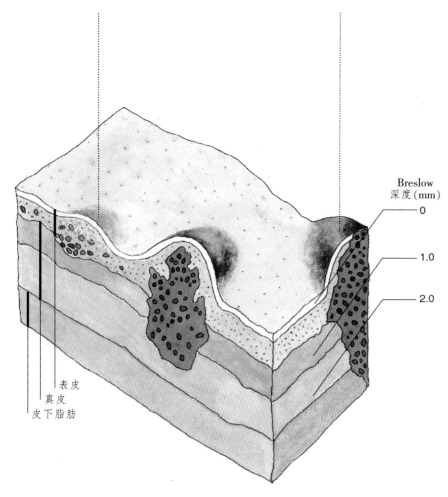

图 54.5　Breslow 厚度微分期(颗粒细胞层与肿瘤最深处浸润点之间的距离)。

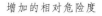
增加的相对危险度

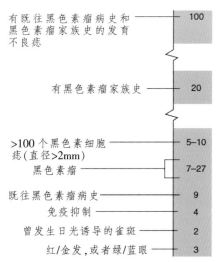

图 54.6　主要危险因素。恶性黑色素瘤发展的主要危险因素及相关危险因素。(From Psaty EL, Scope A, Halpern AC, Marghoob AA. 2010. Int J Dermatol 49:362–376.)

30%已存在的黑素细胞痣经组织学证实为恶性黑色素瘤。然而,除了混合痣或先天性痣之外,普通黑素细胞痣恶变的风险很小。

诊断

痣或色素性皮损中发生以下任何改变均可能暗示恶性黑色素瘤:

- 面积/大小:通常近期扩大。
- 边缘/形状:轮廓不规则。
- 颜色:有改变,变深或变浅。
- 直径:通常>5mm。
- 进展:近期改变(超过 3~6 个月)。
- 其他要注意的特点:边缘出现炎症反应,结痂、渗出或出血,瘙痒并不常见。

皮肤镜应是色素性皮损初步评估的手段。

预后

预后与肿瘤浸润深度有关。
大致 5 年生存率是:
- <1mm(95%)。
- 1.01~2mm(90%)。
- 2.01~4mm(77%)。
- >4mm(65%)。

若出现组织学溃疡,5 年生存率降低约为 10%。图 54.7 和图 54.8 为薄的和厚的肿瘤的皮损举例。

治疗

主要治疗方法是手术切除,然后根据 Breslow 厚度重新切除瘢痕。原位恶性黑色素瘤需要皮损边缘旁开 0.5cm 的再次切除,1mm 厚的则需要旁开 1cm 切除,厚度为 1~2mm 的需要旁开 2cm,浸润更深的肿瘤需要旁开 2~3cm。关闭切口可能需要进行皮肤移植。为了及时发现复发,定期随访是必要的。复发有 3 种主要类型:

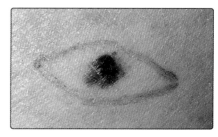

图 54.7　预后较好的浅表播散型恶性黑色素瘤(Breslow 厚度为 0.8mm)。

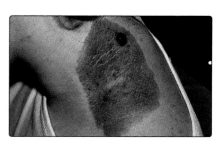

图 54.8　大的先天性色素痣中出现的厚的结节性恶性黑色素瘤(Breslow 厚度为 11mm)局部淋巴结侵犯,预后差。

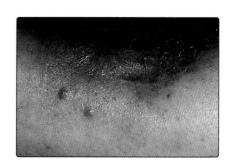

图 54.9　复发性恶性黑色素瘤。在之前切除和植皮的边缘出现的粉色丘疹是复发肿瘤。

1.局部(图 54.9)。

2.淋巴结——无论是在区淋巴结转移还是肿瘤至淋巴结的淋巴管中。

3.血液传播到远处。

对于 Breslow 厚度>1mm 的黑素瘤患者,前哨淋巴结活检是需要的。活检阳性则预示预后不佳,选择性的淋巴结清除是必要的。对于晚期转移的患者,放射治疗用途有限,标准化疗提供最小的生存优势。基于 BRAF 突变基因(约一半恶性黑色素瘤患者 V600 突变)检测的新疗法包括 BRAF 激酶抑制剂[如达拉非尼(dabrafenib)、威罗菲尼(Vemurafenib)],与 MAPK 激酶抑制作用[曲美替尼(trametinib)]联合,被证实有效。靶向抑制 T 细胞调节分子的单克隆抗体 CTLA-4 [伊匹单抗(ipilimumab)]和 PD1[尼鲁单抗(nivolumab)、lambrolizumab]也显示令人兴奋的前景,但不良事件频发。

预防和公众教育

早期恶性黑色素瘤是一种可治愈的疾病,但浸润深皮损预后差。公共卫生教育应鼓励患者,发现发生变化的色素性皮损后,应早日就医,并应防止过度的日光照射,特别是浅色人种或具有大量黑素细胞痣的人。最好的建议就是:

恶性黑色素瘤

- 英国的年发病率为 21.1/100 000。
- 女性与男性的比例为 2:1。
- 发病率年增长 7%,在过去 20 年中翻了一番。
- 发生率与地理纬度成反比,表明紫外线辐射与发病相关。
- 预后与肿瘤厚度有关。早期病变可通过手术切除治愈。
- 转移性黑色素瘤的新疗法有好的前景,但可能引起严重的不良事件。

第 **55** 章 ｜ 皮肤 T 细胞淋巴瘤和恶性真皮肿瘤

皮肤 T 细胞淋巴瘤(CTCL)是皮肤淋巴瘤中最常见的类型,发病率为 0.6/100 000。皮肤 B 细胞淋巴瘤少见。恶性真皮肿瘤不常见, 最常见的是继发性肿瘤、Kaposi 肉瘤和恶性皮肤成纤维细胞瘤(隆突性皮肤纤维肉瘤)。

皮肤 T 细胞淋巴瘤(蕈样肉芽肿)

虽然皮肤外 T 细胞肿瘤常发生继发性皮肤受累,CTCL 描述的是在皮肤发生发展的淋巴瘤。CTCL 是一个缓慢进展的亲表皮性 CD3+、CD4+T 淋巴细胞肿瘤,只有在它的终末阶段才发展为系统性。

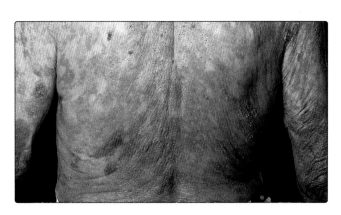

图 55.2 CTCL,后背和上肢浸润性斑块。

临床表现

这个过程通常是漫长的,虽然偶尔进展会更迅速。诊断常常滞后数年,因在其初始阶段,CTCL 可类似于湿疹或"慢性浅表性皮炎"。CTCL 可视为 4 个阶段:

1. 斑片期。稍突起的鳞片状红色小斑片,通常位于躯干,可以像湿疹(图 55.1)。可能持续≥10 年。偶尔出现皮肤萎缩、色素沉着和毛细血管扩张(皮肤异色症)。

2. 浸润性斑块期。固定性斑块进一步发展,通常位于躯干,但有时分布更广泛(图 55.2)。这个阶段可能持续数年。

3. 肿瘤期。这一后期阶段以斑块内肿瘤结节或溃疡为特征,其 5 年生存率为 40%~65%(图 55.3)。

4. 系统病变期。淋巴结或内脏器官受累,是晚期表现。Sézary 综合征(见第 65~66 页)是其亚型。

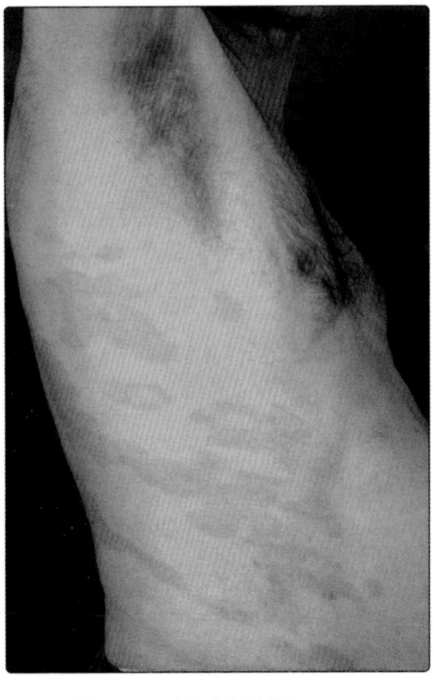

鉴别诊断

主要和慢性浅表性皮炎、湿疹和银屑病鉴别。表现为较大斑片的慢性浅表性皮炎,被认为更有可能进展为 CTCL。CD30+淋巴增生性疾病代表一小组皮肤淋巴瘤。它们表现为多发结节、愈合结痂、反复迁延(淋巴瘤样丘疹病),或表现为大细胞淋巴瘤,躯干出现溃疡性结节。

治疗

诊断依赖于临床和病理表现。T 细胞受体基因分析表明,淋巴细胞浸润呈克隆性增生。目前的治疗方法不能治愈,旨在控制淋巴瘤。斑片期病变通常局部使用中效糖皮质激素和紫外线(UV)B 治疗。浸润性斑块需要 PUVA 或外用氮芥。局部病变对常规放疗有效。晚期 CTCL 可与体外光照处理、电子束治疗、口服贝沙罗汀或联合化疗。

图 55.1 躯干斑片期 CTCL。

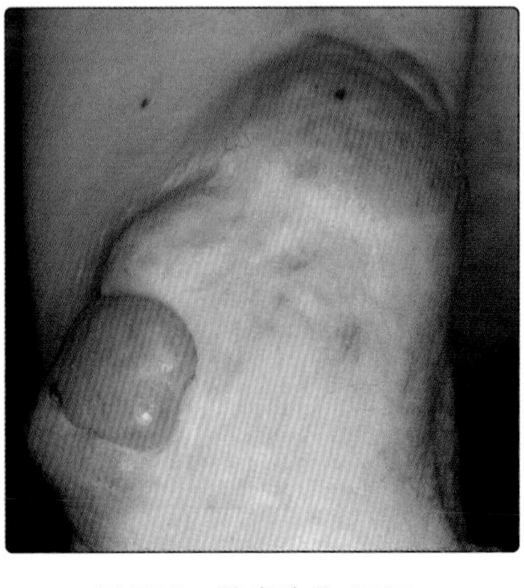

图 55.3 肿瘤阶段 CTCL。

皮肤 T 细胞淋巴瘤和恶性真皮肿瘤

- **定义**：CTCL 是由恶性克隆性 CD3⁺、CD4⁺ T 淋巴细胞浸润皮肤引起的一种少见的肿瘤。
- **分期**：CTCL 从斑片期发展为硬化斑块，然后到肿瘤期并累及全身。
- **治疗**：治疗取决于疾病的分期和范围。局限性斑片

期 CTCL 使用局部类固醇激素和光疗有效。在进一步进展期，可使用光疗、放疗和口服贝沙罗汀或化疗。
- **恶性真皮肿瘤**不常见。常见的是继发性肿瘤、Kaposi 肉瘤和其他肉瘤。

第 **3** 部分　皮肤科专题

第 56 章 ｜ 光疗

自然光与皮肤之间的相互作用是不可避免的。潜在的伤害取决于暴露的类型和波长。阳光对某些皮肤疾病是有益的。UVB 和 UVA 都广泛用于治疗。尽管 UVA 本身具有治疗作用，但它通常都是结合光敏性的补骨脂素（系统给药或局部给药）一起使用的。由于人口老龄化和个体暴露于紫外线辐射的平均水平增加，光老化成为一个日益严重的问题。

太阳辐射光谱

太阳发出的电磁辐射范围广，从低波长的电离辐射：宇宙射线、伽马射线和 X 射线到长波长的非电离辐射：紫外线、可见光和红外线（图 56.1）。臭氧层吸收 UVC，而 UVA 和少量的 UVB 能够到达地面。紫外线辐射在一天的中午最大（11:00~15:00 时间段）且可以被雪、水和沙子反射增强。UVA 穿透表皮到达真皮层。UVB 大部分被角质层吸收——只有 10% 达到真皮。大多数窗玻璃吸收波长 <320nm 的紫外线。人工紫外线光源可以发射 UVB 或 UVA 光谱。日光浴浴床大多发射 UVA。

光对正常皮肤的作用

生理作用

UVB 促进皮肤中维生素 D_3 的前体合成维生素 D_3，UVA 和 UVB 促进直接的色素沉着（由于黑色素前体的光氧化作用），黑素生成和表皮增厚是应对紫外线损伤的一种保护性措施。

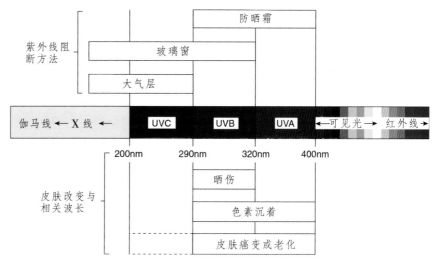

图 56.1　太阳发射光谱。

日晒伤

如果给予足够的 UVB 照射，红斑一定会产生。UVB 的剂量阈值——最小红斑剂量（MED）有助于反映个体的感受性。过度的 UVB 照射导致皮肤刺痛，2~12 小时后就会出现红斑。红斑在 24 小时达到顶峰，在接下来的 2~3 天内逐渐消失，遗留脱屑和色素沉着。严重的日晒伤导致水肿、疼痛、水疱和全身不适。尽早使用外用糖皮质激素可能对日晒伤有益；或者外用安抚性洗剂（如炉甘石洗剂）。在阳光下是否晒伤可能与个体皮肤类型差异有关（表 56.1）。本病预防胜于治疗，浅肤色 1 型皮肤的

表 56.1　根据皮肤晒伤和晒黑史进行皮肤分型	
皮肤类型	对日晒的反应
类型 1	总是晒伤，从不晒黑
类型 2	总是晒伤，有时晒黑
类型 3	有时晒伤，总是晒黑
类型 4	从不晒伤，总是晒黑
类型 5	棕色皮肤（如亚洲高加索人）
类型 6	黑色皮肤（如非洲黑人）

"凯尔特人"不能晒日光浴，一定要在暴露部位使用防晒系数高的防晒霜。一些证据表明，过分强调避免阳光照射可能过于极端，因为它可能会导致一些人的维生素 D 缺乏。

治疗

UVB 光疗

UVB 对皮肤有许多作用，包括：释放前列腺素和细胞因子（如 IL-1、IL-6）、抑制 DNA 合成以及对核外分子靶点的影响。UVB（290~320 nm）治疗每周 3 次。起始剂量根据患者的 MED 或皮肤类型决定。每次治疗时，参照剂量表增加剂量，通常 10~30 次为 1 个疗程。窄谱 UV 灯（311±2nm：TL01）优于宽谱，可以使用更低的能量照射。

UVB 用于治疗银屑病和蕈样肉芽肿，有时也治疗特应性湿疹、白癜风和玫瑰糠疹。UVB 可用于儿童和怀孕期妇女。主要副作用是急性日晒伤和远期皮肤癌风险增加。一些服务

范围广的厂家提供家用的紫外线治疗舱让患者自行治疗,其需由专科护士监督。

用于治疗银屑病时,可以联合外用制剂,如维生素 D 衍生物、焦油和酚,或者联合口服阿维 A。

光化学疗法(PUVA)

补骨脂素加 UVA(PUVA)疗法,在 UVA(320~400nm)照射前 2 小时口服 8-甲氧补骨脂素 (MOP)(图 56.2),可以被光激活,导致 DNA 的交联,抑制细胞分裂和细胞免疫。PUVA 通常用于治疗银屑病或蕈样肉芽肿,有时治疗特应性湿疹、多形性日光疹或白癜风。UVA 的初始剂量的确定根据最小中毒量(PUVA 的 MED)或皮肤类型,并参照剂量表增加。PUVA 每周 2 次或 3 次,15~25 次的治疗可以导致银屑病皮损的消退 (伴有晒黑)。不推荐 PUVA 维持治疗。PUVA 可联合阿维 A (Re-PUVA),也可短期联合氨甲蝶呤,但不应联合环孢素(由于致癌性增加)。

瘙痒、恶心和红斑的即刻副作用,通常轻微。皮肤癌和皮肤过早老化的长期风险与治疗次数或 UVA 总

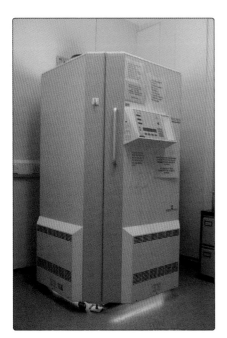

图 56.2 光化学疗法(使用发射 UVA 的灯管)。

剂量有关。所以需要做好详细的记录。白内障理论上可能发生,服用补骨脂素后的 24 小时内必须佩戴防 UVA 的太阳镜。服用 8-MOP 后,恶心剧烈的患者,可以用 5-MOP 替代,但是其清除皮损需要更高的 UVA 剂量。

PUVA 浴,患者浸泡在含有补骨脂素的浴缸里,这是一种替代疗法,尤其对于因系统副作用不能口服补骨脂素的患者。UVA 需要的剂量也相应降低。外用补骨脂素进行局部 PUVA 治疗,可用于手足部的银屑病或皮炎。

UVA-1 光疗

UVA-2(320~340nm)在诱导红斑产生的能力上类似于 UVB。UVA-1 (340~400nm)引起红斑能力弱,穿透能力强,深达真皮。UVA1 在一些中心已用于治疗特应性湿疹、局限性硬皮病、蕈样肉芽肿和色素性荨麻疹 (见第 177 页)。对于治疗特应性湿疹,UVA-1 和窄谱 UVB 一样有效,但副作用比 UVB 少。UVA-1 每周 5 次,共 3~4 周。治疗有效但副作用诱导 T 细胞凋亡,减少朗格汉斯细胞和肥大细胞数及增强胶原酶表达。

靶向光疗

治疗银屑病、白癜风与蕈样肉芽肿(图 56.3),可用具有靶向光疗作用的 308 nm 准分子激光。由于光斑大小只有 2cm²,所以该疗法适用于局部病变,如银屑病的手掌、脚掌、肘关节或膝盖部位,白癜风的面部或手部,或蕈样肉芽肿的单发病灶。

光分离置换法

光分离置换法(体外光化学疗法)是 Sézary 综合征和移植物抗宿主病的某些类型的一种特殊治疗方法。在患者口服 8-MOP 后,血液不断从静脉抽出,通过流式细胞分离器收集单核细胞,暴露于 UVA 下照射,然后连同红细胞重新注入。这个过程被认为能诱导调节性 T 细胞。通常这种

治疗为每 2~4 周,连续 2 天治疗 1 次。

光线性皮肤病的预防

联合 UVB(宽谱或 TL01)和 PUVA 的低剂量光疗(光化学疗法)已被用于多种光线性皮肤病的诱导耐受治疗,包括多形性日光疹、日光性荨麻疹和慢性光化性皮炎。

日光浴浴床

日光浴浴床发出长波紫外线辐射,在英国,10%~20%的成年人使用日光浴浴床。对各种皮肤类型的人来说,日光浴浴床会使 3 型及 3 型以上皮肤类型的人晒黑,但那些 1 型和 2 型皮肤的人不会怎么晒黑。日光浴浴床使恶性黑色素瘤发生,特别是发红、瘙痒和皮肤干燥,可见于一半的使用者。更严重的副作用可能发生于口服药物或外用具有潜在光敏性制剂的患者。急性光敏性皮疹可能发生,有时遗留严重的色素沉着。日光

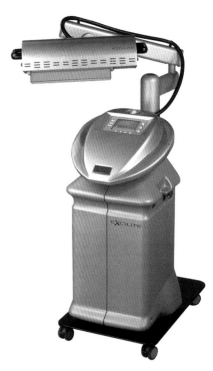

图 56.3 308nm 准分子激光,可以用于治疗局限性银屑病、白癜风或蕈样肉芽肿。

浴浴床可加重多形性日光疹和系统性红斑狼疮,并可能诱发卟啉症样皮肤脆性增加和水疱。日光浴浴床是恶性黑色素瘤发生的一个低危险因素,并可能导致皮肤过早老化。

皮肤科医生不鼓励人们使用日光浴浴床,特别是浅肤色的人、有一些黑素细胞痣的人和有皮肤癌病史的人。尽管有这些警告,仍有希望使用日光浴浴床的患者,对于这些患者不应超过一年两次的频率,并应该将每疗程限制在 10 次以内。日光浴浴床不推荐用于皮肤病的治疗。

光疗

- UVB 主要被表皮吸收,但 UVA 能穿透至真皮。UVB 促进维生素 D 合成。UVA 和 UVB 刺激黑色生成和表皮增厚。
- 最小红斑量是 UVB 产生红斑的阈值。
- UVB 治疗,现大多数使用窄谱 TL01,主要用于银屑病的治疗;通常 10~30 次为 1 个疗程。
- PUVA 已成为银屑病的常用治疗方法;现在使用较少;皮肤癌是潜在的远期后遗症。
- UVA-1 可用于治疗异位性湿疹、局限性硬皮病、色素性荨麻疹。
- 308 nm 准分子激光靶向光疗可能有利于局限性银屑病、白癜风和蕈样肉芽肿。
- 日晒伤可在 24 小时达到顶峰,2~3 天逐渐消退,遗留脱屑和皮肤色素沉着。
- 日光浴浴床发射 UVA,会导致 3 型或 4 型皮肤患者晒黑。副作用常见。

第 **57** 章 ｜ 皮肤外科的基本技术

皮肤良恶性皮损切除的需求逐渐增加，目前这些皮肤科手术由全科医生和皮肤科医生完成。所有进行皮肤病诊疗的医生必须掌握皮肤外科的基本技术知识。

器械和方法

操作前必须明确操作步骤。如经验有限，应先切除良性皮损。所有的操作过程在配备训练有素的护士和充足照明的手术室进行。无菌器械、无菌手套和无菌技术是必不可少的。术者设定手术方案，向患者解释手术过程，告知瘢痕等不良反应，并取得书面知情同意。评估皱褶线：手术切口一般平行于皱褶线。

基本器械（图 57.1）包括 3 号刀柄、15 号刀片、Adson 有齿镊、持针器、手术剪、血管钳和 Gillies 皮肤拉钩。各种尺寸的刮匙和皮肤环钻器。局部浸润麻醉常用加入 1/200 000 肾上腺素的 1% 利多卡因溶液，但手指、脚趾和阴茎部位首选单纯的利多卡因溶液。体重 80kg 的成人，加入 1/200 000 肾上腺素的 1% 利多卡因溶液的最大安全剂量为 40~50mL。如果使用高浓度利多卡因或未加入肾上腺素，最大安全剂量就会显著减少。充分做好术前皮肤准备（但未灭菌），如 0.05% 的洗必泰（葡萄糖酸氯己定）清洁皮肤。避免使用醇基质制剂，因为如有用到烧灼术时，容易引起燃烧。局部消毒铺巾，减少手术感染机会。

皮下可吸收缝线（如羟基乳糖聚合物；Vicryl），主要用于切口比较深或者切口张力较大者。表皮的缝合推荐单丝尼龙线（如 Ethilon）或聚丙烯线（如 prolene）。通常面部用 5/0 或 6/0 缝线，背部和腿部用 3/0 缝线，其他部位用 4/0 缝线。一般面部为 5~7 天拆线，腿部和躯干为 10~14 天拆线，

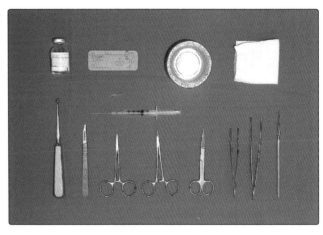

图 57.1　皮肤外科手术器械，包括刮匙。

其他部位为 7~8 天拆线。免缝胶带（Steristrips）可以减少伤口的缝合张力，也可以直接用于切除术后闭合伤口。伤口通常使用黏附胶带或敷料（如 Micropore 或 Mepore）覆盖。对于头皮活检切口，可以用喷雾黏合剂（如 Opsite 喷雾）。

每个活检的皮损都需送病理检查。如果一个患者要取多个标本，每个标本分别放入之前标记好的容器中。常用的固定液是 10% 的福尔马林液。

基本手术技术

切除活检

切除活检首先要考虑局部的解剖结构。切口的长轴应根据皱褶线的走向（图 57.2），切除的边界范围由皮损的性质决定。用马克笔标记梭形切除范围。梭形的顶角约为 30°，其长度一般是宽度的 3 倍。如果长度过短，切口两侧会出现"狗耳朵"，需要对"狗耳朵"进行的修复。局部消毒后，用合适的注射器在皮损区域进行局部麻醉。麻醉起效后，手术刀垂直

皮肤切开达脂肪层，连续切除梭形的两侧，使其与周围皮肤分离，一端用皮肤挂钩提起，用手术刀分离及切除其底部皮下脂肪层（图 57.3）。一般伤口可以即刻修复，如有活动性出血，可以用电烧灼或缝合止血。

在单纯的皮肤缝合中，缝合针从皮肤表面垂直穿入真皮层，再从切口的另一边垂直穿出形成烧瓶状剖面（图 57.3）。伤口闭合，并轻微外翻。缝

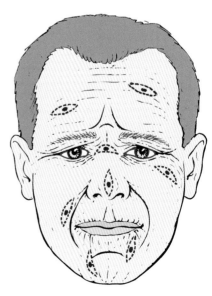

图 57.2　面部的皱褶线，以及梭形切除标记的示意图。

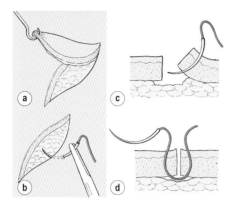

图 57.3 梭形切除和缝线缝合。(a)梭形切除,一端用皮肤挂钩提起;(b)缝合针垂直通过皮肤表面;(c)缝合针穿透表皮和真皮全层;(d)缝线打结呈烧瓶状或使皮肤表面轻微外翻。

线不需要打得太紧。一般尼龙线或聚丙烯线打3个交替的方结。在容易形成瘢痕的部位(如上背部、胸部或下颌部),或瘢痕容易显现的部位(如年轻女性的面部)和愈合能力较差部位(如小腿),需要严格的伤口护理。在美容易受影响的部位,皮内缝合会更美观。

切开活检、环钻活检及消切活检

切开活检主要目的是病理诊断。其方法类似于切除术,主要区别是其切除较少的组织。环钻活检是通过锋利的圆形刀片,轻轻地旋入皮肤形成一个垂直的圆柱状缺损(通常直径为4mm),其主要用于去除较小的皮损或诊断性活检(图57.4)。

削切活检用于突起的良性皮损,如皮内痣、脂溢性角化病。平行于皮肤表面消切皮损,但往往略高出皮面。再通过电凝或烧灼止血。削切术不能完全切除皮损,不适用于恶性皮损。皮赘可以用剪刀剪除,出血点用电烧灼止血。

刮除术

刮除术适用于脂溢性角化病、化脓性肉芽肿或病毒疣(如面部病毒疣),但不适用于痣或可能恶变的皮损。基底细胞癌可以通过重复的刮除术及烧灼治疗,但需谨慎的选择病例。局部麻醉后,用刮匙环通过轻柔的勺的动作将皮损移除(图57.5),基底部进行烧灼。刮除物放入10%福尔马林液中送组织病理分析。

其他手术技术

烧灼术

烧灼术能止血并能破坏组织。传统的烧灼器械有一根电热丝,并具有自身灭菌消毒。Birtcher透热治疗仪是一种单极透热疗法,对电灼的可控性更好。其常常用于治疗蜘蛛痣和毛细血管扩张,而且能用于止血治疗,但不能常规用于装有心脏起搏器患者。20%氯化铝酒精溶液(Driclor;半干氯化铝)或硝酸银棒,可产生化学烧灼。

冷冻疗法

液氮冷冻疗法有效应用于病毒疣、传染性软疣、脂溢性角化病、光线性角化病、原位鳞状细胞癌,某些情况下,也可应用于病理证实的基底细胞癌。液氮(最低点为-196℃)可以通过喷雾枪(如 Cry-Ac)或棉签以冷冻的方式破坏细胞。用棉签在液氮瓶中浸泡后,外用于皮损上约10秒,直到基底出现一个冷冻的晕圈。用喷雾枪距离皮损约10mm处喷雾,产生同样的冷冻长度(图57.6)。恶性皮损需要更长的冷冻时间。冷冻在24小时内皮肤可能会形成水疱。可以刺破疱液,局部予以清洁换药。冷冻的副反应包括色素减退和小腿部位溃疡(小腿部位不推荐冷冻治疗),特别是中老年人。如果病情需要,4周后可进行重复治疗。

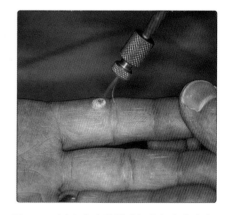

图 57.6 用冷冻喷雾器进行液氮冷冻治疗。

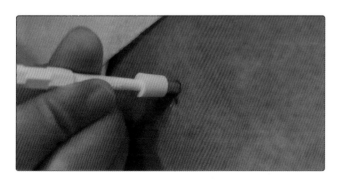

图 57.4 环钻活检。麻醉后,在皮肤张力线垂直方向展开皮肤,将环钻器放置在活检部位,用拇指和示指轻轻旋转滚动直至皮下脂肪层。全层皮肤呈圆柱体浮起,将标本从基底部剪断。该缺损可用单纯缝合修复,或烧灼止血后的二期愈合。

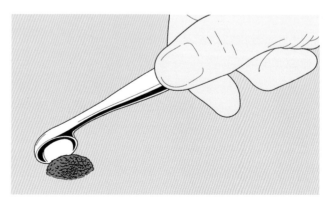

图 57.5 刮除术。用刮匙以温柔的舀取方式将皮损移除。目前常用的大部分刮除器械是一次性的环刮匙。

皮肤外科的基本技术

- **皮肤科手术**：在具有无菌技术、充足光线的手术室里，由具有训练有素的医生和护士配合进行。
- **局部麻醉**：大部分部位用加入 1/200 000 的肾上腺素的 1% 利多卡因溶液行局部麻醉。
- **尼龙线或聚丙烯线**：用于切口缝合，是面部常用最细的缝线。
- 所有的活检组织需仔细标记，并进行组织病理检查。
- 切除术时呈梭形，长轴平行于皱褶线，长度是宽度的 3 倍，两端顶角约为 30°。
- **削切活检**是适用于良性痣的去除技术。
- **环钻活检**是适用于去除小皮损或全层诊断性活检。
- **消刮术**是脂溢性角化病、病毒疣和化脓性肉芽肿有效治疗方法。
- **烧灼术**，如 hyfrecation，能有效止血和破坏组织。
- **冷冻疗法**适用于病毒疣、脂溢性角化病、癌前期病变和部分恶性肿瘤。

第 **58** 章 高级皮肤外科技术

部分皮肤科医生专门从事皮肤外科领域。所有登记和注册的皮肤科医生都要进行皮肤外科技术的培训。本章概述如下，包括皮瓣的应用、皮肤移植、Mohs手术、激光和光动力疗法，以及一些基本的整形手术。

简单的整形修复

简单的整形修复如下：

● "狗耳朵"的切除修复。"狗耳朵"是在切口的两端出现多余的组织。在一些皮肤弹性好的部位或组织保留至关重要的部位，合理切缘的圆形切除比椭圆形切除更可取。用皮肤钩勾起多余的皮肤呈帐篷状，然后切除两侧多余组织，延长切口处再缝合（图58.1）

● M成形术。M成形术可以缩短皮肤有限部位的椭圆形切除的长度，如面部。"M"端可以想象由椭圆尖端反折形成。

皮瓣

手术缺损通常可以通过剪刀游离切口边缘释放组织后侧–侧（"直接"）闭合，当此方法无法闭合缺损时，考虑皮肤移植或皮瓣。

皮瓣最简单的类型是推进和旋转：

● 推进皮瓣。一侧推进皮瓣。在缺损的一端延长切口，皮下潜行分离皮肤，将游离的皮瓣向创面推进覆盖，然后进行缝合（图58.2）。

● 旋转皮瓣。缺损可以从一侧的皮肤旋转来覆盖。根据皮肤在该身体部位的弹性（头皮和手背弹性最差），

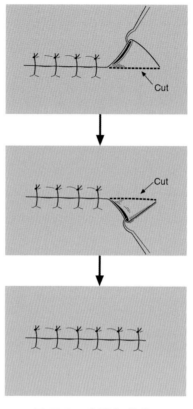

图 58.1 "狗耳朵"修剪。

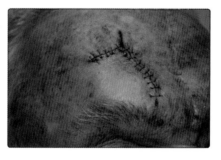

图 58.2 O/L 型推进皮瓣。

在切除伤口的一侧沿弧形延长切口，被延伸切口弧线长度为缺损长度的3倍。基底部潜行分离，旋转到缺损部位并缝合到位（图58.3）。

皮肤移植

当缺损不能直接闭合或通过皮

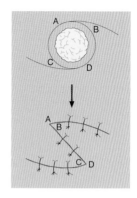

图 58.3 旋转皮瓣。

瓣闭合时，可以考虑二期愈合。其在鼻子、眼眶、耳朵和太阳穴等的凹面部位产生较好的效果，但在鼻子、脸颊和颏部的凸面效果不佳。如果必须覆盖缺损并且不能采用其他技术时，则可以采用皮肤移植术。但如果设计不合理，皮肤移植后的美容效果相对较差，并增加并发症，造成两个伤口。移植皮片可以是全厚皮片或刃厚皮片：

● 全厚皮片。从供皮区如耳后或上臂内侧等切取全厚皮片，然后供皮区缝合。

● 刃厚皮片。在刃厚皮片移植时，供皮区切取深达真皮层，遗留的毛囊表皮细胞可使供区再表皮化。整形外科医生通常用这种方法修复较大的缺损。

Mohs 显微手术

Mohs手术是通过最小程度地切除皮肤癌来最大化保留正常组织的方法。在皮肤闭合前，显微镜检查切除的肿瘤。如果肿瘤有切除不完全，外科医生在相应的位置进一步切除，直到边缘阴性。主要用于基底细

胞癌：

- 硬斑病样基底细胞癌(临床评估肿瘤边缘不可靠)。
- 复发型(之前切除部位的瘢痕可隐藏肿瘤细胞)。
- 皱褶部位的肿瘤，如鼻唇沟。
- 需要优先考虑保留组织部位(如鼻部、眼周)。

通过刮除术去除大部分肿瘤，然后碟状切除皮肤。切除标本被标记和压平，冰冻切片立即通过显微镜阅片，给出一张"示意图"，显示肿瘤的范围和需要进一步切除的区域(图 58.4)。有时与整形外科医生合作对缺陷进行修复。基底细胞癌使用 Mohs 手术的治愈率为 99%。

抗凝剂及抗血小板药物

手术并发症中出血需要重视(框 58.1)。华法林虽然广泛应用，但是目前已越来越多地使用非维生素 K 途径的新型口服抗凝剂(如利伐沙班、达比加群)。虽然新型口服抗凝剂有很多优点，但与华法林也有一些重

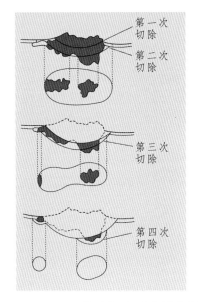

图 58.4　Mohs 显微手术。切除的蝶形皮肤在显微镜下检查，显示仍然存在肿瘤细胞的位置需要进一步切除。

框 58.1　手术并发症出血

- 术中或术后出血。
- 血肿(疼痛、感染)。
- 伤口开裂。
- 皮瓣或皮片坏死。

要的区别。新型口服抗凝剂不能通过测量 INR 进行评估，出血期间逆

转困难，因此术前需要仔细评估手术风险。

激光和强脉冲光(IPL)

激光技术已经迅速发展，激光可用于治疗血管和色素性疾病、肿瘤、纹身以及脱毛。不同波长光的吸收不同意味着需要一系列不同的激光(表 58.1)。激光治疗必须在专业机构进行。治疗时，通常会有疼痛，往往需要多次随访。IPL 可以用于脱毛等治疗，治疗类似于激光，但更便宜。点阵激光治疗是指目标区域内的小区域的处理，皮肤上呈微细的小孔。

光动力疗法

光动力疗法(PDT)是通过卟啉前体 5-氨基乙酰丙酸外用于皮损后，用可见光或激光照射病变的方法，其有效应用于广泛的原位鳞状细胞癌、日光性角化病和浅表性基底细胞癌。

表 58.1　常用激光的应用

激光源类型	激光介质	波长峰(nm)	血管病变(红色)	色素性疾病和纹身	脱毛	皱纹,面部瘢痕,光老化	良性病变的去除
连续波	二氧化碳	10 600					是
准连续波	KTP	532	是	是(雀斑)			
	铜蒸气/溴化物	510/578	是				
	氩泵可调染料(APTD)	577/585	是				
	氩	568	是				
脉冲:长脉冲或	脉冲染料激光(PDL)	585~595	选择性治疗	黄、橘、红			是
Q 开关(短脉冲)	红宝石	694			是		
	QS 红宝石	694		黑、蓝、绿、深棕			
	翠绿宝石	755			是		是
	QS 翠绿宝石	755		黑、蓝、绿、深棕			
	二极管	810			是		
	QS 钕掺钇铝-石榴石(YAG)	532	是	紫、棕、红、黄、橘	是		
		1064	是	蓝-黑、深棕色	是	是	
	铒:YAG	2940			是		
	二氧化碳(脉冲)	10 600					是
	强脉冲光	非激光	是(鲜红斑痣)	是(雀斑)	是		
点阵(evolving field)	铒等(非消融)	1410~1550				是	
	CO$_2$ 和铒:YAG(消融)	2940~10 600				是	

高级皮肤外科技术

- "狗耳朵"的切除是去除切口末端的多余组织,以获得更美观的效果。
- 皮瓣通过周围皮肤的推进或旋转来修复缺损。
- 皮肤移植可用于闭合缺损,但二期愈合可能会产生更好的美容效果。
- Mohs 显微手术是对难治性皮肤癌通过显微镜连续最小程度地切除肿瘤边缘来最小化保留正常组织,其具有很高治愈率。
- 激光用于治疗血管或色素性疾病、纹身、部分皮肤癌和脱毛。
- 光动力疗法对广泛的原位鳞状细胞癌疗效非常好。
- 在许多国家,美容手术越来越多地被视为皮肤病学的一部分。

第 **59** 章 | 化妆品和整形美容

化妆品是指任何可用于身体清洁、美化、提升吸引力或改变外观的物质。美容和皮肤学领域已经相互融合，以至于一些患者常因化妆品不良反应或询问化妆品使用建议就诊皮肤科。

整形手术：如用于改善皮肤外观的小的外科手术，目前在许多国家（但英国除外）整形手术成为皮肤科医生工作的一部分，因此，我们在此对整形美容加以概述。

化妆品的范围和使用方法

几乎所有人都会使用某种形式的化妆品（表 59.1）。化妆品的销售市场很广阔，远远超过了皮肤科产品。化妆品通常用于改善身体的外观、清洁皮肤、传递令人愉悦的气味、掩盖难闻的气味或作为时尚的附属品。有些化妆品因含有活性成分，例如，能够"逆转衰老"的活性成分而作为"药妆品"销售。

化妆品的成分

化妆品的精确成分依赖于它所推荐的功能。多数化妆品都含有香料、防腐剂，而且经常添加防晒成分

表 59.1 化妆品的范围

部位	产品
皮肤	润肤霜、洁面乳、肥皂、卸妆品、粉、胭脂、粉底、化妆水、香水、须后水、入浴剂、防晒霜
头发	洗发水、护发素、漂白剂、染色剂、烫发中和剂、直发药水、定型剂、发胶、脱毛膏
眼睑	睫毛膏、眼影、眼线膏、眉笔
指甲	指甲油、假指甲
唇部	唇膏、唇彩、遮光剂

表 59.2 化妆品中的成分

成分	功能	举例
抗氧化剂	防降解	丁基羟基茴香醚、没食子酸盐、生育酚
着色剂,染料	染色	胭脂虫红、偶氮化合物、氧化铁、对苯二胺、二氧化钛、金属盐、美黑产品中的二羟基丙酮
香料	香味或遮蔽臭味	秘鲁香脂、柠檬烯、香叶醇、芳樟醇
防腐剂	抗菌	对羟基苯甲酸酯类、甲醛、碘丙炔醇丁基氨甲酸酯、甲基异噻唑啉酮/氯甲基异噻唑啉酮、季铵盐 15、溴–硝基丙烷–二醇、咪唑烷基脲
多羟基化合物	保湿剂(保持水分),润肤剂	甘油、丙二醇、山梨醇
油、脂、蜡	润肤剂,使其有光泽	凡士林、杏仁油、羊毛脂
日光防晒成分	吸收或反射紫外线	二氧化钛、氧苯酮、阿伏苯宗
表面活性剂	乳化剂、表面活性剂、清洁剂	肥皂、硬脂酸和油酸
水	水合作用	纯化水

（表 59.2）。化妆品多为乳剂（如水包油或油包水）。欧盟要求标签中需列出化妆品的全部成分，以便对化妆品成分过敏的患者避免购买可能引起致敏的产品。某些制剂需要特别提及，如下：

对苯二胺染发剂

染发剂，尤其是对苯二胺，目前广泛，不良反应发生率为 5%，常表现为头皮或面部湿疹。指甲花纹身常含 15%~30% 的 PPD，使用该类产品可出现对 PPD 的过敏反应。

指甲制品

指甲油是由甲苯磺酰胺–甲醛树脂和着色剂组成。人造指甲是由甲基丙烯酸酯制成的，用丙烯酸胶黏着固定。

防晒剂

防晒剂可吸收或反射紫外线（UV）辐射。吸收剂如表 59.2 所示。二氧化钛和氧化锌是反射颜料。防晒指数（SPF）是指经防晒化妆品防护的皮肤与未经防护的皮肤经紫外线辐射引起最小红斑反应时间的比例。因此，使用防晒因子为 10 的防晒霜意味着在阳光下，皮肤出现红斑的时间是未用防晒霜的 10 倍。有些防晒霜是防水的。大部分防晒霜需于 1 天中多次涂抹。在英国，光线性皮肤病患者可供选择的制剂有：Anthelios、Sunsense Ultra 和 Uvistat。

遮瑕化妆品

这些有颜色的遮瑕霜可弥补患者皮肤色素缺陷，适用于有白斑病、损容性胎记或瘢痕的患者。可推荐的产品有：Covermark、Dermacolor、Keromask 和 Veil。

美白霜

这类化妆品可能含有汞、对苯二酚，两者均可能引起接触性过敏反应或反常的色素沉着。

低敏配方

这些化妆品是由高纯度的成分制成的，选择这些成分是由于其过敏

和刺激潜能已知。然而，它们依然可能含有潜在的刺激物和过敏性化合物。

化妆品不良反应

化妆品的副作用是相对罕见的，因而被广泛使用。尽管如此，多于12%的成年人曾有过化妆品不良反应。有些反应，如使用乙醇作为基质的须后水，出现刺痛是预料中的，不构成不良反应。有些患者为"敏感性"皮肤，对很多产品有反应。最有可能引起不良反应的制品为眼部和面部化妆品、止汗药、除臭剂，以及毛发着色剂和肥皂。不良反应的类型如下：

● 刺激性接触性皮炎尤其好发于特应性体质和具有敏感皮肤的人，这些人的皮肤干燥且偏碱性（面部正常 pH 值约为5.5），除臭剂常引起刺激性皮炎（图59.1）。羊毛脂、清洁剂、防腐剂也具有刺激性。

● 过敏性接触性皮炎多出现在产品使用部位（通常为面部），但也不一定，如指甲油中的甲苯磺酰胺–甲醛树脂可引起眼睑周围或颈部皮炎（图59.2）。常见的过敏源包括：芳香剂、防腐剂、染料（如 PPD）、羊毛脂，以及一些眼部化妆品中的金属盐。

● 接触性荨麻疹表现为使用化妆品后的数分钟内出现风团和潮红反应，也可在使用香水、洗发水和染发剂时，出现该类反应。

● 纹身反应可表现为急性刺激性的（红斑、水肿）、传染性的（肝炎、HIV）或者过敏性接触性皮炎。更多

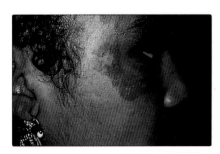

图 59.1 脱毛膏中的成分引起的刺激性接触性皮炎。

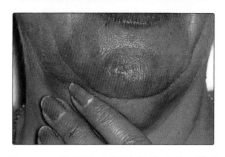

图 59.2 指甲油中的甲苯磺酰胺–甲醛树脂可引起接触性皮炎，导致面部皮炎。(From Champion RH, Burton JL, Ebling FJG 1982 Textbook of Dermatology, 5th edition, Wiley-Blackwell, with permission.)

慢性反应可表现为苔藓样变、肉芽肿或假性淋巴瘤。指甲花纹身反应通常为指甲花混合物中的 PPD 导致的过敏反应。

● 其他不良反应包括指甲化妆品或人造甲的使用引起的甲营养不良，不恰当的烫发、拉直发或染发导致的头发断裂或干枯。另外，还有色素沉着、痤疮等。

化妆品不良反应的治疗

患者对某种化妆品出现不耐受

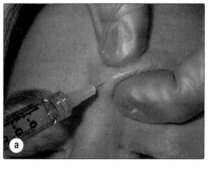

应停用所有化妆品。必要时，予以外用糖皮质激素至皮损消退，所有的化妆品均需检查其成分，在适当的情况下进行斑贴试验检测。可使用替代化妆品，但要尽少使用。

整容手术

整容手术包括使用激光治疗毛细血管扩张或局部色素沉着，肉毒素除皱、磨皮术、化学剥脱、换肤以及注射填充剂。

● 肉毒杆菌毒素：将肉毒杆菌毒素注射到面部肌肉中，使肌肉麻痹，减弱肌肉的活动，从而减少皱纹的产生（图59.3）。可治疗腋下多汗，有时也用于治疗掌部多汗症。

● 皮肤磨削术：是用于去除面部凹痕或凹陷性瘢痕的技术。使用高速旋转的刷子在被镇静的、有准备的患者的表皮或真皮浅层磨削，由于有丰富的毛囊皮脂腺结构，表皮可快速再生。

● 激光重建术。铒：YAG 激光在

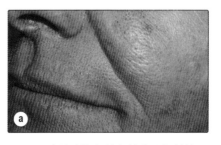
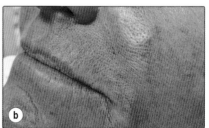

图 59.3 肉毒杆菌毒素注射治疗眉间纹。(a)肉毒杆菌毒素注射进皱眉肌；(b)患者尝试皱眉，皱眉肌麻痹。(From James WD, Berger TG, Elston DM 2011 Andrews' Diseases of the Skin, 11th edition. Saunders, with permission.)

图 59.4 玻尿酸填充剂注射进面部皱纹。(a)注射前的鼻唇沟纹；(b)注射填充剂后的外观。(From James WD, Berger TG, Elston DM 2011 Andrews' Diseases of the Skin, 11th edition. Saunders, with permission.)

最低限度损伤真皮的基础上去除表皮,使表皮再生,消除瘢痕或光损伤。其他类型的激光可用于脱毛。

- 化学剥脱术:化学剥脱术是磨削术的替代方法,可以改善皮肤光损伤或有皱纹的面部皮肤外观。α羟基酸或低浓度三氯乙酸溶液用于化学剥脱术。

- 填充剂:软组织缺陷,可通过注射生物相容性的材料,如牛骨胶或透明质酸衍生物来改善面部凹陷性瘢痕或皱纹(图59.4)。

- 身体塑形:用抽脂术去除皮下脂肪以产生更瘦的体型得到了广泛的应用。然而,一些新的方法如"皮下分离术"(经皮下切口插入皮下注射器进行皮下注射的操作)、射频消融术和药物治疗也是可行的。

- 毛发移植:穿刺活检是在头皮上正常头发密度(通常是后发际线)的区域进行钻孔活检。逐个分离毛囊,并将其分别插入到脱发的区域。

化妆品

- 化妆品是一种用于身体清洁、提升吸引力或改变皮肤外观的物质。现在男女都在用。
- 典型的化妆品配方含有润肤剂、乳化剂、色素、香料和防止氧化及微生物生长的防腐剂。此外,可能含有防晒成分以延长保质期,并达到其"抗光老化"的效果。
- 化妆品不良反应可表现为刺激性接触性皮炎(如肥皂、洗发水或除臭剂)或过敏性接触皮炎(常为芳香剂、防腐剂或PPD)、接触荨麻疹或色素改变。
- 肉毒杆菌毒素注射现在被广泛用于去除面部皱纹和治疗腋窝多汗症。
- 化学脱落术、激光或磨削术可用于光损伤、浅表瘢痕或面部皮肤老化的治疗。
- 皮肤填充剂注射,如透明质酸用于治疗凹陷性瘢痕或面部皱纹。

第 60 章 | 儿童皮肤病学

有些疾病几乎是儿童特有的(如尿布皮炎和幼年跖部皮病),还有一些皮肤病常见于儿童(如特应性皮炎或病毒疹)。我们在本章对本书其他章未提及的常见儿童皮肤病以及一些罕见但重要的皮肤病加以详述。

儿童湿疹和相关疾病

儿童湿疹的表现形式有:
- 尿布皮炎。
- 婴儿脂溢性皮炎。
- 念珠菌病。
- 幼年跖部皮病。
- 尿布银屑病。
- 特应性湿疹。
- 白色糠疹。

尿布皮炎

尿布皮炎是最常见的尿布疹。好发于仅有几周大的婴儿,大于 12 个月的婴儿少见。它是皮肤长期接触粪便与尿液,局部浸渍导致的接触性皮炎。包尿布处可见发亮的红斑,不易累及皮肤皱襞处。严重时,可有糜烂或溃疡(图 60.1),肤色偏深的个体可出现色素减退。常继发细菌或白色念珠菌感染,后者可引起红色丘疹或脓疱。

需与婴儿脂溢性湿疹和念珠菌病鉴别,两者均倾向于累及皮肤褶皱等间擦部位。尿布皮炎的治疗主要是保持婴儿外阴及臀部干燥。使用一次性的高吸水性尿布,并更加频繁的更换尿布。可以使用温和的白凡士林、替代肥皂的水溶性乳霜、硅胶霜(如Drapolene)等护肤剂。外用 1%氢化可的松,联合外用抗真菌剂(如 Daktacort 或 Canesten-HC)治疗有效。

婴儿脂溢性皮炎

婴儿脂溢性皮炎好发于出生后的头几周的婴儿,多见于身体褶皱部位,包括腋窝、腹股沟和颈部,面部及头皮易受累。屈侧皮损表现为潮湿有光泽、界限清楚的鳞屑性红斑(图60.2),头皮常见淡黄色痂皮。该病需与尿布皮炎(皱襞处不受累)、念珠菌病(常有脓疱)、特应性湿疹(瘙痒更加明显,但有些病例鉴别困难)相鉴别。润肤霜及 1%氢化可的松软膏用于治疗婴儿脂溢性湿疹,或外用氢化可的松与抗真菌剂的联合制剂。头皮皮损用 2%酮康唑洗发水清洗。可用橄榄油软化头皮鳞屑形成的"摇篮帽"。

念珠菌病

新生儿期白色念珠菌感染相对常见。感染也可继发合并婴儿脂溢性皮炎和尿布皮炎。皮损表现为红斑、鳞屑、脓疱,皮损累及其他部位,可见卫星灶。治疗上外用抗念珠菌制剂,如 2%酮康唑软膏,以及 2%咪康唑凝胶口服。

幼年跖部皮病

幼年跖部皮病,1968 首次报道该病,表现为皮肤变红、干燥、裂隙以及有光泽,足跖前部发病为主,有时累及整个足底(图 60.3)。通常在小学学龄期开始发病,到青少年的早中期可自发缓解。发病可能与穿合成材料制造的袜子或鞋有关,虽然它也是一些儿童特应性体质的表现。建议患者穿棉袜及透气性良好的鞋,最好是皮制的。外用糖皮质激素治疗无效,润肤剂有助于缓解症状。

其他儿童皮肤病

一些不常见但皮损具有特征性的儿童皮肤病,包括:
- 色素性荨麻疹。
- 朗格汉斯细胞组织细胞增生症。
- 川崎病和其他病毒感染。

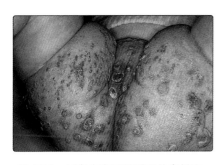

图 60.1　尿布皮炎可见严重的糜烂面。

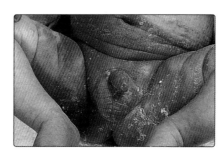

图 60.2　婴儿脂溢性皮炎。皮损累及褶皱处。

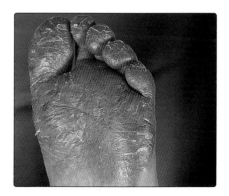

图 60.3　幼年跖部皮病。主要累及足跖前部。

- 鱼鳞病。
- 大疱性表皮松解症。

色素性荨麻疹

色素性荨麻疹以婴儿躯干和四肢多发性红褐色斑疹或丘疹为特征。洗澡或摩擦后，皮损处可出现潮红、风团和瘙痒，偶尔可出现水疱。组织学上，真皮有肥大细胞浸润。通常于青春期前自发缓解。迟发型常于青春期或成年后发病，很少自行缓解，可累及内脏器官。儿童型很少伴有系统累及。

朗格汉斯细胞组织细胞增生症（组织细胞增生症 X）

朗格汉斯细胞组织细胞增生症发病罕见且严重，常伴系统累及。皮损常见、表现多样，可类似脂溢性皮炎样，躯干部有丘疹及脓疱，皱褶部位可出现溃疡。克隆的朗格汉斯细胞浸润皮肤、腹部脏器、肺、骨，表现为恶性模式，但目前认为，这种浸润是反应性的，并非真正的恶性肿瘤。诊断常需依据皮肤活检。2 岁前发病者的预后较差。

血管痣

血管痣常见，出生时即有或出生后不久出现。浅表皮损是由真皮上中部群集扩张的毛细血管丛形成。真皮深层和皮下组织大量毛细血管增生形成较大的血管瘤。

临床表现

有以下 4 种主要的临床表现。

鲑鱼红斑

最常见的血管痣，见于 20%~60% 的新生儿。上眼睑红斑消退较快，20%~30% 患者后颈部的"胎记"

不能消退。应安抚家长，该病不需进一步检查或治疗。

葡萄酒色斑（鲜红斑痣）

葡萄酒色斑（或鲜红斑痣）出生时即有，是边缘不整的红色或紫色斑片，多于单侧面部发病（图 60.4），偶或为双侧性。皮损直径从几毫米到几厘米不等，到中年时，皮损颜色变暗，表面粗糙呈结节状。累及三叉神经眼分支的葡萄酒色斑可能与颅内血管畸形有关（Sturge-Weber 综合征）。靠近眼部的葡萄酒色斑可并发青光眼。

婴儿血管瘤

婴儿血管瘤于出生后很快出现，好发于头颈部，在婴儿 12 个月龄内增长至最大（图 60.5）。在之后的 6~12 个月里保持不变，然后开始逐渐消退。多数病例于 5~7 岁时消退，皮损区留有皮肤萎缩。血管瘤可分为浅表血管瘤（草莓状痣）、深部血管瘤或混合型血管瘤，局部发生，或呈节段性分布。深部血管瘤，如海绵状血管瘤，由更大更深的血管腔组成，表现为青紫色肿块。肿块表面可为正常皮肤或浅表性血管成分（如混合型），不能像浅表血管瘤一样完全消退。可出现溃疡性出血和继发感染。较大的血管瘤可导致血小板减少，并引起血小板减少症（Kasabach-Merritt 综合征）。应注意节段性血管瘤有无合并内部器官畸形。

动静脉畸形（AVM）

血管畸形也可发生在皮肤、皮下组织和深层组织。例如，有时可观察到手臂动静脉瘘管的患侧手臂较正常侧肥大。

治疗

葡萄酒色斑可使用遮瑕化妆品

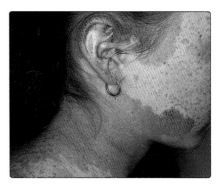

图 60.4　葡萄酒样痣。常出生时即有。需要神经科及眼科系统评估。推荐使用脉冲染料激光早期治疗。

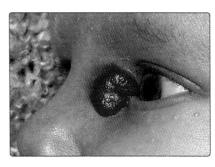

图 60.5　婴儿草莓样痣。这种血管瘤在出生后的几周内增大，常至 5~7 岁时逐渐消退。当危害到眼等重要器官时，需要治疗。

遮盖，但目前可采用脉冲染料激光治疗，用于消除异常的真皮血管，改善外观。儿童面部葡萄酒色斑需经神经科和眼科医生评估以除外神经系统及眼病变。婴儿血管瘤应尽量等其自行消退，除非累及重要器官，如眼睛或气管。如若累及，目前首选短疗程口服普萘洛尔治疗[起始剂量为 1mg/(kg·d)]（之前使用泼尼松龙）。Kasabach-Merritt 综合征可选用系统糖皮质激素、细胞毒性药物（如长春新碱）、栓塞术或手术治疗，效果取决于对治疗的反应。下背部的血管瘤可侵及脊髓，神经系统查体与影像学检查可帮助明确。AVM 的治疗需要血管外科医生的指导意见。

儿童皮肤病学

病名	发病年龄	临床表现
尿布皮炎	出生后几周到 12 个月	不累及皮肤褶皱处的光亮红斑 可出现糜烂
婴儿脂溢性皮炎	出生后几周	潮湿的鳞屑性红斑 累及屈侧褶皱处及头皮
念珠菌病	婴儿期	红斑,伴鳞屑、脓疱 屈侧褶皱处受累,可继发感染
幼年跖部皮病	学龄期至青少年中期	足跖前部及足底皮肤变红,有光泽及裂缝
色素性荨麻疹	多见于 3~9 个月	躯干红褐色斑疹或丘疹,摩擦后有风团
朗格汉斯细胞组织性增生症	所有年龄段(不同类型)	脂溢性皮炎样,有丘疹、脓疱、溃疡
血管痣	出生时或出生后几周	颈部的鲑鱼红斑、葡萄酒色斑(如面部)、草莓状痣

第 **61** 章 ｜ 老年性皮肤病

目前西方社会 65 岁以上人口的比例相当高，并呈不断上升趋势。由于营养不良、自理能力欠佳和各种疾病缠身，老年人极易受皮肤病困扰。皮肤病虽不致命，但令他们备受煎熬。

皮肤的自然老化

皮肤老化主要表现为皮肤松弛、细纹、白发和良性赘生物生成。此外，还可能引发雄激素性脱发（见第101 页）。如能做好防晒工作，皮肤老化会不容易显现得多。

从组织学角度分析，皮肤老化过程中表皮层变薄，表皮脊流失，黑色素和朗格汉斯细胞减少引起；表皮细胞体积缩小；真皮层中蛋白聚糖减少，亦变薄。从皮肤功能上分析，其弹性和张力减弱，抵抗损害、刺激物和感染的能力下降，伤口愈合缓慢。

需要注意的是，一些遗传病会导致的皮肤老化现象，如弹力纤维性假黄瘤（见第141 页）。皮肤老化导致肌萎缩和紫癜，类似症状亦见于滥用强效外用激素。

老年人常见皮肤病

皮肤病并非老年人特有，但好发于老年人（表61.1）。

皮肤干燥与乏脂性湿疹

干燥瘙痒常见于老年人，多发于腿部。轻者皮肤粗糙或有脱皮，重者皮肤开裂伴炎症（乏皮脂性湿疹，见第57 页）。气候干燥、空调环境和过度清洁都会加重症状。涂抹润肤露通常可起舒缓作用。症状加剧时，局部涂抹激素类药膏。

老年脂溢性皮炎（见第56 页）（图

61.1）可能发现于伸侧，需与牛皮癣、念珠菌病或红癣相区别。患有过敏性接触性皮炎的老年人（见第50 页）在使用药膏、洗漱用品及香水时，需特别谨慎。此类产品往往含有绵羊油、新霉素、芳香剂和局部麻醉剂等过敏原。

皮肤瘙痒

老年人一旦有皮肤瘙痒，症状可能非常严重且难以根治。瘙痒通常由乏皮脂性湿疹、疥疮、荨麻疹或早期类天疱疮（见第119~120 页）等引起，也可能由肾脏、肝脏疾病或潜在的恶性肿瘤诱发。小部分老年患者的瘙痒属于正常衰老表现，局部治疗和抗组胺药物对其无效。

银屑病

青少年时期为银屑病首个高发期，60 岁后出现第二个高发期。老年患者可出现除了点滴状银屑病以外所有类型，屈侧累及比年轻患者更常见。点滴状银屑病较为罕见于老年人。老年患者有时无法到院就医，不便涂药，或不耐受光疗，导致治疗难度增加。甲氨蝶呤应用较多，其耐受性良好。

感染性皮肤病或寄生虫皮肤病

带状疱疹好发于 65 岁以上人群，发生率高达 25%。年龄越大，发生带状疱疹后遗神经痛风险越高，70 岁以上患者发生率超过 75%。尽早使用抗病毒药物（如阿昔洛韦）与阿米替林或加巴喷丁可有效预防和缓解神经痛。

白念珠菌感染（见第90 页）好发于肥胖老年女性的褶皱部位。

甲真菌病偶发于老年人，多为男性。一般无需治疗，除非病甲造成疼痛。

疥疮的发病与居住环境密切相关，易传染难控制。老年瘙痒患者应仔细检查，因为疥螨隧道易被忽略。如家中老年患者行动迟缓、瘫痪不起

表 61.1　老年人常见的皮肤病	
湿疹（见第18~20 章）	干燥性、脂溢性、接触性、瘀积性
其他皮疹（见第14、37、45 章）	银屑病、药疹、热激红斑
感染性皮肤病（见第28、30、31、33 章）	带状疱疹、念珠菌感染、甲癣、疥疮
溃疡性皮肤病（见第38、61 章）	腿部溃疡、褥疮
自身免疫病（见第41 章）	类天疱疮
良性肿瘤（见第49 章）	脂溢性角化病、樱桃状血管瘤、皮赘、结节性耳轮软骨皮炎
皮肤光损伤（见第56 章）	光老化、光线性弹力纤维病
癌前病变（见第51 章）	日光性角化病、原位鳞状细胞癌
皮肤癌（见第52~55 章）	基底细胞癌、鳞状细胞癌、恶性雀斑样痣性黑素瘤、皮肤 T 细胞淋巴瘤
其他	老年皮肤瘙痒症

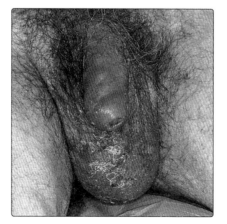

图 61.1　阴部屈测脂溢性皮炎。

无法搔抓，或免疫力低下，可罹患"挪威疥疮"（图61.2）。挪威疥疮常有数千疥螨感染，传染性极强。

皮肤光损伤和肿瘤

良性和恶性皮肤肿瘤多发于老年人（见表61.1）。光照是导致皮肤肿瘤的重要因素。特异性皮肤光损伤性疾病包括：

• 光化性角化病（见第51章，图61.3）。皮角可能发展为光化角化病（图61.4）。目前手术切除是最佳治疗方案。

• 光线性弹性纤维病：曝光部位皮肤呈黄色，增厚，多皱。颈部常可见菱形褶皱斑纹（图61.5）。可形成"老年性"粉刺和肥厚性黄色斑块。户外日晒较多者，如农民，患病概率高。患者若吸烟，症状更严重。

• 结节性耳轮软骨皮炎主要特征是真皮胶原纤维坏死（图61.6），真皮层与软骨组织炎性浸润。主要治疗手段为手术切除，但一些早期病变可通过外用糖皮质激素治疗。

• 光化性唇炎：由过度日光照射引起，多见于户外工作者。唇部糜烂及下唇干燥脱屑。治疗与光化性角化病相同。若有肿胀、充血或其他损伤病变，应借助病理切片明确诊断，排查鳞状细胞癌。

溃疡

• 腿部溃疡：即静脉性溃疡，常中年起病。该病往往经久不愈，因此同样困扰老年患者。随着年龄的增长，缺血性溃疡发病率逐步增长。

• 压疮：由于局部组织长期受压而引起局限性红斑直致大规模组织溃烂坏死。溃疡严重时，可发展至骶骨、髋骨、大转子、足跟，继发性绿脓杆菌感染很常见。

因股骨骨折、关节炎、昏迷或截瘫而长期卧床或行动不便的老年人极易患压疮。另外，营养不良、感觉迟钝和血管疾病也易导致组织溃疡。

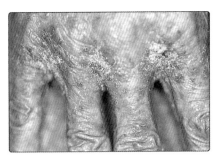

图61.2 挪威疥疮。

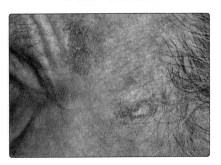

图61.3 光化性角化病。

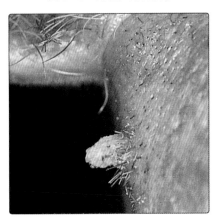

图61.4 皮角。

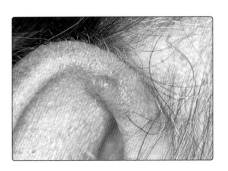

图61.6 结节性耳轮软骨皮炎。

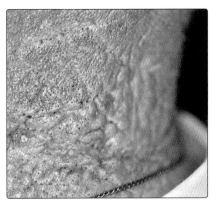

图61.5 光线性弹性纤维病。

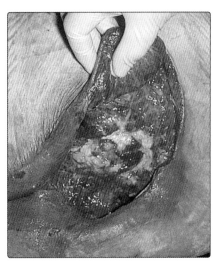

图61.7 髋骨压疮。

如能明确高危人群，就能及时干预，采取有效措施开展预防和治疗工作，如定期改变其姿势，使用防褥疮床垫，注意饮食和关注患者状态。坏死焦痂一般2~4周内脱落，随后用半透膜敷料，如Opsite保护溃疡创面。蛋白水解酶（Varidase）可用来清除足跟病变。缓解疼痛是关键。如果患者情况允许，也可手术切除和皮瓣修复。

老年人皮肤问题

• 乏脂性湿疹（也称为裂纹性湿疹）主要因水分脱失，皮肤显示脱屑和裂隙症状。好发于老年人。一般用润肤露和温和的外用激素即可得到控制。

• 老年人瘙痒必然有诱因，如疥疮、荨麻疹或类天疱疮前期，甚至可能是未明系统性疾病。当查清病因。

• 带状疱疹常见于老年人。阿昔洛韦或泛昔洛韦可缓解神经痛。

• 光化性角化病表现为长时间暴露于阳光的部位粗糙，过度角化。通常用冷冻治疗或氟尿嘧啶乳膏或双氯芬酸钠凝胶。

• 光线性弹性纤维病，暴露于阳光的皮肤（脖子等）呈黄色，增厚，多皱。好发于从事户外工作的男性。

• 压疮是由感觉迟钝、行动不变、营养不良和血液循环不畅引起。首要任务即发现高危人群，预防或组织病情恶化。

第 **62** 章 ｜ 妊娠期皮肤

所有皮肤问题都可能在妊娠期出现,妊娠前已存在的皮肤问题也可能加重或改善。最重要的考虑是胎儿的健康, 这通常让治疗变得更加困难。仅有少数的系统性治疗对于妊娠期是安全的。

妊娠期的皮肤

妊娠期皮肤变化包括:内分泌因素导致的生理变化、皮肤拉伸的作用以及免疫功能改变对妊娠期皮肤病的影响。一部分皮肤病为妊娠期特有,一部分因妊娠而加重。

由于内分泌改变,大多数妊娠会伴有正常生理效应。这些效应包括色素改变、毛发和甲改变、血管增生、皮脂腺活动。

色素改变、色素沉着常见于妊娠期,如黄褐斑和黑线(腹壁正中线色素沉着),一般产后消失。黑素细胞痣可能颜色变深,有时变大。

妊娠纹为粉红色,是在妊娠后期已被拉伸的皮肤上(如腹部、胸部)出现的线性改变。分娩后逐渐变淡,但常为永久性(白条纹),几乎没有证据证明局部治疗具有预防作用。

毛发和甲变脆、休止期脱发(见第101页)发生于产后 1~5 个月,随后通常自行恢复。

血管改变,如毛细血管扩张和化脓性肉芽肿,在妊娠期也很常见。部分静脉回流受阻以及静脉血栓导致的身体下半部分静脉曲张(如腿部静脉曲张和痔疮),也非常普遍。

由于皮脂分泌增加,妊娠期痤疮可新发或加重。应避免使用维 A 酸,外用及口服红霉素通常被认为是安全的。

妊娠期皮肤病

很少有妊娠期特发的皮肤病,但一些疾病在妊娠期更加好发。瘙痒为妊娠期常见(约占 17%),包括如下情况:特发性瘙痒(妊娠瘙痒症、妊娠痒疹)、湿疹、荨麻疹、疥疮、虱病、药物疹和妊娠肝内胆汁瘀积(表 62.1)。非瘙痒的情况也很常见,通常更容易鉴别,包括结节性红斑、单发性肿瘤、痣的变化和生理变化(见上文)。

感染

妊娠被认为处于部分免疫抑制

表 62.1　妊娠期出现瘙痒的状况

状况	比例(%)
妊娠期湿疹 [a]	49.7
妊娠多形疹	21.6
皮肤感染/寄生虫感染	5.3
妊娠类天疱疮	4.2
妊娠肝内胆汁淤积	3.0
玫瑰糠疹	2.8
痤疮(包括面部和躯干)	2.6
药物反应	2.4
接触性皮炎	2.2
荨麻疹(除外药物导致)	1.6
银屑病	1.2
扁平苔藓	1.0
妊娠痒疹 [a]	0.8
红斑狼疮	0.6
色素性紫癜性皮病	0.4
妊娠瘙痒性毛囊炎 [a]	0.2
白细胞破碎性血管炎	0.2
线状 IgM 皮病	0.2
寻常型天疱疮	0.2

[a] 情况很难鉴别,有时被归为妊娠特应性皮疹。(From Ambros-Rudolph CM, Mullegger RR, Vaughan-Jones SA et al. 2006. J Am Acad Dermatol 54:395－404.)

状态, 以允许 HLA 组织相容性抗原与胎儿错配。因此,与非妊娠妇女相比,妊娠期感染更常见、更严重。其中,病毒和真菌感染最为常见。病毒性皮疹,包括水痘和风疹,通常除了外用润肤剂外,不需要特殊处理,但建议与产科医生讨论系统性治疗方法。单纯疱疹病毒感染(生殖器和生殖器外)有播散和肝炎的风险,因此需要立即抗病毒治疗(通常口服阿昔洛韦, 这被认为对妊娠是无害的)。妊娠后期的感染增加新生儿疱疹的风险, 对于复发性疱疹的妇女可预防性治疗。病毒疣生长迅速,对治疗是一种挑战,妊娠期不能使用鬼臼树脂,但能够应用常规的破坏性治疗:冷冻、电刀、激光、外科手术或三氯乙酸治疗。

妊娠期真菌感染,包括假丝酵母在内的感染是常见的,通常最好用咪唑类乳膏进行治疗(如克霉唑),这个治疗方式被认为透皮吸收最少,并认为对妊娠无害,但不推荐口服咪唑类药物,如伊曲康唑。也不推荐特比萘芬软膏外用(以及口服)。细菌感染通常使用对妊娠无害的抗生素治疗(如红霉素和氟氯西林)。疥疮和虱病通常外用苄氯菊脂软膏治疗,对妊娠是无害的,而且比马拉硫磷或苯甲酸苄酯更有效。禁止口服伊维菌素。

妊娠期特有的皮肤病

妊娠期肝内胆汁瘀积(ICP)诊断要点为无炎症性皮肤疾病(仅有抓痕),但存在血清总胆汁酸水平升高的典型瘙痒。这种状况造成孕妇(产时出血、胆石病)和胎儿(胎粪染色、早产、宫内死亡)风险增加。ICP 通常使用熊去氧胆酸(UDCA)进行治疗,这一治疗能缓解瘙痒和改善肝脏生化状况,但对胎儿的影响不确定。疾病情况通常伴随妊娠而恶化,在产后48~72小时缓解。再次妊娠复发很常见。

妊娠特应性皮疹 妊娠早期和中期,在有特应性体质的孕妇中出现,影响屈侧(特应性皮炎经典部位)或非屈侧部位,表现为剥脱性丘疹和结节(图62.1)。部分丘疹可能为滤泡和无菌性脓疱。没有特定的诊断实验和治疗原则是针对特应性湿疹的。避免使用肥皂,规律使用润肤剂和弱效的糖皮质激素软膏是主要的治疗方法。使用抗组胺药有效,一般认为对妊娠无害(如西替利嗪、氯雷他定),羟嗪(毒性为剂量依赖性)除外。应避免外用强效糖皮质激素,以免引起系统反应,但严重病例,允许短期口服强的松。其他治疗方法包括光疗、环孢素和硫唑嘌呤。

妊娠类天疱疮(PG) 以前被称为妊娠疱疹,出现在妊娠中期和晚期,以瘙痒性皮疹为特点,表现为风团样丘疹(图62.2)、斑块,甚至发展为大疱性皮疹(图62.3)。通常,初发皮损出现在脐周,以离心方式扩散。常波及至面部、黏膜、手掌和足底。分娩后,疾病加重是公认的。皮肤活检是确诊的关键,直接免疫荧光显示特点

类似于大疱性类天疱疮,即真皮表皮交界处线性补体C3和IgG沉积。妊娠类天疱疮与低出生体重儿及早产相关。轻症病例可外用糖皮质激素和抗组胺药,但大部分女性需要每天口服泼尼松龙0.5mg/kg。虽然病情控制后应逐渐降低剂量,仍然建议产后增加剂量以预防疾病加重。其他治疗选择,包括偶尔考虑使用环孢素和丙种球蛋白。

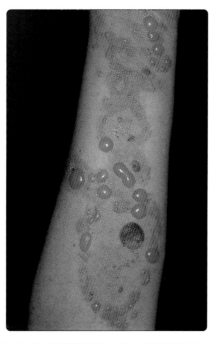

图62.2 妊娠期类天疱疮。妊娠期类天疱疮女性患者,风团基础上出现簇集紧张性大疱。(From Callen JP, Jorizzo JL, Bolognia JL, Piette WW, Zone JJ 2003 Dermatological Signs of Internal Disease, 4th edition. Saunders, with permission.)

妊娠性多形疹(PEP)

妊娠期瘙痒的风团样丘疹和斑块(PUPPP;缩写为PEP)通常出现于妊娠晚期(图62.4)。与PG相反,PEP通常首先出现在腹外侧皮肤(通常在妊娠纹处),少见于脐周(图62.5)。正如名字所描述,该病临床表现多样,但主要为强烈瘙痒的风团性丘疹和斑块。水疱非常少见,一旦确定出现,应考虑为PG。PEP不对母亲和胎儿造成风险,通常在产后1~2周消退,未来再次妊娠时重新出现。临床通常可以诊断,如果存在疑问,可通过间接免疫荧光进行确诊。中等强度的糖皮质激素通常有效,强效、口服激素和光疗已用于严重病例。

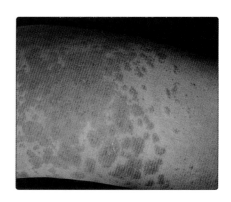

图62.4 姓娠性多形疹。(From Bolognia JL, Jorizzo JL, Schaffer JV 2012 Dermatology, 3rd Edn. Saunders, with permission.)

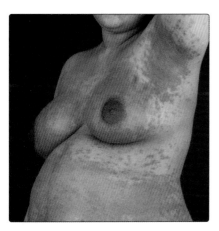

图62.1 妊娠期特应性皮疹。(From Bolognia JL, Jorizzo JL, Schaffer JV 2012 Dermatology, 3rd Edn. Saunders, with permission.)

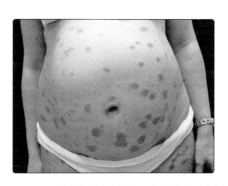

图62.3 妊娠期类天疱疮,多个荨麻疹样皮疹,外周围以许多小水疱。(From Callen JP, Jorizzo JL, Bolognia JL, Piette WW, Zone JJ 2003 Dermatological Signs of Internal Disease, 4th edition. Saunders, with permission.)

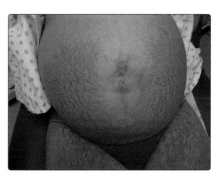

图62.5 在突出的腹部条纹内和周围有妊娠期多型性疹。(From Callen JP, Jorizzo JL, Bolognia JL, Piette WW, Zone JJ 2003 Dermatological Signs of Internal Disease, 4th edition. Saunders, with permission.)

妊娠期皮肤改变

- **妊娠期内分泌的影响** 导致皮肤生理变化,如色素沉着、毛发生长和皮脂分泌增加。
- **瘙痒** 常见于妊娠期且有很多可能的原因。
- **妊娠痒疹** 为常见的问题,但没有明确的病因。
- **妊娠期特应性湿疹** 非常常见,通常出现于妊娠初期前 3 个月。治疗与儿童期特应性湿疹类似,外用润肤剂和糖皮质激素。
- **妊娠类天疱疮** 是妊娠期发生的自身免疫性疾病,引起风团样斑块和水疱,通常位于脐周。这类疾病可严重,常需要口服激素治疗。
- **妊娠性多形疹** 通常出现于妊娠的 35 周后,常累及妊娠纹,不累及脐部。PEP 是一种良性疾病,通常对局部治疗和抗组胺治疗反应良好。

第 63 章 泌尿生殖系统感染

在英国和爱尔兰,泌尿生殖医学传统上是与皮肤病学独立的专业,但在许多国家将这两门学科合并称之为"皮肤性病学"。对于从事皮肤病治疗的专业人员来说,了解更多关于泌尿生殖系统疾病的知识已变得愈加重要。泌尿生殖系统疾病范围如下(表 63.1):梅毒、淋病、人类免疫缺陷病毒(HIV)感染(第 29 章)、衣原体感染、盆腔炎、阴道炎、软下疳、病毒疣(第 77 页)、生殖器疱疹、乙型肝炎和丙型肝炎、外阴/肛周皮肤病和阴茎/阴囊皮肤病。后面的疾病将在第 64 章描述。

梅毒

梅毒是一种由苍白螺旋体引起的慢性感染性疾病。在梅毒的所有 3 个病期中都可见到皮肤表现。

临床表现

苍白螺旋体通常情况下通过性交传播,极少数通过先天获得或输血污染而感染。

● 一期硬下疳。大约在性接触的 3 周后,在接触部位出现一期硬下疳,表现为无痛性纽扣状溃疡性丘疹。通常发生于生殖器部位(图 63.1),除此之外,可见于男性行为者的口腔和肛门部位。常见局部淋巴结肿大。未经治疗的硬下疳可在 3~10 周内自发消退。血清学试验阳性直到感染后 4 周出现,但螺旋体可在硬下疳处分离到。

● 二期梅毒。这一阶段始于硬下疳出现后的 4~10 周。特征性表现为躯干、四肢、掌跖部位的粉红色或铜红色非瘙痒性丘疹(图 63.2)。未经治

表 63.1　其他泌尿生殖系统感染			
疾病	病原体	临床表现	治疗
非淋球菌性尿道炎	沙眼衣原体 脲原体属 解脲脲原体 支原体属 生殖道支原体	男性:排尿困难、尿频、尿道分泌物或无症状	阿奇霉素 1 g 单次口服,或多西环素 100mg 每日 2 次口服共 7 天
衣原体性黏液脓性宫颈炎	沙眼衣原体(不包括淋病奈瑟菌)	女性:无症状或宫颈黄色分泌物	阿奇霉素 1 g 单次口服,或多西环素或红霉素 100 mg 每日 2 次口服共 7 天
盆腔炎	沙眼衣原体 淋病奈瑟菌 厌氧菌 阴道加德纳菌 支原体属 生殖道支原体	急性腹痛及腹部压痛、发热、白细胞计数升高	头孢曲松钠肌注联合口服多西环素加甲硝唑,或口服氧氟沙星加甲硝唑,共 14 天
阴道炎	阴道毛滴虫 阴道加德纳菌 拟杆菌属 白色念珠菌	无症状或红斑,瘙痒及分泌物;男伴可患尿道炎和龟头炎	甲硝唑 2g 单次口服或 400~500mg 每日 2 次口服共 5~7 天 替代方案 替硝唑 2g 单次口服
软下疳	杜克雷嗜血杆菌	单处或多处压痛、坏疽性、侵蚀性溃疡	阿奇霉素 1g 单次口服(或环丙沙星、红霉素,或头孢曲松钠肌注)
乙型肝炎	乙型肝炎病毒	约 40%患者可出现任何症状	高危人群接种疫苗;聚乙二醇干扰素、恩替卡韦和其他抗病毒药物

疗的皮疹在 1~3 月内消退。此期血清学试验阳性。

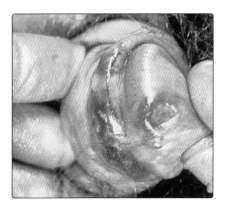

图 63.1　一期梅毒硬下疳。(From Bolognia JL, Jorizzo JL, Schaffer JV 2012 Dermatology, 3rd Edn. Saunders, with permission.)

● 三期梅毒。约 30%的未经治疗的梅毒患者将会发生晚期损害,通常会经历多年的无症状期。皮损表现为面部或背部环形或弓形的无痛性结节,有时伴有剥脱。

皮下肉芽肿性树胶肿:

－通常累及面部、颈部或小腿。

－难以痊愈的溃疡及瘢痕(图 63.3)。可合并心血管梅毒和神经梅毒。

治疗

一期或二期梅毒使用苄星青霉素 G 240 万单位单次肌注,或多西环素 100mg 每日 2 次口服共 2 周,或

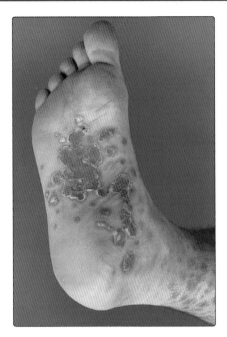

图63.2 二期梅毒。足底和小腿的融合性粉红色丘疹，伴有领圈样鳞屑。

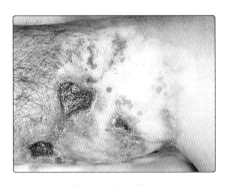

图63.3 三期梅毒树胶肿。(From James WD, Berger TG, Elston DM 2011 Andrews' Diseases of the Skin, 11th edition. Saunders, with permission.)

阿奇霉素1g单次口服。所有患者必须接受HIV筛查及接触者追踪，同时接受其他性病的检测。孕妇和儿童需选择替代方案，最好是与有泌尿生殖医学专业经验人士合作确定。

淋病

淋病是由革兰阴性双球菌淋病奈瑟菌引起。感染可出现症状或无症状，淋病奈瑟菌可通过培养或核酸扩增试验检出。

临床表现

男性患者症状通常表现为排尿困难、尿频和尿道脓性分泌物。女性患者的症状可表现为异常的阴道分泌物，排尿困难，月经间期出血、月经过多或腹痛。咽部和肛门直肠部位的感染可出现症状，也可无症状表现。淋病的诊断依据为取尿道(男性和女性)分泌物或宫颈内(女性)分泌物涂片，在显微镜下找到细胞内革兰阴性双球菌，以及淋病奈瑟菌培养。血清学检测不可靠。未经治疗的女性有患盆腔炎和不孕的风险。男性并发症包括尿道狭窄、不孕及附睾炎。

淋球菌血症极其少见，临床表现为发热、关节炎及分布在手足或大关节附近数目很少的脓疱(图63.4)。本病属于一种化脓性血管炎，同其他系统的感染(如脑膜炎奈瑟菌)一样，可能会出现紫癜。

治疗

急性单纯性淋病应使用单剂头孢曲松钠(500mg肌注)或阿奇霉素(1g)单剂口服(或两者联合用于治疗咽部淋球菌感染)。替代方案视微生物敏感性而定，包括阿奇霉素联合单剂量头孢克肟口服或大观霉素。在国外获得的感染应当被推定为多重耐药菌感染。咽部和直肠部位的感染清除可能特别困难。治疗结束后的4~7天，需再次进行培养确认治愈。淋病患者应接受可能合并感染的性传播疾病的筛查，如衣原体。泌尿生殖科是最适于开展治疗的部门，在那里可

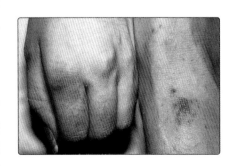

图63.4 淋球菌血症。在关节上可见明显的分散的炎症性脓疱。(From James WD, Berger TG, Elston DM 2011 Andrews' Diseases of the Skin, 11th edition. Saunders, with permission.)

进行接触者追踪。

其他泌尿生殖系统感染

在英国，衣原体和生殖器疣/生殖道尖锐湿疣是最常见的泌尿生殖系统感染，每10万人中分别有约1000人和约600人感染。泌尿生殖科接诊了大部分患者。

生殖道衣原体感染通常没有皮肤症状或体征。男性可能会有尿道分泌物或排尿困难表现，女性会有阴道分泌物或排尿困难，但对于许多感染者，尤其是女性，均无症状(表63.1)。10%~40%感染女性会发展为盆腔炎。男性和女性患者可能并发Reiter病(第62页)。

其他泌尿生殖感染在西方国家并不常见。通常出现在热带国家，一般如下：

性病性淋巴肉芽肿(或腹股沟淋巴肉芽肿)是由主要感染淋巴管的特定血清型沙眼衣原体引起。首先出现腹股沟肿胀，接着引起局部溃疡，可发展为腹股沟淋巴结炎，伴随不适。数年之后，最终由于淋巴管阻塞导致明显的生殖器淋巴水肿。

软下疳，由杜克雷嗜血杆菌感染引起，其特征表现为接种部位的炎症性丘疹，在病程中可能会形成溃疡并助长HIV的感染。在某些病例，腹股沟淋巴结肿大可发展为腹股沟淋巴结炎(图63.5)。软下疳患者应接受HIV感染筛查。

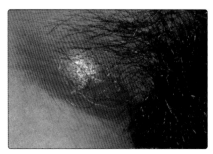

图63.5 软下疳。单侧腹股沟淋巴结炎上方覆盖红斑。(From Bolognia JL, Jorizzo JL, Schaffer JV 2012 Dermatology, 3rd Edn. Saunders, with permission.)

腹股沟肉芽肿，又称杜诺凡病，由肉芽肿克雷白杆菌感染引起。临床表现为生殖器部位的破溃结节，溃疡形成并扩大，引起继发性感染后，通常发生坏死。可能会造成生殖器的外观损毁和潜在的恶性改变。

泌尿生殖道感染

梅毒	淋病	生殖道衣原体	盆腔炎
● 性接触后3周出现一期硬下疳。 ● 硬下疳出现后的4~10周，无瘙痒性的二期梅毒丘疹爆发。 ● 三期梅毒可历经数年后迟发。 ● 治疗药物有苄星青霉素、多西环素或阿奇霉素。 ● 患者需接受接触者追踪及筛查其他性病。	● 男性表现有排尿困难、尿频及尿道分泌物。 ● 女性主诉有阴道分泌物、排尿困难及腹痛。 ● 感染可以是无症状的。 ● 晚期后遗症包括盆腔炎和不孕。 ● 治疗包括头孢曲松钠或阿奇霉素单次口服，但应根据当地药物敏感性监测状况指导用药。	● 女性常无症状，但可有阴道分泌物或排尿困难。 ● 男性可无症状或有尿道分泌物，排尿困难或尿频表现。 ● 生殖道衣原体无初期侵犯皮肤的临床表现。 ● 治疗有阿奇霉素单次口服或口服多西环素1个疗程。	● 女性表现有下腹痛及压痛，发热和不适。 ● 由多种感染引起包括淋球菌、衣原体和厌氧微生物。 ● 长期后遗症包括不孕、异位妊娠和慢性盆腔疼痛。 ● 联合治疗药物包括甲硝唑、多西环素、头孢曲松钠和氧氟沙星。

第 64 章 | 生殖器皮肤病

其他部位的皮肤疾病也可在同一病程中累及生殖器和肛门周围的皮肤,尽管临床表现可以不同。一些特殊疾病在病程中同样会影响到生殖器部位皮肤,这会给非专家带来诊断上的困难(有时是专家)。生殖器部位皮肤感染将在本书的其他章分述。

女性生殖器皮肤病

发生在外阴部位的皮肤病经常容易被混淆(甚至对于皮肤科医生也是如此),由于此部位皮损典型特征的缺失或改变,使得诊断更加困难。

良性皮肤病

瘙痒(外阴瘙痒)是外阴疾病的常见症状,通常继发苔藓化。常见疾病有:银屑病(第 38 页),湿疹包括过敏性接触性皮炎(图 64.1)和脂溢性皮炎(第 89 页)及一些常见感染,如单纯疱疹病毒(第 80 页)、病毒疣(第 77 页)、白念珠菌病(第 90 页)和性病感染(第 184 页)。需要特别关注的女性生殖器皮肤的皮肤病包括:

• 硬化性苔藓(第 60 页)可见于任何年龄段的女性,可累及生殖器与腿部之间的褶皱,大阴唇内侧,小阴唇和阴蒂。受累皮肤表现为萎缩性白斑,有时伴有紫癜及糜烂损害(图 64.2)。硬化性苔藓形成的瘢痕会造成外阴结构的改变,使阴唇缩小和融合,阴道口狭窄。治疗为外用丙酸氯倍他索。此病发展为鳞状细胞癌的风险为 4%。

• 外阴扁平苔藓(第 59 页)表现为紫红色的丘疹、斑块或糜烂,有时皮损有白色花边状条纹。外阴扁平苔藓可以是全身性皮疹的一部分(第 59 页),或是伴随色素性反向性扁平苔藓或糜烂性黏膜综合征。治疗为外用类固醇。

• 色素性改变包括外阴黑变病(通常需要进行活组织检查以排除恶性肿瘤)和色素减退,如白癜风引起。

肿瘤

• 外阴上皮内瘤变(VIN;鲍恩病和鲍恩样丘疹病这两种命名已不再使用)有较高的鳞状细胞癌风险

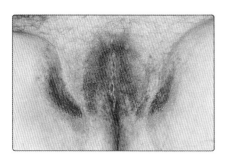

图 64.1　外阴接触性皮炎。由于对外用霜剂中新霉素过敏所致。

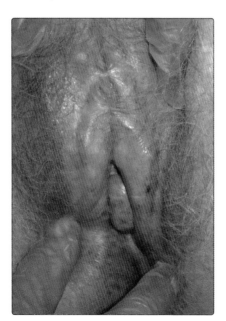

图 64.2　硬化性苔藓,外阴正常结构的消失,表现为萎缩和紫癜。(Courtesy of Dr Fiona Lewis, St Thomas Hospital, London.)

(图 64.3),病变可分为未分化型(与致癌性人乳头瘤病毒 16 型和 18 型相关)和见于硬化性苔藓的分化型。未分化型 VIN 可与宫颈上皮内瘤变同时存在,因此必须对后者进行筛查。治疗有切除(小范围)、外用氟尿嘧啶或咪喹莫特和激光治疗。需要进行随访。

• 鳞状细胞癌的发生有两种类型。其中最大的一型来自老年女性,癌变是由慢性硬化性苔藓(或扁平苔藓)发展而来。小部分型来自于年轻女性,肿瘤的发生与 HPV 感染相关。临床表现多发生在原有皮肤病变基础上的结节,经常形成溃疡。需要专业外科手术切除。

• 其他肿瘤。外阴部位可发生基底细胞癌和恶性黑素瘤,还有乳房外佩吉特病。

生殖器溃疡和创伤

• 生殖器溃疡可发生在良性阿弗他溃疡,也可伴发于类天疱疮或天疱疮(第 119 页),或多形红斑急性发作期。同样可见于白塞综合征,它是一种累及多系统的疾病,表现为反复发作的阿弗他口腔溃疡和虹膜睫状体炎。

• 女性生殖器切割导致阴蒂缺失或阴道口狭窄。生殖器创伤可能提

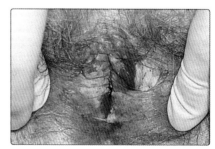

图 64.3　角化过度型外阴上皮内瘤样病变。

示遭受到虐待。

疼痛综合征

• 外阴疼痛被定义为"在没有任何感染、炎症、肿瘤或神经障碍情况下的外阴疼痛"。分为广义的自发型（不需要触碰），见于老年女性，或局部的激惹型疼痛（前庭痛）。

• 前庭痛通常出现在年轻女性，主诉为性交痛和前庭轻触痛。有多种治疗方法，包括外用局部麻醉药、控制疼痛的措施（如口服加巴喷丁或阿米替林）和心理支持。

男性生殖器皮肤病

累及其他部位皮肤的疾病，如湿疹和银屑病，也可累及龟头、包皮和阴囊。

良性皮肤病

特指发生在男性生殖器的皮肤病，包括：

• 龟头炎指阴茎皮肤的炎症，如湿疹（图 64.4）。环状龟头炎可见于Reiter 综合征（第 62 页），表现为阴茎部位的侵蚀性或分泌物积聚性皮疹。

• 阴茎也是硬化性苔藓好发部位（第 60 页）。表现为白色斑块，有时伴出血灶、糜烂和硬化。龟头，尤其是在尿道口周围，经常受累（图 64.5）。不良结局为闭塞性干燥性包头炎（导致尿道口极度狭窄）或是包皮过长。治疗为外用超强效类固醇（丙酸氯倍他索）。慢性硬化性苔藓可导致鳞状细胞癌（占病例总数的 10%）。

• Zoon 龟头炎发生在龟头或包皮内，皮损表现为界限清楚，光滑

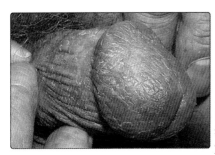

图 64.4 龟头部的湿疹。

潮湿的红色或棕色斑疹（图 64.6）上。常见于于未行包皮环切的中老年男性。此病似乎是一种对刺激物的反应。外用类固醇有效，但通常很难治疗。

肿瘤

• 阴茎上皮内瘤变（PIN）。"Queyrat 增值性红斑""鲍恩病"和"鲍恩样丘疹病"都是 PIN 的别称（即阴茎原位癌）。PIN 表现为阴茎或包皮上疣状斑片或鳞屑斑块，或在龟头黏膜部位潮湿的红色斑块。与人乳头瘤病毒（尤其 HPV 16 型）和艾滋病毒感染相关。治疗同 VIN。

• 阴茎鳞状细胞癌表现为单个不规则、常发生溃疡的结节。需进行活检和转诊至外科行紧急手术。

• 阴囊部位的囊肿和肿瘤。阴囊表皮样囊肿并不少见。若令患者感到不适，常选择切除。阴囊鳞状细胞癌表现为单个易激惹的结节，经常发生

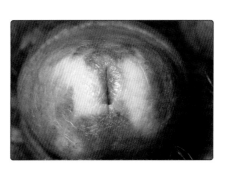

图 64.5 硬化性苔藓。龟头部出现低级别龟头炎改变及尿道口周围白斑。（From Bunker CB 2004. Male Genital Skin Disease. WB Saunders, Philadelphia.）

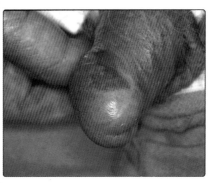

图 64.6 Zoon 龟头炎。龟头和包皮内可见湿润的红斑。（From Gawkrodger DJ 2004 Rapid Reference Dermatology, Mosby, with permission.）

溃疡。可通过职业性接触致癌物（如煤烟、矿物油）诱发。

生殖器溃疡

• 阴茎溃疡可由阿弗他溃疡或感染引起的（如单纯疱疹）。慢性溃疡的原因有白塞病、血管炎、坏疽性脓皮病和大疱性疾病。

• 阴囊坏疽是一种起病急骤的坏死性蜂窝织炎，见于糖尿病。死亡率达 45%。

疼痛综合征

• 阴茎/阴囊痛指男性生殖器部位皮肤灼烧感或感觉异常，但没有明确的潜在器官病变。大多发生于中年男性。治疗困难。可能有伴随的精神科疾病。

肛周皮肤病

特异性的表现如下：

• 肛门瘙痒症不是一种诊断，而是指肛门或肛门周围瘙痒的症状。好发于中产阶级中年白人男性。50%的病例来源于肛周皮肤感染性、炎症性和个别肿瘤性疾病。肛漏是一个加重因素，原因在于肛周皮肤很难清理干净。粪便污染物中有细菌、酶和过敏原，会引起肛周皮肤炎症和瘙痒。持续性的摩擦刺激会导致单纯苔藓或浸渍，并继发细菌或真菌感染。由于使用非处方药膏过敏引起的混合性接触性皮炎也很常见。肛门癌、肛裂或痔疮，以及儿童蛲虫感染也是需要进行排查的病因。治疗方法为注意个人卫生（每日洗澡有益，但需避免使用肥皂）和外用润肤剂、抗菌剂或类固醇制剂。

• 肛裂属于一种溃疡。可能与坐在坚硬便器上排便压力相关。肛瘘是指肛管和皮肤之间相通的管道。可能提示克罗恩病的存在。

• 肛门部位的创伤也可能是由性行为造成的。若发生在儿童，必须考虑性虐待。

生殖器皮肤病

女性生殖器皮肤病

- 硬化性苔藓容易向鳞癌转化，需要长期随访。
- 外阴上皮样瘤变需要长期随访和宫颈癌筛查。
- 慢性溃疡可能提示大疱性疾病或白塞综合征。
- 外阴疼痛综合征需要联合治疗方案。

男性生殖器皮肤病

- 硬化性苔藓可导致尿道狭窄。使用丙酸氯倍他索治疗。
- Zoon 龟头炎无疼痛症状。发生在未经包皮环切人群，表现为光滑的红色斑块。
- 阴茎上皮样瘤变表现为褐色斑块。需要随访。
- 阴茎癌表现为单个不规则结节，常发生溃疡。对疑似恶性的皮损必须行活组织检查。

肛门瘙痒症

- 好发于中产阶级中的中年白人男性。
- 可能由于粪便污染物刺激肛周皮肤造成。
- 需排除肛门癌、肛裂和痔疮。
- 治疗方案为保持局部卫生及外用抗菌剂或类固醇制剂。

第 65 章 | 种族性色素性皮肤

由于色素沉着、毛发和皮肤对外界刺激反应的不同，常见的皮肤病在不同的种族间可能具有不同的表现。此外，一些疾病还呈现出明显的种族倾向。当制订治疗管理计划时，需要考虑到深色色素沉着皮肤对损伤和特定治疗模式的反应。

种族的定义

我们人类，尤其是现代人类的特点正在不断变化，因此种族的划分在某种程度上是人为的。然而，人类群体之间有明显的差异，这些差异会影响外观和对疾病的易感性。大部分对"种族"的定义是不让人满意的，也许将一类"人群"与另一类"人群"区别开来的最好方式是这类人群所拥有的 1 个或多个基因的频率。显而易见，这一定义甚至能够将相当小的族群进行分类。

普遍认为，基因的改变来源于基因突变、自然选择和意外丢失。尽管并不总是带来优势，一些变化被认为是适应环境条件的结果。种族分类依赖于身体特点，通常对骨骼、发型和皮肤颜色进行考虑。主要有以下几种分类：

• 澳大利亚本土人，如澳大利亚土著居民。

• 非洲黑人，包括黑人和开普人，如圣（布须曼人）和科伊人（霍屯督人）。

• 高加索人，如欧洲人、地中海人、中东和大部分印度次大陆。

• 黄种人，如东亚人、爱斯基摩人和美国印第安人。

正常皮肤的种族差异

最显著的区别是色素沉着、发型

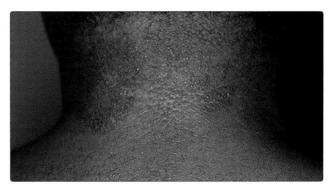

图 65.1　慢性单纯性苔藓表现为色素过度沉着和苔藓化。

和颜色也有差异。黄色人为直发，毛发直径最大；非洲黑人毛发短，呈螺旋状，较其他种族人群的毛发更干燥更脆；高加索人的毛发可为波浪状、直发或螺旋状。黄种人和非洲黑人毛发主要为黑色，高加索人可为黑色、金色或红色。高加索人躯干毛发最丰富。非洲黑人与高加索人角质层最大的区别在于细胞间黏附力更强，脂质含量更高。

显示出种族差异的疾病

在高加索白人皮肤上表现为红色或棕色的皮疹，在深色皮肤上可能表现为黑色、灰色或紫色，且色素沉着能掩盖红斑反应。深色皮肤的炎症，如湿疹进程，通常引起色素沉着（图 65.1 和图 65.2）或色素沉着反应（表 65.1）。相对于高加索人，毛囊性、丘疹性和环状皮损在深色皮肤中更常见。此外，一些皮肤病在患病率上显示出跨种族变化。

有明显种族或民族易患性倾向的疾病

毛发疾病

种族相关的毛发疾病最常见于

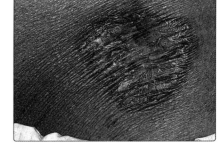

图 65.2　扁平苔藓表现为色素过度沉着。

表 65.1　色素性皮肤中色素减退的原因	
分类	疾病
感染	麻风、盘尾丝虫病、品他病、花斑癣
丘疹鳞屑性疾病	玫瑰糠疹、白色糠疹、银屑病（偶尔）、脂溢性皮炎
物理和化学性因素	烧伤、冷冻治疗、氢醌、外用强效激素
炎症后	盘状红斑狼疮、全身性红斑狼疮、系统性硬皮病、结节病
其他	白化病、白癜风

非洲黑人，包括以下情况：

• 瘢痕疙瘩性毛囊炎（痤疮）表现为散在性毛囊性丘疹，常见瘢痕疙瘩，发生于非洲男性的项背部（图65.3）。皮损内注射激素有效。

• 须部假性毛囊炎是非洲男性中的一个常见疾病，特征性表现为胡

表 65.2　种族差异性疾病

皮肤病	高加索人	黄种人	非洲黑人
痤疮	最严重	最常见	色素过度沉着性皮损
特应性湿疹	最常见于西方的生活方式	可见苔藓样硬化	滤泡和色素过度沉着性皮损
瘢痕疙瘩	可能发生	更频繁	更频繁
扁平苔藓	可见部分色素沉着	常见过度色素沉着	常见过度色素沉着
黑色细胞痣	非常常见	可能存在一些	不常见
银屑病	常见(2%发病率)	罕见(0.3%发病率,但逐渐增加)	东部>西部非洲:蓝色斑块、遗留色素沉着或色素减退
结节病	不常见	不常见	在美国,10 倍高于高加索人
皮肤癌	北欧最常见	中等流行	不常见
白癜风	相同患病率,最不明显	相同患病率,比较明显	相同患病率,最明显

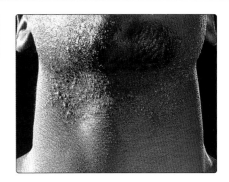

图 65.4　须部假毛囊炎。

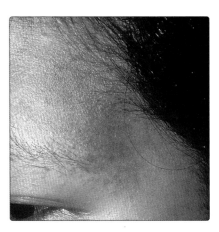

图 65.5　牵引性脱发。

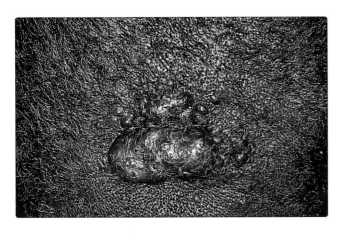

图 65.3　瘢痕疙瘩性毛囊炎(痤疮)。

须部位的炎性丘疹和脓疱。认为是毛发逆生长进入皮肤的结果。治疗困难,应注意剃须的方式,局部外用抗生素和激素。

* 牵引性脱发主要见于非洲黑人,原因是具有辫发或编发紧的习惯(图 65.5)。毛囊中的毛发松动。鬓角通常受到影响。起初脱发为可逆性,若持续数年将变成永久性脱发。

* 中央离心性瘢痕性脱发是一种缓慢进展的对称性瘢痕性脱发,位置集中在头皮顶部。原因是使用电热梳和具腐蚀性的毛发护理产品,但这些并不能完全解释发病机制。

色素改变

色素异常,作为"正常"的和其他方面的变化,均较常见。包括以下:

* 黑色丘疹性皮肤病表现为较小、脂溢性疣状丘疹,常发生于非洲黑人面部。

* 线性色素减退或色素过度沉着,通常发生于上臂,常见于非洲黑人。

* 纵向指甲色素沉着和手掌及脚底的斑点状色素沉着主要发生于非洲黑人。

* 蒙古斑是深蓝色至棕色位于婴儿骶尾部的色素沉着,在黄种人中发生率为 100%,非洲黑人中多于 70%,高加索人 10%,通常在 6 岁时消失。

* 太田痣为斑点状,深蓝色-灰色位于三叉神经上部的色素沉着,可能波及虹膜(图 65.6)。最常见于黄种人。

其他情况

种族特性还见于以下情况:

* 镰状细胞贫血病发生于非洲

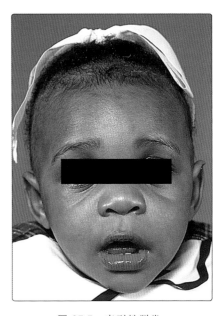

图 65.6　太田痣。

黑人。主要的皮肤表现为手部和足部由于小骨头梗死和腿部溃疡所引起的水肿性疼痛。

* 血管痣,如鲜红斑痣和黑素细胞痣,更常见于高加索人。

种族性色素性皮肤

- 种族是一个遗传学定义的类别,然而现代人类的特点正在不断变化。
- 主要的种族类别有黄种人、非洲黑人和高加索人(包括中东和印度次大陆人)。
- 在高加索人中表现为红色或棕色的皮损,在色素性皮肤人群中可能表现为黑色、灰色或紫色。
- 苔藓样变:炎症性皮肤病在黄种人中常常表现为苔藓样变,而在非洲黑人中可能表现为滤泡。
- 色素减退在色素性皮肤中可能源于皮肤创伤,如烧伤或冷冻治疗、外用激素和一些皮肤病。
- 毛发疾病,如假毛囊炎、瘢痕疙瘩变化或牵引性脱发,常见于非洲黑人。
- 色素线常见于非洲黑人和其他种族的四肢(如上臂外侧)或指甲。
- 骶尾部蒙古斑见于大部分黄种人和非洲黑人的婴儿,但在高加索人新生儿中少见。
- 血管痣和黑色细胞痣(如鲜红斑痣)在高加索人中的发病率高于其他种族。

第 66 章 | 职业和皮肤

职业病引起的皮肤问题,是继压力和骨骼肌肉问题之后最常见的问题,它可以导致生产效率下降。职业性皮肤病是指主要由于工作环境引起的一类皮肤病,通常离开工作环境后不会发生。

诊断

证明疾病与工作的关系比较困难,下列诊断线索供参考:
- 接触已知的有害试剂。
- 其他工人有类似的皮肤疾病发生。
- 较为一致的暴露直至发病的过程。
- 接触时发病,脱离接触后病情改善。
- 皮疹的分布和形态与接触部位一致。
- 得到斑贴试验的证实。

接触性皮炎是最常见的工作相关性皮肤病,并且刺激反应要多于过敏反应。接触性荨麻疹,尤其是不能接触乳胶,现在已经被人们认知。其他职业性皮肤病详见表 66.1。某些感染,如炭疽、羊痘疮、体癣,也可以是由职业性因素导致。高温、寒冷、紫外线辐射、震动、紫外线都可以导致职业性疾病。

接触性皮炎

鉴别变应性和刺激性的原因比较困难。

发病机制

许多工业中的化学物质都是刺激性的,有些是变应性的。水、洗涤剂、碱、冷却油以及溶剂是重要的刺激物。常见的过敏原包括:铬酸盐、橡胶制品、防腐剂、镍、芳香剂、环氧树脂、苯酚-甲醛树脂(表 66.2)。

刺激性皮炎多是由于对各种类型刺激的累积性暴露造成。刺激性皮炎可以增加表皮对过敏原的透皮吸

表 66.1　少见的职业性皮肤病

疾病	表现	职业暴露
银中毒(图 66.1)	面部、手、巩膜蓝灰色色素沉着	工业加重过程中,如银冶炼
氯痤疮(图 66.2)	面颊及耳后多发的开放或闭合粉刺	卤代芳香烃,如在收工操作时的污染
职业病白斑	面部、手部等对称性色素缺失	原油中酚类、儿茶酚类化合物,炼焦厂
煤焦油角化病(图 66.3)	面部、手部小的角化性疣状增生物,癌前病变	焦油和沥青,如铺路和炼焦厂;紫外线是协同致癌因素
震动性白指	指(趾)端苍白疼痛,之后潮红肿胀,损伤逐渐恢复的过程	手持震动工具,钻孔作业或者电锯操作工

表 66.2　职业性接触性皮炎的危害因素

职业	刺激物	致敏原
面包师	面粉、清洁剂、糖、酶	香料、油、抗氧化剂
建筑工	水泥、玻璃棉、酸、防腐剂	水泥(铬、钴)、橡胶、树脂、木料
餐饮业,厨师	肉、鱼、水果、蔬菜、清洁剂、水	蔬菜、水果、刀具(镍)、橡胶手套、调料
清洁工	清洁剂、溶剂、水、摩擦	橡胶手套、镍、香料
牙科人员	清洁剂、肥皂、丙烯酸盐、助焊剂	橡胶、丙烯酸盐、香料、汞
电子加工	焊料、溶剂、玻璃纤维、酸	铬、钴、镍、丙烯酸盐、环氧树脂
美发师	洗发液、漂白剂、烫洗剂、肥皂、水、摩擦	对苯二胺染料、橡胶、香料、巯基乙酸盐
金属加工	切削液、清洁剂、溶剂	防腐剂、镍、铬、钴、抗氧化剂
办公室人员	纸、玻璃纤维、干燥空气	橡胶、镍、染料、胶水、复写纸
纺织工	溶剂、漂白剂、纤维制品、甲醛	甲醛树脂、染料、镍
兽医、农场养殖	消毒剂、动物分泌物	橡胶、抗生素、植物、防腐剂

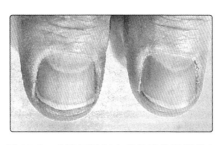

图 66.1　冶炼厂因银中毒导致的甲部蓝色色素沉着。

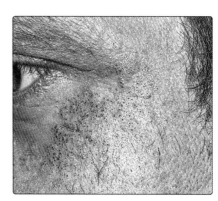

图 66.2　男性患者因二噁英污染暴露导致的氯痤疮,面部多发粉刺。

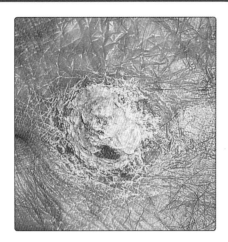

图 66.3　一位炼焦厂工人的焦油角化病。

收,因此,它常叠加接触性过敏。同样,变应性接触性皮炎导致皮肤对刺激物更容易产生反应。

机体自身因素,尤其是特应性皮炎,更容易产生接触性皮炎。环境性因素,如物理性摩擦、封闭、高温、寒冷、空调中的干空气、空气温度或者湿度的突然变化也会产生作用。

临床表现

80%~90%的职业性接触中,有手部受累,单发或者伴随其他部位发生。手臂如果保护不当也常受累,如果有粉尘或者烟雾,面颈部也会受累。水泥工除去手部皮疹外,经常会有下肢和足部的皮炎。对橡胶制品过敏,穿戴橡胶手套和靴子会导致接触性皮炎。一些工人接触部位对刺激或过敏逐渐适应耐受会形成"钝化"。

职业性皮肤病可以发生在任何年龄,高峰期在工作年龄末期。

在面包师和美发师人群中,皮炎出现一般较早;在水泥工人中,铬酸盐所致皮炎常需要较长时间(约数年)的发展期。累积性刺激性皮炎常需要数年时间的暴露。

鉴别诊断

非职业性暴露和内源性湿疹导致的接触性皮炎需要鉴别。大多数情况下,职业性接触性皮炎是多因素的,刺激物、致敏原、内源性因素、继发性细菌感染都会涉及。

病例 1

手部皮炎

17 岁女性,幼年时有特应性皮炎病史,在做理发师学徒期间发病,在 8 周内发展成为手部湿疹(图66.4),用润肤及外用激素药膏,疗效不佳。斑贴试验显示对巯基乙酸铵(永久性烫发剂)和镍呈阳性反应。诊断为在潜在的内源性湿疹体质下,相关刺激物和过敏物造成的接触性皮炎。在她离开美发行业到办公室工作后,她的皮炎在数周内消退。

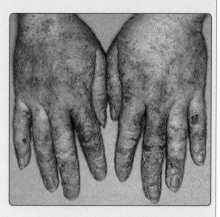

图 66.4　理发师手部皮炎。

病例 2

铬酸盐导致的皮炎

30 岁男性,从事修建管道工作 3年。该项工作涉及接触潮湿的水泥。尽管有防护衣裤以及手套等,依然在手部、前臂、小腿部位出现了皮炎(图 66.5)。斑贴试验示对铬酸盐呈阳性反应。尽管他因为职业病得到了补偿,但是即便他换了工作去做司机,他依然有手部的皮炎。

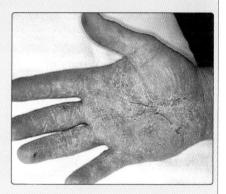

图 66.5　水泥工人手部皮炎。

病例 3

接触性荨麻疹

40 岁女性,护士,手部反复红斑水肿瘙痒 12 个月(图 66.6),在穿戴一次性乳胶手套后发病。斑贴试验阴性,点刺试验示对乳胶呈阳性反应(特异性 IgE 试验证实)。在改用一次性腈类手套后,她的症状得到改善。给医疗保健行业的工人提供不含乳胶的腈类手套,可以减少乳胶过敏的发生。

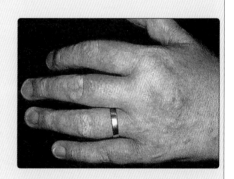

图 66.6　乳胶导致接触性荨麻疹。

治疗

如果有已知致敏原的暴露,斑贴试验是必须的。到工厂考察,可以帮助明确刺激或过敏的暴露情况。

一旦病因明确,致敏物的暴露可以得到有效控制,但不一定能改善病情。铬酸盐过敏就非常顽固。任何皮炎的治疗都需要参考指南,同时尤其注意手部的护理。屏障修复乳膏有一定价值。

接触性荨麻疹

一些蛋白质或者化学物品可以诱发急性荨麻疹。肥大细胞、组胺或其他介质的释放部分是由 IgE 介导的。发病时,瘙痒、红斑、风团可在数分钟内出现,持续数小时。

职业性接触,包括橡胶手套中的乳胶、食物(如鱼、土豆、鸡蛋、调料、肉类、各种水果)、秘鲁香脂(一种香料)、动物唾液。可以同时发生接触性皮炎。

乳胶所致的接触性荨麻疹是卫生医疗或者其他相关行业常见的问题。如果接触大量的乳胶,可能会诱发全身性的过敏,如外科腹部手术的患者暴露在外科医生手套的乳胶时。

预防

主要是通过减少皮肤和外界有害物质接触达到预防目的。

可以通过下列方法实现:

- 改善工作条件,如提高自动化操作。
- 用其他方法替代,如用腈类手套取代乳胶手套。
- 提供防护服。
- 良好的皮肤护理。

职业和皮肤

- 发病情况:在工人人群中,皮肤病很常见,尤其是接触性皮炎。
- 发病病因:职业性接触性皮炎中,由刺激性导致的皮炎要多于过敏性皮炎,但是病因经常是多方面的,而且内源性因素也要考虑。
- 人群易感性:有特性皮炎病史的人群更容易发生职业性接触性皮炎。
- 斑贴试验:可以帮助鉴定过敏原,如铬酸盐、橡胶制品。
- 接触性荨麻疹:在卫生服务行业及相关人群中,乳胶是一个常见的高危因素。但时至今日,该病的发病逐渐减少。
- 预防:职业性皮肤病可以通过提高人群防范意识,减少接触危害因素的暴露时间来减少发病。

第 **67** 章 | 免疫学检验

临床和实验室免疫学检查有助于某些皮肤疾病的诊断和治疗。斑贴试验有助于接触性皮炎的诊断，血清免疫球蛋白 (Ig)E 测试或点刺试验有时用于特应性疾病，对活检皮肤（或血清）的免疫荧光研究对于诊断大疱性疾病和某些其他疾病，如结缔组织病（如红斑狼疮）或血管炎等至关重要。

皮肤点刺试验

皮肤点刺试验检测即刻（I 型）超敏反应。该反应由抗原诱发的 IgE 介导下的皮肤肥大细胞释放的血管活性物质导致（见第 14~15 页）。将几滴商业化制备的抗原溶液放置在前臂的标记区域上，并使用单独的钝头刺针轻轻刺入皮肤。轻轻地将钝性刺血针垂直于皮肤表面，通过测试溶液将表皮的角质层刺穿。开发可重复的点刺技术非常重要。食物过敏原检查通常通过穿刺新鲜食物，然后穿刺皮肤（点刺–点刺试验）来测试。15 分钟后，检查这些点刺部位，出现大于或等于 3mm 的风团按惯例判定为阳性（图 67.1）。患者应在测试前 48 小时停止服用抗组胺药。点刺试验用于检测空气过敏原（如屋尘螨）或食物过敏原（如鸡蛋或花生），还可证实乳胶诱导的接触性荨麻疹（见第 194~195 页）。阳性测试与过敏原特异性 IgE 测试 [通常为酶联免疫吸附测定（ELISA）；不再使用放射过敏原吸附试验（RAST）]一致性较好。由皮肤测试引起的过敏反应的风险非常小，但推荐备用复苏设施，包括用于肌内注射的肾上腺素、抗组胺药和氧气，特别是用于测试高危人群（哮喘患者）的食物过敏。

斑贴试验

斑贴试验检测细胞介导的(IV 型)超敏反应（见第 14~15 页）。这对接触性皮炎的诊断非常有帮助。商业化制备的过敏原可以以正确的浓度进行测试，通常以凡士林（有时是水）作为稀释剂（详细操作步骤参见图 18.5）。

免疫荧光法

直接免疫荧光法（使用患者皮肤标本）或间接免疫荧光法（使用患者血清与动物组织底物反应）（图 67.2），有助于诊断自身免疫性大疱性疾病（表 67.1）。大疱性疾病，如类天疱疮（图 67.3）和天疱疮（图 67.4 和第 119 页）的特征在于器官特异性自身抗体（通常是 IgG）在皮肤中的沉积，这些自身抗体也可从血清中检测，虽然更困难（图 67.5）。疱疹样皮

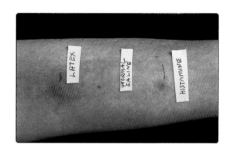

图 67.1　一位胶乳过敏性受试者显示乳胶点刺试验阳性。组胺诱导的风团作为阳性对照。

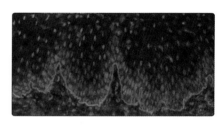

图 67.3　大疱性类天疱疮。间接免疫荧光法显示沿着猴食管底物的基底膜带（BMZ）的 IgG 抗体线状条带。这些抗体识别大疱性类天疱疮抗原（分子量分别为 230 和 180 kDa），这些抗原位于半桥粒的黏着复合体，由基底层角质形成细胞合成。

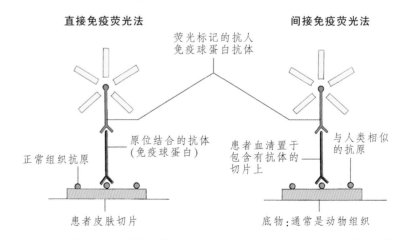

图 67.2　免疫荧光法。直接免疫荧光法通常采用皮疹周围皮肤，检测抗体或补体成分，通过新鲜制备的皮肤切片与针对特异性免疫球蛋白或补体成分的抗体反应并用荧光标记，在荧光显微镜下观察。间接免疫荧光法是使用动物组织底物（如猴食管）或人皮肤标本的两步法。将稀释的患者血清（含有特定的抗体）放置在该组织上，孵育 1 小时左右，然后使用荧光标记的抗人免疫球蛋白抗体通过紫外线检测。人的皮肤组织，经过盐裂处理，真表皮交界处分离，可用作区分天疱疮亚型的底物，当抗体沉积于表皮或真皮分裂处可诊断。

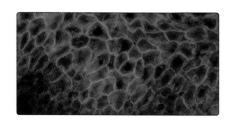

图 67.4　寻常型天疱疮。直接免疫荧光法显示 IgG 抗体,该抗体识别桥粒芯糖蛋白 3(分子量 130kDa),这是一种桥粒钙粘连素,参与介导表皮细胞间黏附,呈网格状贯穿表皮。

表 67.1　大疱性疾病的免疫荧光法		
大疱性疾病	直接免疫荧光法(皮肤)	间接免疫荧光法(血清)
大疱性类天疱疮	80%BMZ 线性 IgG/C3	75%BMZ 的线性 IgG(25%IgA/IgM)
寻常型天疱疮	100%细胞间表皮 IgG/C3(20% IgA/IgM)	80%的细胞间 IgG(抗体滴度反映病情活动度)
疱疹样皮炎	真皮乳头颗粒 IgA 沉积(100%)	无
线状 IgA 病	80%BMZ 中的线性 IgA(10%中的 IgG/IgM/C3)	在某些情况下,发现 BMZ 的线性 IgA

BMZ,基底膜带。

炎和其他疾病,如白细胞碎裂性血管炎或红斑狼疮通常显示免疫球蛋白或补体成分在患者皮肤中的沉积(但是间接免疫荧光阴性)。

患者血清中的抗核抗体和其他结缔组织病抗体,常规在细胞系中用直接免疫荧光法测定,但是已经大部分被重组蛋白质组的凝胶电泳取代,通过显微镜观察患者抗体的细胞结合(如使用HEP2 细胞),限于疑难情况(图 67.6)。常见的重组蛋白列于表 67.2。

间接免疫荧光的新方法包括使用平板结合的皮肤抗原来鉴定循环皮肤特异性 IgG 的 ELISA 测定。这些方法提高了敏感性,可快速鉴定目标抗原。然而,由于可用的重组抗原数目有限,这些测试不能代替上述标准方法。

T 细胞特异性实验

大多数免疫学检测识别抗体特异性。然而,确定细胞介导的(IV 型)超敏反应免疫应答中 T 细胞特异性的实验,在一些专科中心可提供,这种情况可能会变得更加普遍。在 T 细胞介导的药物过敏反应中,而致敏药

表 67.2　ANA–可提取核抗原		灵敏度(%)	特异性(%)
抗 Sm 抗体	SLE	75	95
抗 Ro(SS-A)抗体	干燥综合征	90	50
	SLE	40	50
抗 La(SS-B)抗体	干燥综合征	80	60
	SLE	30	50
抗 Jo-1(组氨酰 tRNA 合成酶)抗体	多肌炎、皮肌炎	40	95
抗 Scl-70(拓扑异构酶–1)抗体	硬皮病	35	90
	SLE	2.50	10
抗核糖核蛋白(RNP)抗体	混合结缔组织病	90	65
	SLE	35	60

(From Phan TG, Wong RC, Adelstein S. 2002. Autoantibodies to extractable nuclear antigens: making detection and interpretation. Clin Diagn Lab Immunol 9:1–7。)

物不清楚的情况下,斑贴试验不适宜或不敏感,这种实验特别有价值。药物诱导的淋巴细胞增殖实验(LPA;syn LTT)已在科研工作中应用多年,但这一实验需要检测掺入 DNA 的 3H-TdR 放射性。最近,测定药物诱导的细胞因子释放的 ELISpot 实验已被用于鉴定药物过敏反应的致敏药物,如 DRESS 和 TEN(见第 45 章)。

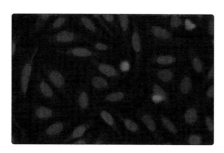

图 67.6　细胞染色抗核免疫荧光阳性(HEP2000)。抗体可以靶向多种核抗原。通常是通过重组抗原检测来探索的。然而,大多数实验室现在取消了细胞步骤,直接用ELISA 检测重组核抗原。同质核染色常见于系统性红斑狼疮(与抗 dsDNA,抗核小体和抗组氨酸抗体相关)。在硬皮病中,可见核仁染色,这种情况可能表明是重叠综合征。

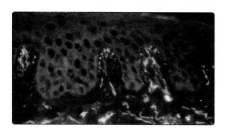

图 67.5　疱疹样皮炎。直接免疫荧光法显示在真皮乳头处的颗粒状 IgA 沉积。这是疱疹样皮炎的诊断依据,但不太可能皮疹出现仅由于存在 IgA 导致。

免疫测试

- **点刺试验** 显示 I 型(IgE 介导的)超敏反应,可以证明空气源性过敏(如屋尘螨)、食物和乳胶过敏。

- **斑贴试验** 检测 IV 型(细胞介导的)超敏反应,有助于调查接触性皮炎,如手部湿疹。

- **直接免疫荧光法** 显示免疫球蛋白和补体沉积在皮肤中,对诊断大疱性疾病非常有用,如天疱疮或类天疱疮。

- **间接免疫荧光法** 使用动物组织底物来检测患者血清中的抗体。它在天疱疮和类天疱疮中通常是阳性的,线性 IgA 病有时阳性,但疱疹样皮炎是阴性的。

- **大疱性类天疱疮(BP)中的自身抗体** 是针对分子量 230 和 180 kDa 的 BP 抗原,在寻常型天疱疮是抗桥粒芯糖蛋白 3 抗原(MW 130 kDa)。疱疹样皮炎的自身抗原目前还不知道。

- **结缔组织病的自身抗体** 有助于诊断各种临床病例,但是灵敏度和特异性各异。

索　引